C. Thomas (Herausgeber)
Grundlagen der klinischen Medizin
9 Blut und Lymphsystem

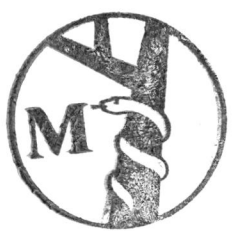

Grundlagen der klinischen Medizin

Anatomie Physiologie Pathologie Mikrobiologie Klinik

Herausgegeben von C. Thomas

9 Blut und Lymphsystem

Von
**S. Falk, G. Gebert, P. S. Mitrou,
H. J. Stutte** und **C. Thomas**

Unter Mitwirkung von
**Ulrike Garske, Ute Köbrich,
K. Neumann** und **W.-B. Schwerk**

Mit 203 Abbildungen in 247 Einzeldarstellungen,
davon 220 mehrfarbig

Schattauer Stuttgart –
New York 1994

Autoren:

Prof. Dr. C. Thomas
Geschäftsführender Direktor des Medizinischen Zentrums für Pathologie der Philipps-Universität Marburg,
Klinikum Lahnberge, D-35043 Marburg

Priv.-Doz. Dr. S. Falk
Praxis für Pathologie, Neebstraße 6, D-60385 Frankfurt

Prof. Dr. G. Gebert
Institut für medizinische und pharmazeutische Prüfungsfragen, Große Langgasse 8, D-55116 Mainz,
apl. Prof. für Physiologie, Universität Ulm

Prof. Dr. P. S. Mitrou
Abteilung für Hämatologie und Onkologie. Zentrum für Innere Medizin. J. W. Goethe-Universität Frankfurt,
Theodor-Stern-Kai 7, D-60596 Frankfurt

Doz. Dr. K. Neumann, Dr. Ulrike Garske
Medizinisches Zentrum für Pathologie der Philipps-Universität Marburg, Klinikum Lahnberge, D-35043 Marburg

Prof. Dr. W.-B. Schwerk
Medizinisches Zentrum für Innere Medizin der Philipps-Universität Marburg, Klinikum Lahnberge, D-35043 Marburg

Prof. Dr. H. J. Stutte, Dr. Ute Köbrich
Senckenbergisches Zentrum für Pathologie, J. W. Goethe-Universität Frankfurt, Theodor-Stern-Kai 7, D-60596 Frankfurt

Die Deutsche Bibliothek – CIP-Einheitsaufnahme

Grundlagen der klinischen Medizin : Anatomie, Physiologie,
Pathologie, Mikrobiologie, Klinik / hrsg. von C. Thomas. –
Stuttgart : New York : Schattauer
NE: Thomas, Carlos [Hrsg.]

9. Blut und Lymphsystem / von S. Falk ... Unter Mitw. von
   Ulrike Garske ... – 1994
   ISBN 3-7945-1330-4
NE: Falk, Stephan

© 1994 by F. K. Schattauer Verlagsgesellschaft mbH, Lenzhalde 3, D-70192 Stuttgart, Germany
Printed in Germany
Satz, Druck und Einband: Mayr Miesbach, Druckerei und Verlag GmbH, Am Windfeld 15, D-83714 Miesbach, Germany

ISBN 3-7945-1330-4

Vorwort zur Reihe
»Grundlagen der klinischen Medizin«

Das Faktenwissen in der Medizin macht eine rasante Entwicklung durch, die zu einer immer höheren Spezialisierung zwingt. Dabei geht häufiger der Anschluß an andere Fächer verloren. Dies trifft für die überwiegend klinischen, aber auch für die klinisch-theoretischen Fächer (Pathologie, Mikrobiologie u. a.) zu. Im Rahmen dieser Spezialisierung geraten auch die Grundlagen der Medizin (Anatomie und Physiologie) häufiger in Vergessenheit.

Ziel der Reihe **Grundlagen der klinischen Medizin** ist es, ein »Grundwissen« in Anatomie, Physiologie, Pathologie, Mikrobiologie und Klinik zusammenzustellen, so daß der Arzt rasch einen **Einblick in bestimmte Fächer der Medizin, die nicht zu seinem unmittelbaren Wissensgebiet gehören,** gewinnen kann. Will man Basiswissen darstellen, dann muß man eine bestimmte Auswahl des Stoffes vornehmen: Es sind nicht die neuesten oder modernsten Fakten abzuhandeln, sondern die, die sich in der Praxis als relevant erwiesen haben. In der Lehre der Pathologie gilt der Grundsatz, das Fachwissen zu lehren, das mit größter Wahrscheinlichkeit auch in den nächsten 5 Jahren noch seine Gültigkeit behalten wird. Diese Richtlinien sollen in dieser Reihe berücksichtigt werden. Wissenslücken werden sich nicht vermeiden lassen, denn Darstellungsart und Ziel des Werkes (»Minimalwissen«) zwingen zu einer knappen Abhandlung.

Der Leser wird sich die Frage stellen, welche Zielgruppe mit dieser Reihe angesprochen werden soll. Die Beantwortung ist im Zusammenhang mit den Untersuchungen, die wir Anfang der 70er Jahre unter der Leitung von W. Sandritter in Freiburg durchführten, zu sehen. Damals prüften wir im Auftrag der Volkswagen-Stiftung die Effektivität verschiedener Lehr- und Lernmethoden (Hauptvorlesung, Gruppenunterricht, audiovisueller Unterricht und Eigenstudium) in der Pathologie. Sie wurde am »Kurzzeitgedächtnis« (Überprüfung des Faktenwissens am Ende des Semesters) und am »Langzeitgedächtnis« (Überprüfung im Rahmen des Staatsexamens nach der alten Approbationsordnung) kontrolliert.

Studenten und sicher auch viele Dozenten sind der Meinung, daß der **Gruppenunterricht** die einzig richtige Unterrichtsmethode in der Medizin sei. Dabei werden aber in der Regel die Begriffe verwechselt: Gemeint ist der **Unterricht in der kleinen Gruppe** (also der Frontalunterricht vor einer kleinen Studentengruppe) und nicht der **dynamische Gruppenunterricht.** Dieser setzt voraus, daß sich der Student im Eigenstudium Faktenwissen aneignet und im Gespräch in der kleinen Gruppe, unter der Leitung eines erfahrenen Tutors, praktisch einsetzt. In dieser Form ist der dynamische Gruppenunterricht ohne Zweifel sehr leistungsfähig. Die Praxis zeigt aber,

daß sich die Studenten nicht regelmäßig und intensiv vorbereiten. Obwohl es immer wieder bestritten wird, stellen die Kontrollen (Klausuren und Prüfungen) die wichtigste Lernmotivation dar. Leider führt aber die derzeitige Prüfungsform zu einer Vernachlässigung der praktischen Ausbildung (so z. B. in den Kursen in *allgemeiner* und *spezieller Pathologie*).

Die Freiburger Untersuchungen haben gezeigt, daß es *keine ideale Lehr-Lern-Methode gibt.* Die alte, vielgeschmähte **Hauptvorlesung** wird immer noch von einem Drittel aller Studenten bevorzugt. Der Rest des Studentenkollektivs verteilt sich auf den **Unterricht in der kleinen Gruppe** oder auf das **Eigenstudium.** Bemerkenswert ist, daß 80% der Studenten eine der oben genannten Lehr-Lern-Methoden durch den **audiovisuellen Unterricht** ergänzten. Er nimmt bei entsprechendem Angebot einen zentralen Stellenwert ein.

Bei der Überprüfung des »Kurzzeitgedächtnisses« erzielten die Studenten, die die Hauptvorlesung regelmäßig besucht hatten, die besten Ergebnisse, beim »Langzeitgedächtnis« waren es die Studenten, die das Eigenstudium bevorzugt hatten. Überraschend war die Feststellung, daß nur 15% des vermittelten Faktenwissens letztlich »übriggeblieben« waren. Aber welcher Hochschullehrer kennt nicht die Schwierigkeiten, die die Studenten in den Pathologiekursen mit der normalen Anatomie und Histologie haben? (Wahrscheinlich stehen die Kliniker vor ähnlichen Problemen, wenn es um pathologisch-anatomisches Faktenwissen geht!)

Diese Situation hat den Herausgeber und die Schattauer Verlagsgesellschaft dazu bewogen, die Reihe **Grundlagen der klinischen Medizin** ins Leben zu rufen. Sie soll

- den *Studenten in der vorklinischen Ausbildung* auf die Bedeutung der Fächer Anatomie, Histologie und Physiologie aufmerksam machen;

- dem *Studenten in den klinischen Studienabschnitten* (einschließlich praktischem Jahr) sowie dem *approbierten Arzt* ein Basiswissen über Anatomie, Physiologie, Pathologie und Klinik wieder ins Gedächtnis rufen. Dies trifft besonders für die für ihn *fachfremden medizinischen Disziplinen* zu;

- durch zahlreiche Abbildungen die einschlägigen Lehrbücher ergänzen, aber nicht ersetzen.

- Ausdrücklich sei hier darauf hingewiesen, daß die einzelnen Beiträge nicht die jeweiligen Spezialisten ansprechen sollen. Aus diesem Grund haben wir auch auf die Darstellung der Therapie und der hochspezialisierten, fachspezifischen Untersuchungen verzichtet.

In den Rezensionen bereits erschienener Bände aus dieser Reihe wird eine Kritik regelmäßig geäußert: *zu viel Pathologie, zu wenig Klinik.* Es wird sogar der Wunsch ausgesprochen, zugunsten der Therapie auf weite Abschnitte der Anatomie zu verzichten. Der Ruf nach einer »praxisnahen Ausbildung« weckt in vielen Studenten den Glauben, auf »spezifisches Faktenwissen« verzichten zu können. So müssen wir heute feststellen, daß der Weg zum empirischen Lernen uns immer weiter von der Medizin als Wissenschaft entfernt. Das Ziel dieser Reihe ist es aber, nicht diesem Trend mit einem »Bilderbuch der klinischen Medizin« zu folgen. Ganz im Gegenteil: Herausgeber und Autoren bemühen sich, Faktenwissen zu vermitteln, um Defizite zu decken, die möglicherweise während des Studiums entstanden sind.

So möchte ich an dieser Stelle erneut darauf hinweisen, daß in dieser Reihe die Grundlagen – und nicht die Klinik – im Vordergrund stehen. Und wenn es heißt, daß man dem Leser das parallele Herumblättern in mehreren Büchern gleichzeitig ersparen möchte, so trifft dies natürlich nicht für die klinischen Bücher zu. Ebenso selbstverständlich sollte es sein, daß wir hier nur eine erste, orientierende Information vermitteln können,

vertiefen muß der Leser sein Wissen anhand von Fachbüchern!

Die Gliederung dieser Reihe richtet sich nach der Organpathologie bzw. den entsprechenden klinischen Fachrichtungen: Kardiologie, Pulmologie, Neurologie, Hepatogastroenterologie, Urogenitalsystem u. a. Bei der Bearbeitung des Themas haben wir uns bevorzugt auf das Bild (Schema, Mikro-, Makrophotographie, Röntgenbilder usw.) gestützt und dieses durch einen kurzen Text erklärt bzw. ergänzt. Für die Schemata haben wir Vorbilder gesucht oder besonders aussagekräftige Abbildungen aus eigenen bzw. Werken anderer Autoren übernommen (siehe Quellennachweis der Abbildungen).

An dieser Stelle möchte ich den Autoren und Mitwirkenden für ihre Unterstützung danken. Mein Dank gilt Herrn Geschäftsführer D. Bergemann, Herrn Dr. Bertram, Herrn W. Krause und Frau Katscher vom Schattauer Verlag sowie den Herren Haub und Ungerer von der Graphischen Kunstanstalt Brend'amour und dem Zeichner, Herrn H. Tschörner.

Marburg, im Winter 1993
Prof. Dr. C. Thomas

Inhaltsverzeichnis

A.	**Einleitung**	1
B.	**Anatomie**	2
1	Lymphknoten	2
1.1	Funktionelle Anatomie des Lymphknotens	2
1.2	Zelltypen des lymphatischen Gewebes und ihre Funktion	2
2	Milz	5
3	Thymus	6
4	Tonsille	7
5	Knochenmark – Blut	8
5.1	Rote Blutzellen (Erythrozyten)	9
5.2	Weiße Blutzellen (Leukozyten)	9
5.3	Blutplättchen (Thrombozyten)	11
6	Mononukleäres Phagozytensystem (MPS)	11
C.	**Physiologie**	12
1	Blutzellen und Hämopoese	12
1.1	Hämozytopoese	12
2	Rote Blutkörperchen	14
2.1	Erythrozyten als Blutbestandteil	14
2.2	Erythrozyten als Blutzellen	14
2.3	Formveränderungen der Erythrozyten – Hämolyse	17
2.4	Blutgruppen	18
3	Weiße Blutkörperchen	19
3.1	Granulozyten	19
3.2	Monozyten	21
3.3	Lymphozyten	23
4	Blutplättchen	25
5	Blutplasma	25
5.1	Volumen	25
5.2	Anorganische Plasmabestandteile	25
5.3	Organische Plasmabestandteile	26
5.4	Funktion der Plasmaproteine	27
6	Hämostase und Fibrinolyse	29
6.1	Plasmatische Gerinnungsfaktoren	29
6.2	Primäre Hämostase	30
6.3	Sekundäre Hämostase	30
6.4	Gerinnungsendstrecke	33
6.5	Fibrinolyse	33
6.6	Interne Kontrolle von Hämostase und Fibrinolyse	34
7	Funktion des Thymus	36
7.1	Hormone des Thymus	36
7.2	Bedeutung der Thymushormone	37
D.	**Untersuchungsmethoden**	38
1	Lymphsystem	38
1.1	Anamnese	38
1.2	Inspektion – Palpation	38
1.3	Laboruntersuchungen	38
2	Blutbildendes System	38
2.1	Anamnese	38
2.2	Inspektion – Palpation	39

2.3   Laboruntersuchungen 39
3   Bildgebende Verfahren 41
3.1   Endoskopie 41
3.2   Sonographie 41
3.3   Konventionelle Röntgendiagnostik 42
3.4   Computertomographie 42
3.5   Lymphangiographie 42
3.6   Kernspintomographie 42
3.7   Nuklearmediziniche Untersuchungen 42
4   Bioptische Verfahren 43
4.1   Lymphknotenbiopsie 43
4.2   Blutausstrich 44
4.3   Zytologie und Histologie des Knochenmarks 45
4.4   Zytochemische Untersuchungen 45
4.5   Immunologische Typisierung 46
4.6   Zytogenetische Untersuchung 46
4.7   Blutgruppenbestimmung 46
5   Gerinnungssystem 46
5.1   Primäre Hämostase 46
5.2   Sekundäre Hämostase 47
5.3   Thrombotische Diathese 48
5.4   Fibrinolyse 48

E.   Erkrankungen der Lymphknoten 49

1   Immundefektsyndrome 49
1.1   Angeborene Immundefektsyndrome 49
1.2   Erworbene Immundefektsyndrome 49
2   Altersveränderungen 50
3   Ektopien 50
4   Stoffwechselstörungen 51
4.1   Ablagerung endogener Substanzen 51
4.2   Ablagerung exogener Substanzen 52
5   Kreislaufstörungen 52
5.1   Lymphknoteninfarkt 52
5.2   Vaskuläre Sinustransformation 52
6   Reaktive Lymphknotenveränderungen 52
6.1   Unspezifische Lymphadenitis 52
6.2   Histiozytäre Lymphknotenreaktionen 54
7   Lymphadenitiden bekannter Ätiologie 55
7.1   Eitrige Lymphadenitis 55
7.2   Retikulohistiozytär-abszedierende Lymphadenitiden 55
7.3   Nekrotisierende Lymphadenitis Kikuchi 56
7.4   Yersinien-Lymphadenitis 56
7.5   Lymphadenitis bei Salmonellose 56
7.6   Lymphadenitis bei Toxoplasmose 57
7.7   Infektiöse Mononukleose und andere Viruserkrankungen 57
8   Granulomatöse Lymphknotenveränderungen 58
8.1   Mykobakterielle Infektionen 58
8.2   Sarkoidose 59
8.3   Morbus Whipple 60
8.4   Malakoplakie 60
8.5   Granulomatöse Reaktionen durch Fremdkörper 60
9   Lymphknotenveränderungen bei Kollagenosen 61
9.1   Rheumatoide Arthritis 61
9.2   Systemischer Lupus erythematodes 62
10   Primäre Lymphknotentumoren 62
10.1   Angiofollikuläre lymphatische Hyperplasie 62

10.2	Inflammatorischer Pseudotumor des Lymphknotens	63
10.3	Kaposi-Sarkom des Lymphknotens	63
11	Lymphknotenmetastasen	64
12	Maligne Lymphome	65
12.1	Hodgkin-Lymphome	65
12.2	Non-Hodgkin-Lymphome	69
13	Histiozytäre Neubildungen	87
13.1	Langerhans-Zell-Histiozytosen	87
13.2	Sinushistiozytose mit massiver Lymphadenopathie	88
13.3	Infektassoziiertes hämophagozytisches Syndrom	89
13.4	Maligne Histiozytose	90
14	Myeloproliferative Erkrankungen	90
14.1	Generalisierte Mastozytose	90
14.2	Lymphknoteninfiltration bei akuten Leukämien	91
14.3	Chronische myeloische Leukämie und Osteomyelosklerose	91
F.	**Erkrankungen der Milz**	**92**
1	Anomalien	92
2	Veränderungen der Größe	92
3	Zustand nach Splenektomie	94
4	Kreislaufstörungen	94
4.1	Milzinfarkt	94
4.2	Kardiale Milzstauung	95
4.3	Portale Stauungsmilz	96
4.4	Milzruptur	96
5	Stoffwechselstörungen	97
5.1	Speicherkrankheiten	97
5.2	Pigmente	98
6	Infektionskrankheiten	99
6.1	Entzündliche Veränderungen durch Bakterien und Pilze	99
6.2	Virale Infektionen	100
6.3	Proto- und Metazoeninfektionen	100
7	Kollagenosen	101
8	Nichtneoplastische Blutkrankheiten	101
8.1	Hämolytische Anämien	101
8.2	Idiopathische thrombozytopenische Purpura	102
9	Milztumoren	102
9.1	Milzzysten und -pseudozysten	102
9.2	Gutartige Milztumoren	103
9.3	Maligne Milztumoren	103
10	Systemerkrankungen	103
10.1	Maligne Lymphome	103
10.2	Myeloproliferative Erkrankungen	104
10.3	Histiozytäre Neoplasien	105
10.4	Tumormetastasen in der Milz	105
G.	**Erkrankungen des Thymus**	**106**
1	Fehlbildungen	106
2	Involution – Atrophie	106
3	Kreislaufstörungen	107
4	Thymushyperplasie	107
5	Thymustumoren	107
5.1	Thymuszysten	107
5.2	Thymome	108
5.3	Thymolipom	109
5.4	Teratom der Thymusregion	109

5.5   Thymuskarzinoid 109
5.6   Maligne Thymuslymphome 109

H.   Erkrankungen der Tonsillen 110

1   Postnatale Entwicklung 110
2   Anomalien 110
3   Entzündungen 110
3.1   Besondere Formen einer Tonsillitis 110
3.2   Chronische Tonsillitis 112
3.3   Komplikationen einer Tonsillitis 113
4   Tonsillentumoren 113
4.1   Epitheliale Tumoren 114
4.2   Mesenchymale Tumoren 114
4.3   Maligne Lymphome und Systemerkrankungen 114

I.   Erkrankungen des Knochenmarks 115

1   Anämien 115
1.1   Bildungsstörungen der Erythrozyten 115
1.2   Differenzierungsstörungen 117
1.3   Gesteigerter Erythrozytenverlust bzw. -abbau 118
2   Polyglobulie 119
3   Myeloproliferative Erkrankungen 120
3.1   Myelodysplastische Syndrome 120
3.2   Akute Leukämien 121
4   Chronische myeloproliferative Erkrankungen 124
4.1   Chronische myeloische Leukämie 124
4.2   Osteomyelosklerose 126
4.3   Polycythaemia vera rubra 127
4.4   Essentielle Thrombozythämie 127
4.5   Generalisierte Mastozytosen 128
4.6   Plasmozytom 129
4.7   Knochenmarkmetastasen 130

J.   Störungen der Hämostase und Fibrinolyse 131

1   Hämorrhagische Diathese 131
1.1   Störungen der primären Hämostase (Blutstillung) 131
1.2   Störungen der sekundären Hämostase (Blutgerinnung) 133
2   Thrombotische Diathese 134
2.1   Symptomatisch gesteigerte Gerinnselbildung 134
2.2   Überschießende Thrombozytenaktivierung 134
2.3   Insuffizienz der Gerinnungshemmung und Fibrinolyse 135

K.   Hämatologische Paraneoplasien 136

1   Vorbemerkungen 136
2   Paraneoplasieformen 137
2.1   Paraneoplastische Anämien 137
2.2   Paraneoplastische Polyglobulie 137
2.3   Paraneoplastische leukämoide Reaktion 137
2.4   Paraneoplastische Gerinnungsstörungen 137

L.   Sachverzeichnis 139

A. Einleitung

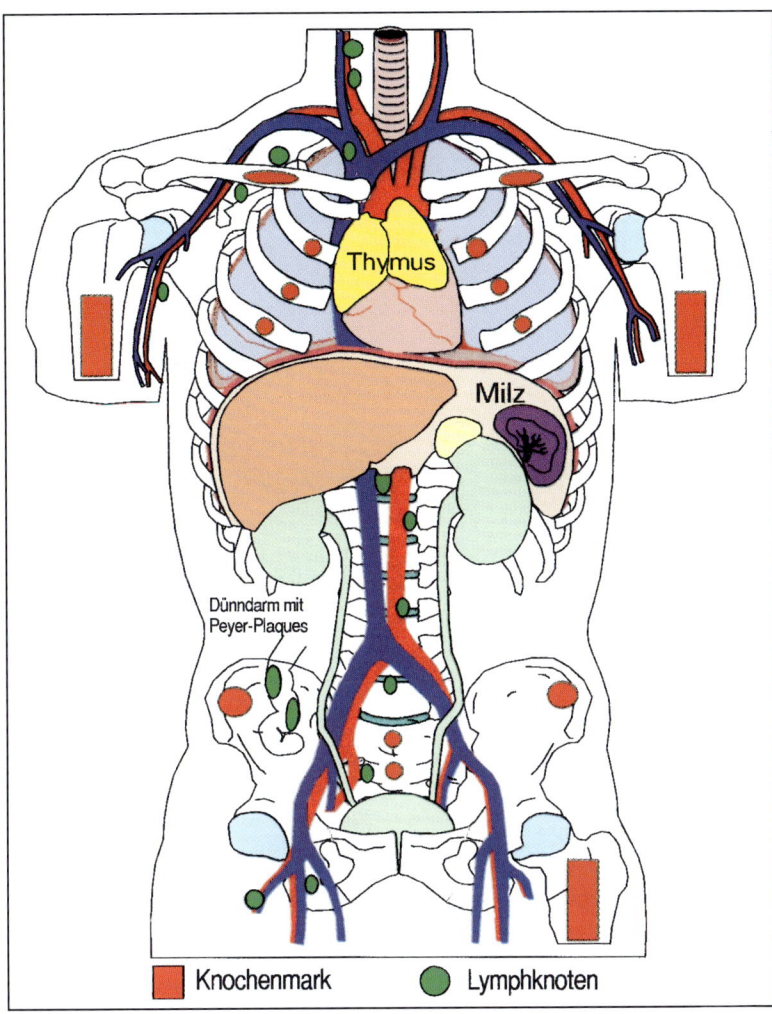

Abb. A-1: Hämolymphopoetische Organe. Schematische Darstellung.

Die **Blutzellen** sind mesodermalen Ursprungs und treten – während der sog. **mesodermalen Periode** – zunächst im Dottersack und als kleine Gruppen von großen, *megaloblastären* Zellen in verschiedenen anderen Körperregionen auf. Nach der 8. Schwangerschaftswoche (SSW) sind die ersten mittelgroßen hämoglobinhaltigen Erythroblasten (kernhaltige, *normoblastäre* Zellen) erkennbar. Nach der 12. SSW beginnt die **hepatolienale Hämopoeseperiode** mit unreifen Zellen der Erythro-, Granulo- und Thrombozytopoese. In der 20. SSW beginnt die Knochenmarkhämopoese als **medulläre Periode** und nimmt kontinuierlich bis zur Geburt zu, während die extramedulläre Blutbildung zurückgeht. Zum Zeitpunkt der Geburt erlischt die hepatische Hämopoese. Das **blutbildende System** ist dann im wesentlichen auf das Knochenmark beschränkt, während die dort gebildeten reifen Blutzellen im Blutgefäßsystem und, mit Ausnahme der Erythrozyten und der Thrombozyten, auch außerhalb der Blutbahn in allen Körpergeweben angetroffen werden.

Das **lymphatische System** besteht zunächst aus den *primären lymphatischen Organen* (Thymus und Bursa fabricii bzw. bursaäquivalente Organe), in denen eine antigenunabhängige Differenzierung der T- (T = Thymus) und B-Lymphozyten (B = Bursa) stattfindet. Später entstehen nach peripherer Besiedelung durch T- und B-Lymphozyten die *sekundären lymphatischen Organe*: Lymphgefäße, Lymphknoten, weiße Milzpulpa, Knochenmark und das lymphatische Gewebe in den Organen selbst. Die Lymphgefäße, die alle Gewebe und Organe des Körpers (mit Ausnahme des Zentralnervensystems) drainieren, transportieren die *Lymphe* – über regionäre, jeweils einem Organ zugeordnete Lymphknoten – zu den Sammellymphknoten und von dort über den Ductus thoracicus in das Blut. Bestimmte Organsysteme, wie etwa der Gastrointestinaltrakt, der Respirationstrakt und die Haut, besitzen ein spezialisiertes lymphatisches Gewebe, das als *Mucosa-, Bronchus-* oder *Skin-Associated Lymphoid Tissue* (MALT, BALT bzw. SALT) bezeichnet wird.

B. Anatomie

1 Lymphknoten

1.1 Funktionelle Anatomie des Lymphknotens

Lymphknoten sind in die Lymphbahnen eingeschaltete Ansammlungen eines lymphoretikulären Gewebes. Sie haben die Aufgabe, Antigene aus der Lymphe zu filtrieren und eine adäquate Reaktion immunkompetenter Zellen auf diese Antigene zu gewährleisten. Antigene erreichen den Lymphknoten über die afferenten Lymphbahnen, die nach Durchtritt durch die Lymphknotenkapsel in den Rand- oder Marginalsinus münden. Intermediärsinus ziehen radiär zu den zentralen weiten Marksinus. Die Antigene treten sowohl mit den antigenpräsentierenden (akzessorischen) Sinuswandzellen als auch – nach Eintritt in das lockere Maschenwerk der zwischen den bindegewebigen Trabekeln gelegenen Pulpa – mit einer Vielzahl von Makrophagen und Retikulumzellen in Wechselwirkung. Während die Makrophagen diffus verteilt sind, lassen sich bestimmte, an der Immunantwort als akzessorische Zellen beteiligte Retikulumzelltypen anatomisch und funktionell definierten Kompartimenten des lymphatischen Gewebes zuordnen. Die meist rindennah gelegenen Follikel stellen die **B-Zell-Areale** dar. Sie sind rundlich konfigurierte Ansammlungen kleiner B-Lymphozyten *(Primärfollikel)* und lassen nach Antigenstimulation ein helles Keimzentrum erkennen, das von der dunkleren Mantelzone umgeben wird *(Sekundärfollikel)*. B-Zellen kommen außerdem noch in den Marksträngen der Pulpa vor. Die Mehrzahl der **T-Lymphozyten** findet sich hingegen meist diffus verteilt in der Parakortikalregion, d. h. vor allem in den interfollikulären Räumen. Noduläre Ansammlungen von T-Zellen werden als *Tertiärknötchen* bezeichnet.

1.2 Zelltypen des lymphatischen Gewebes und ihre Funktion

1.2.1 B-Lymphozyten und ihre akzessorischen Zellen

B-Lymphozyten entstehen im Knochenmark und erwerben dort auch ihre Immunkompetenz. Neben bestimmten Differenzierungsantigenen (sog. CD-Antigene, z. B. CD19 oder CD20) lassen sich auf ihrer Oberfläche immer Immunglobuline nachweisen, die als Antigenrezeptor dienen. Nach Bindung von Antigen an ihre spezifischen Oberflächen-Immunglobuline können B-Lymphozyten das Antigen prozessieren und als antigenpräsentierende Zellen T-Helferzellen inaktivieren. Unter Einwirkung der Interleukine dieser T-Helferzellen entwickeln sich aus den stark proliferations- und differenzierungsfähigen B-Lymphozyten in den Keim-

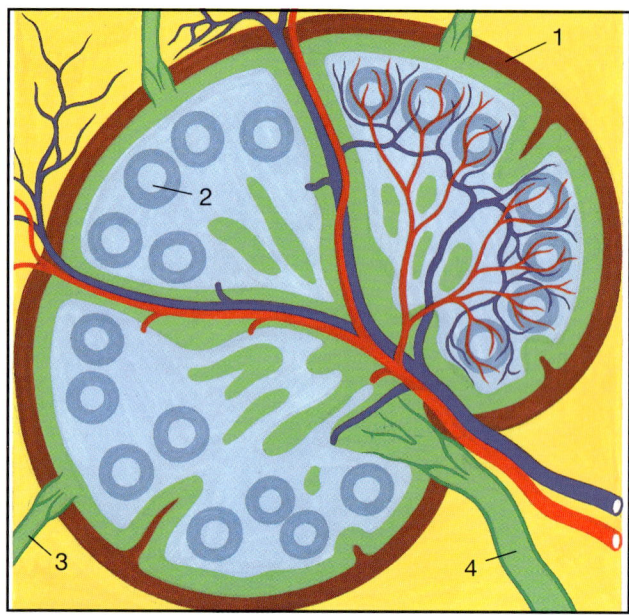

Abb. B-1: Lymphknoten. Schematische Darstellung. **1:** Organkapsel. **2:** Kortikale Follikel. **3:** Afferente Lymphgefäße. **4:** Efferente Lymphgefäße.

zentren der Lymphfollikel – meist über sog. Keimzentrumszellen und große Immunoblasten – immunglobulinsezernierende *Plasmazellen* und *B-Gedächtniszellen*. Bei den *Keimzentrumszellen* handelt es sich um *Zentroblasten* mit runden Kernen und meist randständigen Nukleolen sowie um *Zentrozyten* mit gekerbtem Kern. Daneben kommen in den Keimzentren noch in konventionell gefärbten Präparaten kaum erkennbare *dendritische Retikulumzellen* vor, die von einem ausgedehnten Netzwerk von Zytoplasmafortsätzen umgeben werden, in dem Antigene fixiert und präsentiert werden. Ihr Netzwerk läßt sich mit enzym- und immunhistochemischen Methoden sowie elektronenmikroskopisch sichtbar machen. Die *Sinuswandzellen* fungieren ebenfalls als akzessorische antigenpräsentierende Zellen. Sie präsentieren Antigene (in erster Linie die B-Gedächtniszellen) und sind somit für die sekundäre humorale Immunantwort wichtig.

1.2.2 T-Lymphozyten und ihre akzessorischen Zellen

T-Lymphozyten stammen ebenfalls aus dem Knochenmark, erlangen aber ihre immunologische Funktionsfähigkeit während ihrer Ausreifung im Thymus. Sie tragen ebenfalls bestimmte CD-Antigene, die die Unterscheidung funktioneller Untergruppen, z. B. CD4-positiver Helfer-/Induktor- von CD8-positiven Suppressor-/zytotoxischen T-Zellen erlauben. Als Antigenrezeptor fungiert der aus mehreren Untereinheiten zusammengesetzte T-Zell-Rezeptor. Nach Antigenstimulation differenzieren sich T-Zellen über *T-Immunoblasten* in *Ef-*

Lymphknotenregionen

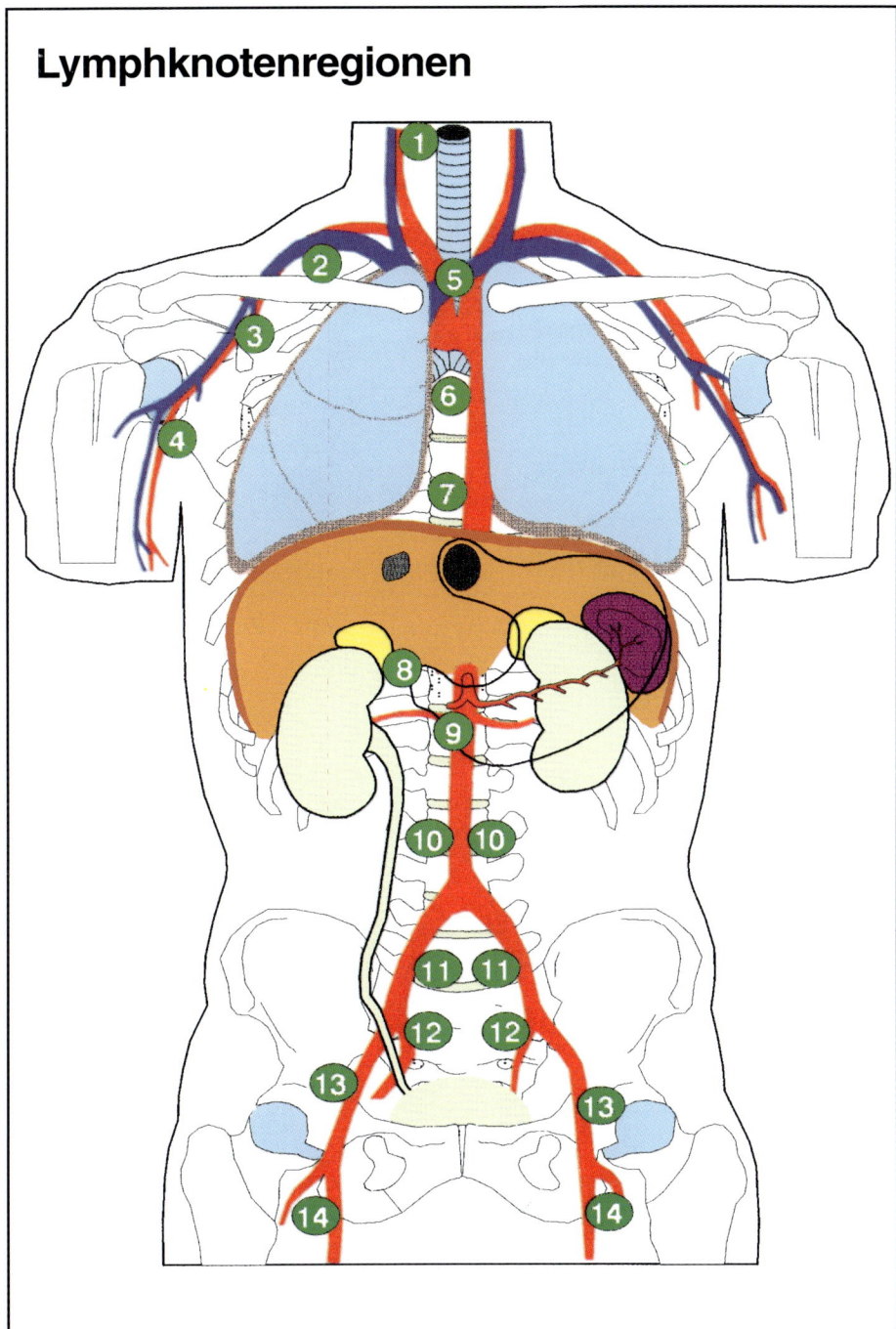

ICD-O	
C77	**Lymphknoten**
C77.0	Kopf- und Hals-lymphknoten
C77.1	Thorakale und intrathorakale Lymphknoten
C77.2	Intraabdominale Lymphknoten
C77.3	Lymphknoten der oberen Extremitäten und Achseln
C77.4	Lymhknoten der unteren Extremitäten und der Leistengegend
C77.5	Beckenlymphknoten
C77.8	Lymphknoten mehre-rer Regionen
C77.9	Nicht näher bezeich-nete Lymphknotenre-gionen

Abb. B-2: Lymphknotenstationen. Schematische Darstellung der wichtigsten Lymphkotenregionen der Hals-, Thorax- und Bauchregion mit Angabe des Tumorlokalisationsschlüssels (ICD-O). **1**: N. l. cervicales prof., **2**: N. l. supraclaviculares, **3**: N. l. infraclaviculares, **4**: N. l. axillares, **5**: N. l. mediastinales ant., **6**: N. l. tracheobronchiales, **7**: N. l. mediastinales post., **8**: N. l. hepatici, **9**: Cisterna chyli, **10**: N. l. lumbales, **11**: N. l. iliaci communes, **12**: N. l. iliaci int., **13**: N. l. iliaci ext., **14**: N. l. inguinales sup. et prof.

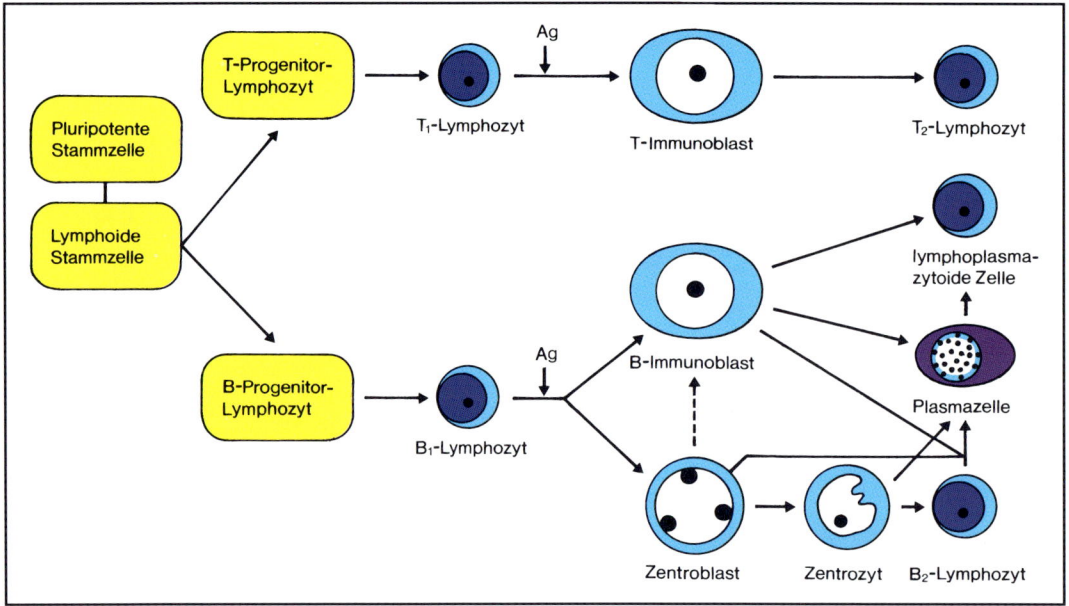

Abb. B-3: T- und B-Lymphozytensystem. **Ag**: Antigenstimulierung. (Modifiziert nach Lennert)

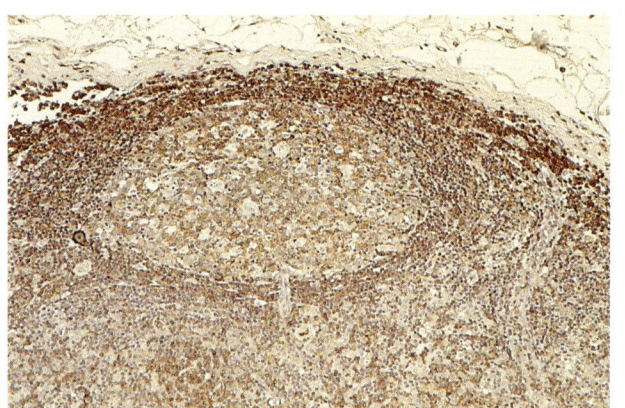

Abb. B-4: PAN-LC (CD 10)

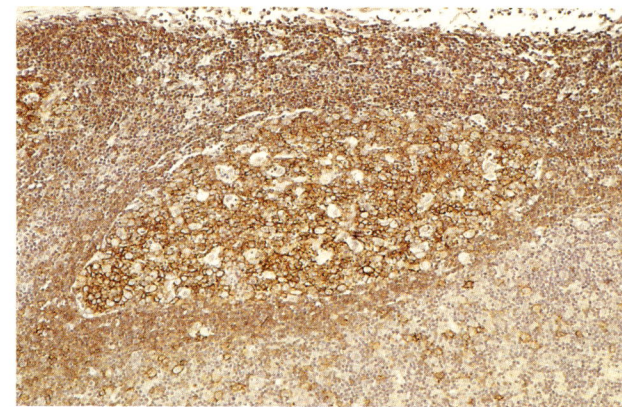

Abb. B-5: B-Lymphozyten (CD 22)

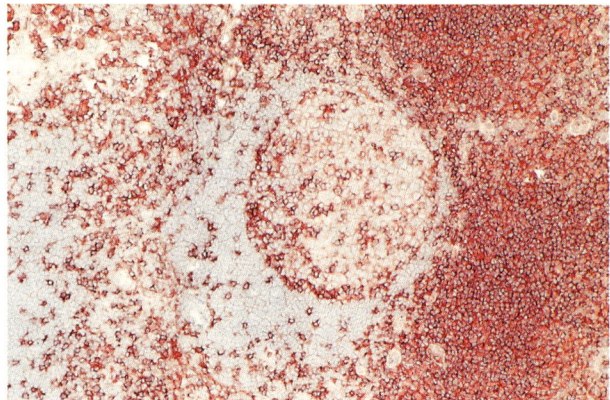

Abb. B-6: Mantelzone (CD 4)

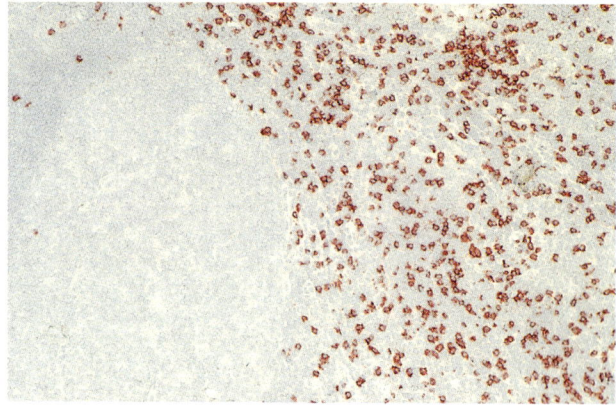

Abb. B-7: Suppressorzellen (CD 8)

fektor- und *Gedächtniszellen*. Den Effektorfunktionen von T-Zellen treten vielfältige Regulationsfunktionen, speziell der CD4-positiven Zellen, an die Seite. Die T-Zell-gebundene, zelluläre Immunantwort erfolgt unter Vermittlung von Makrophagen und besonders den *interdigitierenden Retikulumzellen*. Diese Protein-S-100-positiven Zellen stellen die spezialisierten akzessorischen Zellen der T-Lymphozyten dar. Bei starker Stimulation von T-Zellen kann ihre Zahl – ebenso wie bei T-Zell-Lymphomen – stark vermehrt sein. Für die in großem Umfang stattfindende Rezirkulation von T-Zellen sind ferner besondere Blutgefäße *(epitheloide Venolen)* von Bedeutung. Diese Gefäße werden von spezialisierten Endothelzellen ausgekleidet, die über Membranrezeptoren die Lymphozytenmigration steuern. Derartige Gefäße kommen nur in den T-Regionen (und in T-Zell-Neoplasien) vor.

1.2.3 Andere Zelltypen

Im Lymphknoten kommen reichlich *phagozytierende Makrophagen* und *monozytoide Zellen*, darunter auch die *plasmozytoiden T-Zellen*, sowie *fibroblastische Retikulumzellen* vor. Letztere sind in der Lage, Fasern zu bilden; sie sind dem bindegewebigen Stützgerüst des Lymphknotens assoziiert. Die Makrophagen, die auch als *histiozytische Retikulumzellen* bezeichnet werden, treten sowohl in den B- (in Keimzentren als sog. Sternhimmelzellen) als auch in den T-Arealen auf. Hier enthalten sie gelegentlich Pigmente wie Eisen, Melanin u. a.

2 Milz

Die verschiedenen Funktionen der Milz sind eng an den komplizierten anatomischen Aufbau dieses Organs gebunden. Dieser spiegelt die Wechselbeziehungen zwischen den für den Antransport von überalterten Blutzellen bzw. Antigenen verantwortlichen Blutgefäßen *(Sinusoiden)*, den phagozytierenden, antigenverarbeitenden bzw. -präsentierenden (akzessorischen) und den immunkompetenten Zellen der Milz wider.

Rote Pulpa: Das Blut tritt im Hilum über die A. lienalis in die Milz ein, um über Trabekelarterien in den bindegewebigen Trabekeln die Milzpulpa zu erreichen. Die Pulpaarterien verzweigen sich stark und werden von der *periarteriolären Lymphscheide* (PALS) umgeben, der die Milzfollikel exzentrisch angelagert sind. Nach weiteren Verzweigungen verlaufen die arteriellen Gefäße nun wieder in der roten Milzpulpa als *Hülsenkapillaren*, die von Makrophagen, Lymphozyten und Plasmazellen umgeben sind. Die Hülsenkapillaren enden überwiegend (> 90%) offen in den Billroth-Strängen der roten Pulpa (»offener Milzkreislauf«) oder gehen (< 10%) direkt in venöse Blutgefäße (»geschlossener

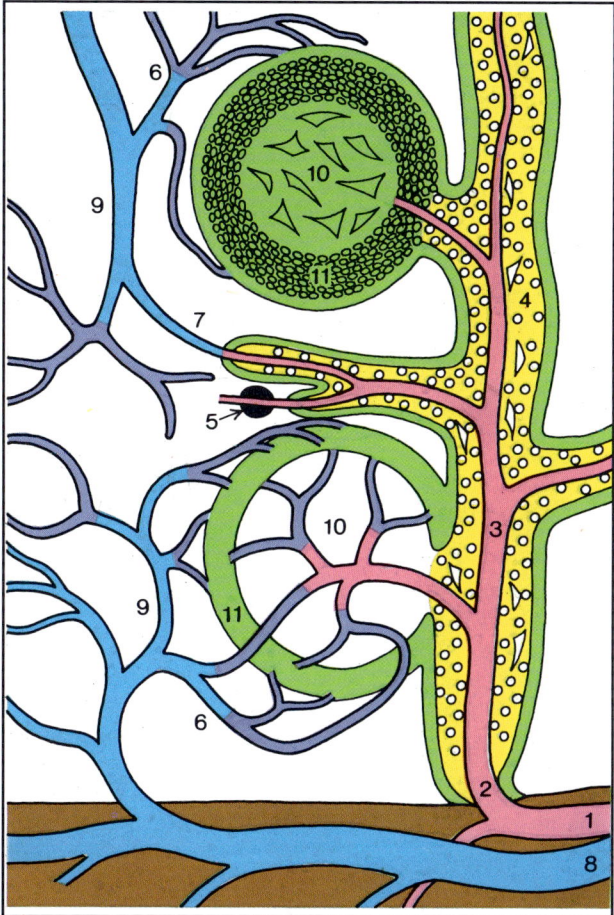

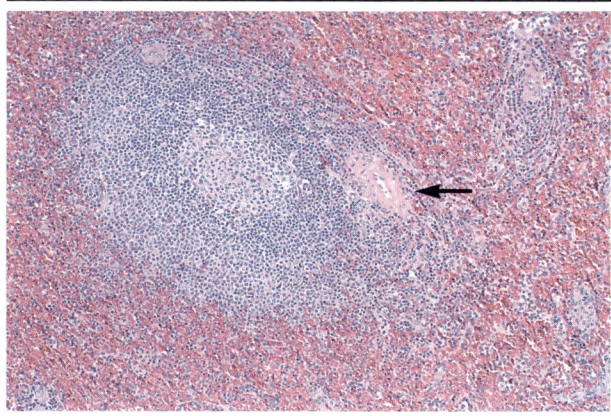

Abb. B-8: Milz. Oben: Schematische Darstellung der normalen Milzstruktur. 1: Trabekelarterie. 2: Pulpaarterie. 3: Zentralarterie. 4: Periarterioläre Lymphscheide. 5: Hülsenkapillare 6: Sinus. 7: Pulpavene. 8: Trabekelvene. 9: Pulpastrang 10: Keimzentrum. 11: Marginalzone. Unten: Weiße Pulpa mit Pulpaarterie (←). HE-Fbg.

Kreislauf«) über. Aus den makrophagenreichen Pulpasträngen tritt das Blut zwischen den Sinuswandzellen – durch die Sinuswände – in die Sinus über.

Das lymphatische Gewebe der Milz, dessen Gesamtheit die **weiße Pulpa** ausmacht, kann in bestimmte Kompartimente unterteilt werden. So ist die hülsenförmige PALS überwiegend von CD3/CD4-positiven T-Helfer/Induktor-Zellen bevölkert *(T-Areal)*, während CD3/CD8-positive Suppressor-/zytotoxische T-Zellen zumeist diffus verstreut in der roten Pulpa vorkommen. Die Milzfollikel weisen in ihrer Randzone – zusätzlich zu der *Mantelzone* – eine wechselnd breite *Marginalzone* auf, die sich überwiegend aus B-Zellen zusammensetzt. Bei immunologischen Reaktionen nach Antigenkontakt tragen die Milzfollikel helle Keimzentren. Auch die Marginalzonen sind dabei meist verbreitert und zellreich. Die Mechanismen der Immunantwort laufen in der Milz ansonsten wie im Lymphknoten ab.

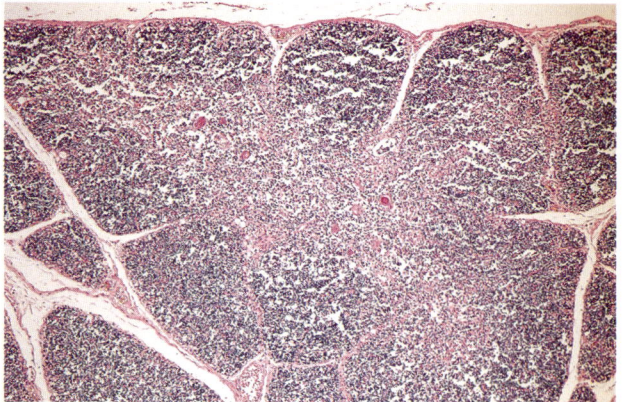

Abb. B-9: Thymus mit Kortex und Mark. Übersichtsbild. HE-Fbg.

3 Thymus

Das epitheliale Grundgewebe des Thymus stammt aus der 3. und 4. Schlundtasche des Embryos und wandert im Verlauf der Ontogenese ins vordere Mediastinum. Das auf der Schnittfläche rosafarbene Organ nimmt an Größe zu und erreicht in der Pubertät ein Gewicht von ca. 35 g. Makroskopisch lassen sich zwei Seitenlappen unterscheiden, die in der Mitte verbunden sind. Gegen Ende des 2. Lebensjahrzehnts setzt eine kontinuierliche Rückbildung ein, die mit einem Ersatz des Parenchyms durch Fettzellen (Schnittfläche von hellgelber Farbe) einhergeht. Im höheren Alter ist nur noch ein ca. 5 g schwerer Thymusfettkörper vorhanden, allerdings mit einem noch funktionell aktiven Stroma.

Der Thymus stellt ein lymphoepitheliales Organ dar, das durch gefäßführende Bindegewebssepten unvollständig in Lobuli gegliedert wird. Jedes Läppchen zeigt eine zelldichte Rinde (Kortex) und ein etwas lymphozytenärmeres Mark (Medulla). In der **Rinde** finden sich reichlich T-Lymphozyten bzw. ihre Vorläuferzellen (*Thymozyten* = kortikale, noch nicht voll ausdifferenzierte T-Lymphozyten), die mit zunehmender Ausreifung in Richtung Thymusmedulla wandern, um später auf dem Blutweg das Organ wieder zu verlassen. Im **Mark** treten die *Hassall-Körperchen* auf, die aus eosinroten Zellen mit einem längsovalen Kern bestehen.

Immunhistochemisch und elektronenmikroskopisch lassen sich verschiedene Zelltypen nachweisen.
– *T-Lymphozyten*: Von der Rinde zum Mark entwickeln sich die T-Vorläufer-Zellen (präthymische T-Precursor-Zellen) über die kortikalen Thymozyten zu reifen, immunkompetenten T-Lymphozyten. Dieser Reifungsprozeß ist verbunden mit einem Rearrangement der Gene des T-Zell-Rezeptors und dem Erwerb der Cluster-Antigene CD4 und CD8, welche die reifen T-Lymphozyten als *Helferzellen* bzw. als *Suppressorzellen* charakterisieren. Nach der Durchwanderung der Thymusrinde verlieren die Thymozyten die Eigenschaft, die terminale Desoxinucleotid-

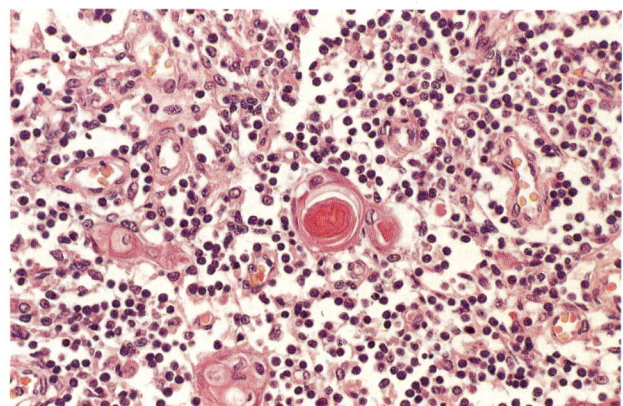

Abb. B-10: Thymus. Hassall-Körperchen. HE-Fbg.

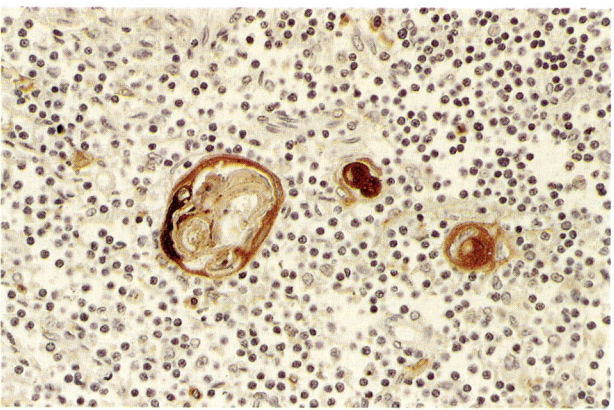

Abb. B-11: Thymus. Hassall-Körperchen. Zytokeratin.

Transferase (tDT) zu bilden, die einen Parameter der Lymphozytenreife darstellt.

- *T-Precursor-Zellen* stammen aus dem Knochenmark oder wandern während der frühen Embryogenese aus dem Dottersack in den Thymus. Hier kommen sie mit den Epithelzellen in Kontakt.
- *Epithelzellen:* Bis jetzt wurden fünf verschiedene epitheliale Thymuszellen identifiziert. Die Thymusoberfläche wird von einer bindegewebigen Kapsel begrenzt. Darunter liegt eine Schicht von Epithelien *(subkapsuläres Epithel),* die perivaskulär auch in den tieferen Rindenschichten zu finden sind. Hier liegen auch die *subkortikalen Epithelien,* die sternförmige Zytoplasmasäume bilden. Eine weitere Epithelzelle wird als *Thymusammenzelle* bezeichnet, da sie Lymphozyten in ihrem Zytoplasma einschließt. Die Bedeutung dieses Vorgangs ist noch ungeklärt. Thymusammenzellen weisen eine starke Expression von HLA-DR-Antigen auf. Im Mark befinden sich die *medullären Epithelzellen,* die sich durch ihren bipolaren oder triangulären Zellumriß unterscheiden. Die fünfte epitheliale Thymuszelle bildet das *Hassall-Körperchen.* Dieses schließt geschichtete Keratinlamellen ein und kann über 100 μm groß werden. Im Zentrum des Körperchens lassen sich Zelldetritus und Reste von Lymphozyten finden. Immunhistochemisch sind die Hassall-Körperchen Zytokeratin-, EMA- und CEA-positiv.
- *Epithelien des neuroendokrinen Systems* kommen ganz vereinzelt vor und lassen sich mit Chromogranin A nachweisen.
- Eine größere Zellpopulation des Thymusmarks stellen die *interdigitierenden Retikulumzellen* dar. Sie spielen möglicherweise eine Rolle bei der Selektion von immunkompetenten T-Lymphozyten. Zellen mit einer zu hohen Affinität zu den körpereigenen Histokompatibilitätsmerkmalen werden – ebenso wie Lymphozyten mit einer zu geringen Affinität zu Fremdantigenen – ausgesondert. Diesem Selektionsprozeß fallen ca. 80% der aus der Thymusrinde eingewanderten T-Lymphozyten zum Opfer.
- *Makrophagen* sind wahrscheinlich für die Eliminierung der ausgesonderten Lymphozyten verantwortlich.
- *Myoide Zellen* lassen sich mit Antikörpern gegen Myosin, Aktin, Vimentin und Desmin nachweisen. Ihre Funktion ist unbekannt; möglicherweise spielen sie eine pathogenetische Rolle bei der Entstehung der Myasthenia gravis.

4 Tonsille

Das lymphoepitheliale Gewebe des Meso- und Epipharynx wird als **Waldeyer-Rachenring** bezeichnet;es ist Bestandteil des *mukosaassoziierten lymphatischen Gewebes* (**MALT** = Gesamtheit des im Gastrointestinal-, aber auch im oberen Respirations- und im Urogenital-

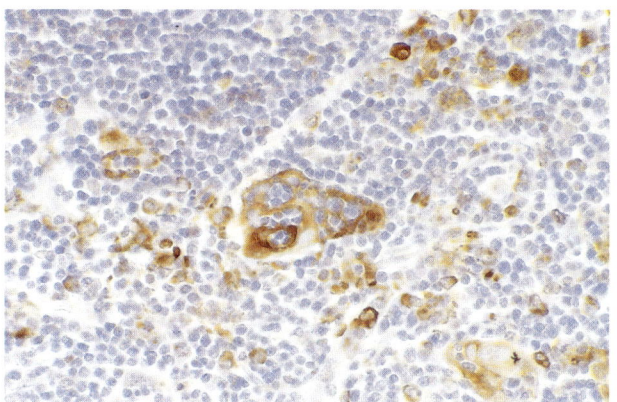

Abb. B-12: Thymus. Thymusammenzelle. Zytokeratin

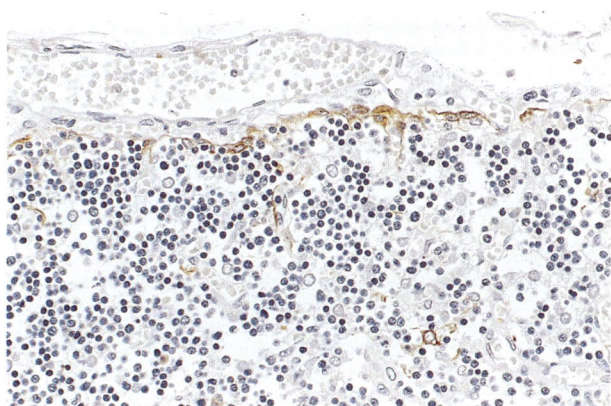

Abb. B-13: Thymus. TPA-positive subkapsuläre Epithelien.

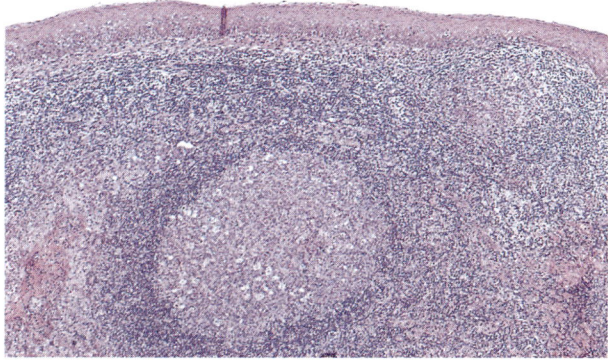

Abb. B-14: Tonsille mit bedeckendem Plattenepithel. HE-Fbg.

trakt vorhandenen lymphatischen Gewebes). Der lymphoepitheliale Rachenring setzt sich aus lymphozytären Knötchen, die unmittelbar von Epithel bedeckt werden, zusammen: Gaumenmandeln (Tonsillae palatinae), Zungenbälge (Tonsillae linguales) und Rachenmandeln (Tonsillae pharyngeae). Die Tonsillen zeichnen sich – im Gegensatz zu der in anderen anatomischen Regionen eher diffusen Verteilung des MALT – durch eine lokale Verdichtung des lymphatischen Gewebes aus, das organoid entwickelt ist und durch eine fibröse Kapsel vom umgebenden Gewebe abgegrenzt wird. Die Beziehung zur Schleimhaut (und somit die Bezeichnung »lymphoepitheliales Organ«) ergibt sich aus der unmittelbaren Lage des lymphatischen Gewebes unter dem vielfach eingefalteten Kryptenepithel mit einer engen Verbindung zur Oberfläche. Durch die kryptenbedingte Oberflächenvergrößerung (ca. 15 bis 20 Primärkrypten, die sich bis zur 5. Ordnung weiter verzweigen) wird der intensivierte Kontakt mit Antigenen ermöglicht. Die Tonsillen zeigen zahlreiche Lymphfollikel, die häufig Keimzentren tragen und von breiten, zumeist exzentrisch gegen die Epitheloberfläche gewölbten Mantelzonen umgeben werden. Hier findet die erste Auseinandersetzung mit oral oder nasal eingedrungenen Antigenen statt. Diese aktivieren die Follikel und veranlassen die Lymphozyten, in das basalmembranfreie, schwammartige Kryptenepithel (überwiegend retikuliertes Plattenepithel) einzuwandern. Antigene können über efferente Lymphbahnen in regionäre (zervikale) Lymphknoten gelangen und dort weitere immunologische Reaktionen induzieren.

5 Knochenmark – Blut

Nach der Geburt findet die Blutbildung praktisch nur noch im Knochenmark statt. Dieses stellt ein diffus verteiltes Organ dar und erreicht beim Erwachsenen ein Gesamtgewicht von ca. 2800 g (4% des Körpergewichts). Unter normalen Bedingungen setzt es sich zu gleichen Teilen aus einem aktiven blutbildenden *roten* und einem inaktiven fettzellhaltigen *gelben Knochenmark* zusammen. Beim Neugeborenen liegt nur rotes Knochenmark vor, das 1,4% des Körpergewichts ausmacht. Mit zunehmendem Alter nimmt die gesamte Knochenmarkmasse (und insbesondere der Anteil an Fettmark) zu und erreicht mit Abschluß des Knochenlängenwachstums die oben genannten Werte. Besonders aktiv ist das Knochenmark in den Wirbelkörpern, in Sternum, Rippen, Schädelkalotte und in der Diaphyse der langen Röhrenknochen (Femur, Tibia). Im fortgeschrittenen Alter wird das rote Knochenmark kontinuierlich durch Fettmark ersetzt. Die Umwandlung ist besonders deutlich im Femur erkennbar; sie erfolgt zentripetal von den Epiphysen zur Diaphysenmitte.

Zusammensetzung des Knochenmarks: Das Grundgerüst besteht aus einem Netz von *Retikulumzellen*, die

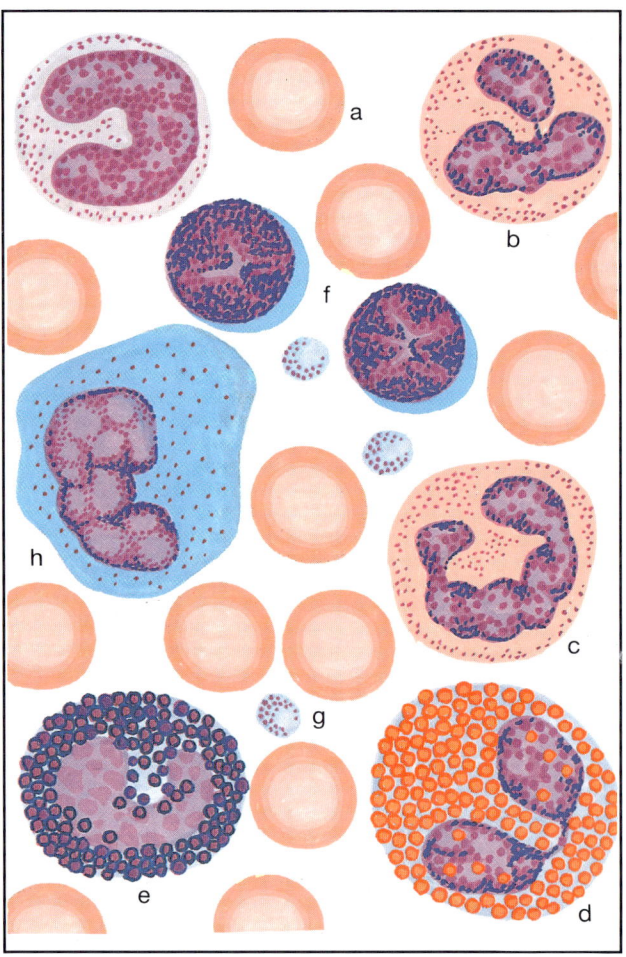

Abb. B-15: Ausstrich von normalen peripheren Blutzellen. a: Erythrozyten. **b:** Segmentkerniger neutrophiler Granulozyt. **c:** Stabkerniger neutrophiler Granulozyt. **d:** Eosinophiler Granulozyt. **e:** Basophiler Granulozyt. **f:** Lymphozyt. **g:** Thrombozyt. **h:** Monozyt. Giemsa-Fbg.

seitlich am Endost verankert sind und durch ein *Gitterfasernetz* verstärkt werden. Ein *Gefäßsystem*, das ca. ein Drittel des Knochenmarkraums belegt, zieht durch das Knochenmark und weitet sich zum *Blutsinus* aus. Hier werden die neugebildeten Blutzellen aufgenommen, aber auch Erythrozyten zerstört. In dem Retikulumzellnetz liegen die *blutbildenden Zellen*; sie zeigen eine charakteristische Topographie. Die *Erythrozytopoese* ist gruppenförmig, perisinusoidal angeordnet. Häufig lassen sich im Zentrum dieses *Erythrons* Makrophagen (Retikulumzellen) nachweisen, die sowohl Eisen für die Hämsynthese zur Verfügung stellen, als auch regulierend auf die Erythropoese einwirken. Die *Granulo-* und *Monozytopoese* kommen bevorzugt endostal vor, während *Megakaryoblasten*, *Histiozyten* (Makrophagen) und *Mastzellen* diffus verteilt sind. *Lymphozyten* liegen diffus oder als kleine Knötchen ohne Keimzentren vor.

5.1 Rote Blutzellen (Erythrozyten)

Wie alle Blutzellen gehen die determinierten Vorläuferzellen der **Erythropoese** aus der morphologisch nicht
identifizierbaren *pluripotenten Stammzelle* hervor. Die
erythropoetischen Zellen werden nach zunehmender
Ausreifung als *Proerythroblast*, *basophile Erythroblasten I* und *II* sowie als *polychromatische Erythroblasten
I* und *II* bezeichnet. Bei deren Proliferation, die mit vier
Teilungsschritten verbunden ist, reduzieren sich Zell-
und Kerngröße, während die Menge des Funktionspro-
teins Hämoglobin ansteigt. Im letzten Reifungsschritt
verliert der polychromatische Erythroblast II den Kern;
im entstehenden *Retikulozyt* sind mit geeigneter Färbung RNA- bzw. Ribosomenreste nachweisbar, nach
deren Elimination der ausgereifte *Erythrozyt* vorliegt.
Der prozentuale Retikulozytenanteil (0,7 bis 1,5% der
Erythrozyten) im peripheren Blut ist ein guter Grad-
messer für die erythropoetische Aktivität des Knochenmarks. Im Knochenmark stellt die Erythropoese normalerweise nur etwa 25% der Zellen. Dieses Ungleichgewicht Blut/Knochenmark ist durch die lange Lebensdauer der Erythrozyten (120 Tage) bedingt.

5.2 Weiße Blutzellen (Leukozyten)

5.2.1 Granulozyten

Granulozyten leiten sich von der pluripotenten *hämatopoetischen Stammzelle* ab, aus der der nicht oder
kaum mit Granula ausgestattete *Myeloblast* – als erste

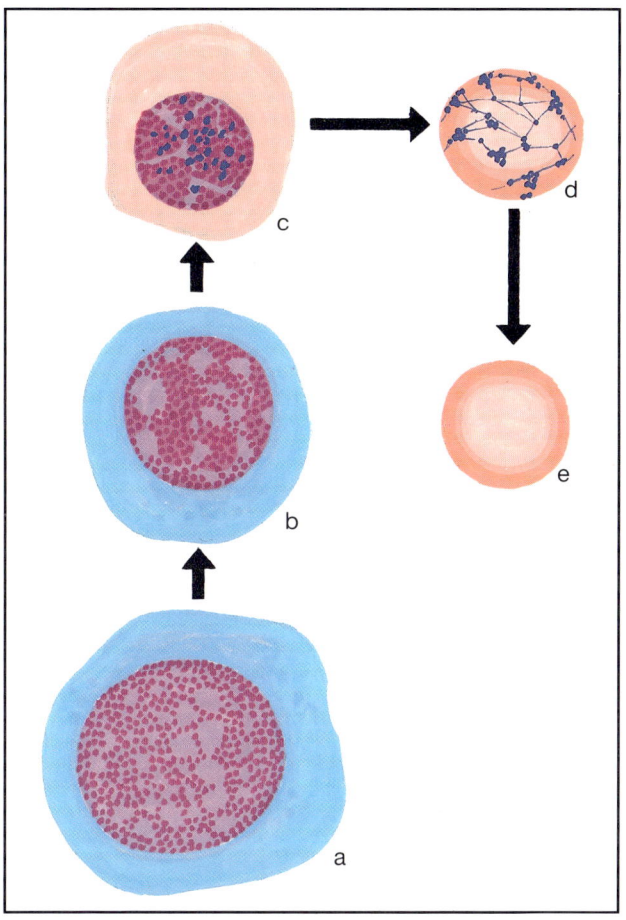

Abb. B-16: Erythropoese. a: Proerythroblast. **b:** Makroblast
c: Normoblast. **d:** Retikulozyt. **e:** Erythrozyt. Giemsa-Fbg.

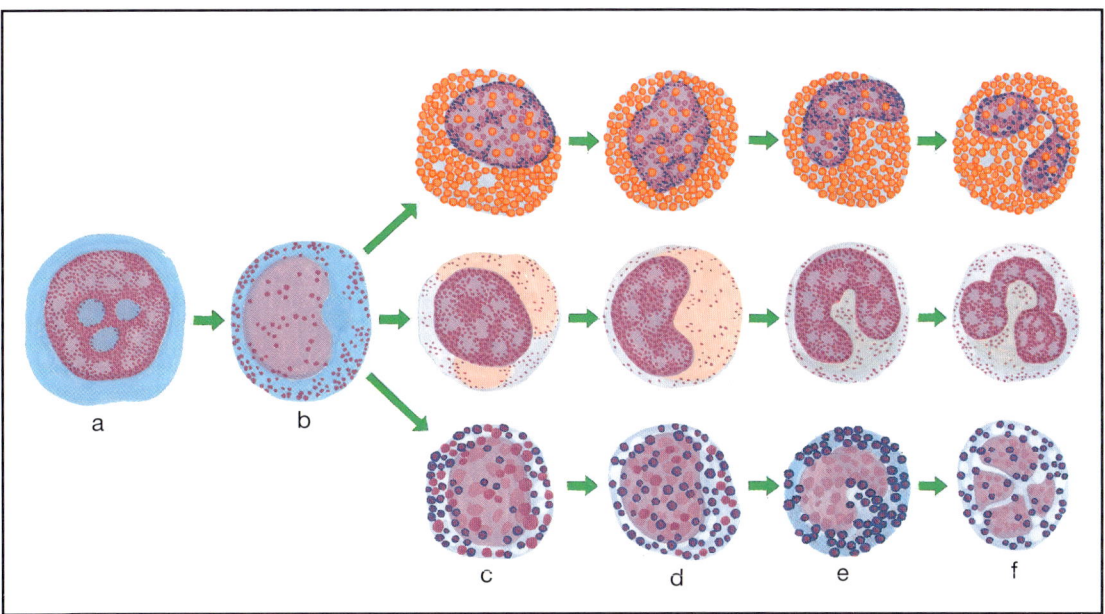

Abb. B-17: Leukozytopoese. Obere Reihe: eosinophile Granulozyten, mittlere Reihe: neutrophile Granulozyten,
untere Reihe: basophile Granulozyten. **a:** Myeloblast. **b:** Promyelozyt. **c:** Myelozyt. **d:** Metamyelozyt. **e:** Stabkerniger Granulozyt. **f:** Segmentkerniger Leukozyt. Giemsa-Fbg.

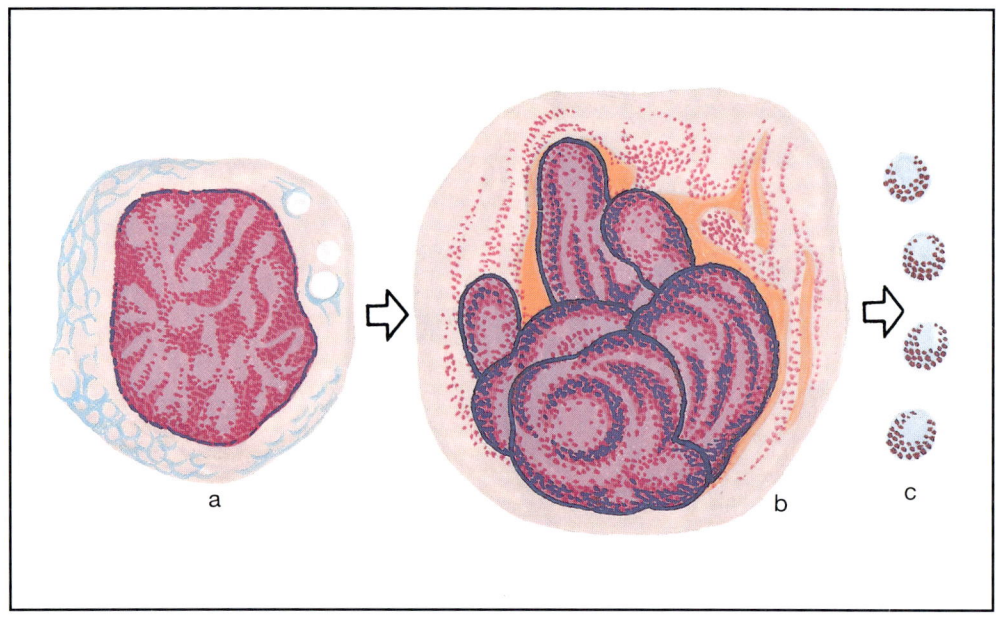

Abb. B-18: Thrombozytopoese. a: Megakaryoblast. **b:** Megakaryozyt. **c:** Thrombozyten. Giemsa-Fbg.

granulopoetische Vorläuferzelle – hervorgeht. Aus ihm entsteht der große, reichlich mit Primärgranula (mit den Enzymen Peroxidase und Chloracetatesterase) ausgestattete *Promyelozyt*. Später entwickeln sich die stark teilungsaktiven *Myelozyten* mit Sekundärgranula. Die Anfärbbarkeit dieser Granula definiert die Zugehörigkeit der Zellen zu der neutrophilen, eosinophilen oder basophilen granulopoetischen Differenzierungslinie. Weniger durch Teilung als durch Ausreifung entstehen *Metamyelozyten*, *stabkernige* und – als terminal differenzierte Zellen – *segmentkernige Granulozyten*. Diese machen im Blut den größten Anteil der 4000 bis 10 500 Leukozyten/µl aus (50 bis 70% Neutrophile, 2 bis 4% Eosinophile und bis 1% Basophile). Treten vermehrt Stabkernige oder Metamyelozyten auf, so spricht man von einer »Linksverschiebung«, die auf eine Aktivierung der Granulopoese infolge peripheren Verbrauchs hindeutet.

Das Verhältnis der granulopoetisch determinierten zu den erythropoetisch determinierten Zellen im Knochenmark (HE-Quotient) liegt normalerweise zwischen 2:1 und 5:2. Das starke Überwiegen von Erythrozyten im peripheren Blut erklärt sich zum einen durch die starke Kompartimentierung von Granulozyten im Knochenmark-, Milz- und Marginalpool der Gefäße, aus denen sie bei entsprechender Stimulierung allerdings leicht freigesetzt werden und so innerhalb kurzer Zeit eine Leukozytose hervorrufen können. Auch die kurze Verweilzeit der Granulozyten im Blut (etwa 6 Stunden) trägt zu diesem Ungleichgewicht bei, wobei Granulozyten in Geweben eine effektive funktionelle Lebensdauer von maximal 2 Tagen besitzen.

5.2.2 Monozyten

Monozyten entstehen im Knochenmark aus *Promonozyten* bzw. aus noch *unreifen Monoblasten*, die sich ebenfalls von der pluripotenten hämatopoetischen Stammzelle ableiten. Im peripheren Blut machen sie etwa 2 bis 8% der Leukozyten aus und zeichnen sich durch ihre besondere Größe und den charakteristischen bohnenförmigen Kern aus, der in einem hellen, nicht granulierten Zytoplasma liegt. Allen Zellen der monozytären Reihe ist der Gehalt an bestimmten unspezifischen Esterasen (bei fehlendem Nachweis von Peroxidase oder Chloracetatesterase) gemeinsam. Aus Blutmonozyten entstehen u. a. die Makrophagen im Gewebe und in der Entzündungsreaktion.

5.2.3 Lymphozyten

Lymphozyten (25 bis 40% der Leukozyten im peripheren Blut) stellen hinsichtlich ihrer Proliferation und Ausreifung einen Sonderfall dar, da ihre Vorläuferzellen zwar aus dem Knochenmark stammen, sich aber in Abhängigkeit von ihrer Funktion bzw. ihrem Phänotyp entweder im Thymus *(T-Lymphozyten)* oder im Knochenmark selbst *(B-Lymphozyten)* differenzieren und immunkompetent werden. Im Knochenmark treten kleine, morphologisch nicht von reifen Lymphozyten (B_1- und B_2-Lymphozyten) unterscheidbare Zellen auf, die eine starke Proliferations- und Differenzierungsfähigkeit besitzen. Gelegentlich können im Rahmen reaktiver Vorgänge viele Lymphozyten, u. U. auch Lymphfollikel, nachweisbar sein. Die im peripheren Blut vorkommenden B_1- oder B_2-*Lymphozyten* sind etwas größer als Erythrozyten und besitzen einen rundlichen, chromatindichten Kern in einem schmalen, hellen Zytoplasma.

5.3 Blutplättchen (Thrombozyten)

Die Vorläuferzellen der Blutplättchen im Knochenmark werden als *Megakaryoblast* bzw. *Promegakaryozyt* und als *Megakaryozyt* bezeichnet. Die frühen Vorstufen sind mittelgroße Zellen mit chromatindichten Kernen und einem schmalen, nicht granulierten Zytoplasma. Durch Endomitose gehen aus ihnen die hochpolyploiden Megakaryozyten mit typischerweise gelappten Kernen und einem feingranulierten, PAS-positiven Zytoplasma hervor. Die *Thrombozyten* entstehen aus den Megakaryozyten durch Abschnürung von Zytoplasmaanteilen, die in das periphere Blut übertreten. Jeder Megakaryozyt setzt dabei bis zu 1500 Thrombozyten frei. Die 1,5 bis 2 µm großen Blutplättchen sind scheibenförmig und feingranuliert. Ihre Anzahl bewegt sich normalerweise zwischen 150 000 und 350 000/µl Blut. Hauptabbauorgane sind Milz und Leber.

6 Mononukleäres Phagozytensystem (MPS)

Aufgrund der Untersuchungen von Metschnikoff, Marchand, Maximow, Ranvier, Aschoff und anderen wurde eine Gruppe von Zellen mit Phagozytosefähigkeit zum **retikuloendothelialen System** (RES) zusammengefaßt. Zu diesen Zellen gehörten die Retikulumzellen der Milzpulpa und der Lymphknoten sowie spezialisierte Endothelzellen in der Leber (Kupffer-Sternzellen) und in den Kapillaren von Knochenmark, Nebennierenrinde und Hypophyse. Als gemeinsames Merkmal dieses Zellsystems wurde der hohe Gehalt an unspezifischen Esterasen sowie an alkalischen und sauren Phosphatasen hervorgehoben. Fressen, Rössle und Roulet schlugen den Begriff *Retothelzellen (retotheliales System)* für endothelial lokalisierte Phagozyten vor. Später wurde die Bezeichnung **retikulohistiozytäres System** (RHS) eingeführt, um die besondere Rolle der Histiozyten hervorzuheben.

1970 faßte man – unter Berücksichtigung zytogenetischer und zellkinetischer Untersuchungen – funktionell genau definierte Zellen zum **mononukleären Phagozytensystem** (MPS) zusammen. Auch heute hebt man die Fähigkeit zur Phagozytose hervor, die für die Gewebshistiozyten (aus dem Blut emigrierte Monozyten), aber auch für andere Zellen (Kupffer-Sternzelle der Leber, Alveolarepithelien der Lunge, Peritonealmakrophagen, Mikroglia u. a.) charakteristisch ist. In diesen Formenkreis gehören auch die Epitheloidzellen, die – wie die Langhans-Riesenzelle – von den Histiozyten abgeleitet werden. Makrophagen können phagozytierte und intrazytoplasmatisch prozessierte Antigene wieder an ihre Oberfläche bringen und T-Helferzellen zur Auslösung einer spezifischen Immunantwort präsentieren. Außerdem können Makrophagen zahlreiche Botenstoffe (Zytokine, Wachstumsfaktoren, Prostaglandine) und Funktionsproteine (Komplementfaktoren, Transportproteine) sezernieren.

Zu den **Aufgabe der Zellen des MPS** gehört die Aufnahme (Phagozytose) von belebten und unbelebten Eigen- und Fremdsubstanzen im Rahmen eines »Reinigungs-« bzw. »Recycling-Prozesses«.

MPS-Zellformen: Als wichtigster Vertreter des MPS wird die *Retikulumzelle* angesehen. Die Bezeichnung geht auf die Morphologie dieser Zellen zurück, die mit ihren untereinander verbundenen Zytoplasmafortsätzen ein dichtes Netzwerk (Retikulum) in Lymphknoten, Milz und Knochenmark bilden. Man unterscheidet

- **histiozytäre Retikulumzellen**, bei denen die Fähigkeit zur Phagozytose im Vordergrund steht. Unter Berücksichtigung der Art der gespeicherten Substanz werden sie als *Lipophagen* (gespeichertes Fett), *Pigmentmakrophagen* (Aufnahme von Eisen, Melanin, exogenen Pigmenten) oder als *Kerntrümmermakrophagen* (Phagozytose von Kernen und Kernrestmaterial) bezeichnet.

- **Fibroblastische Retikulumzellen** können Gitterfasern synthetisieren; sie sind in der konventionellen Zytologie nicht von normalen Fibroblasten zu unterscheiden.

- **Sinusendothelien**: besonders in der Leber, Milz und in den Lymphknoten.

- Elektronenmikroskopisch lassen sich besondere Retikulumzellen in Milz, Thymus, Lymphknoten und Knochenmark nachweisen. **Dendritische Retikulumzellen** treten vorwiegend in der B-Zell-Region (Primärfollikel und im Keimzentrum von Sekundärfollikeln von Lymphknoten und Milz) auf.

- **Epitheloidzellen** kommen isoliert oder synzytial als Langhans-Riesenzellen vor und werden bei verschiedenen granulomatösen Entzündungen, wie Sarkoidose oder produktiver Tuberkulose, beobachtet.

C. Physiologie

1 Blutzellen und Hämopoese

Erythrozyten	4,6–6,0 T/l
Leukozyten	4,0–10,5 G/l
Granulozyten	
–, neutrophile	1,7–6,7 G/l
–, eosinophile	40–400 M/l
–, basophile	20–110 M/l
Lymphozyten	1,1–3,3 G/l
Monozyten	180–650 M/l
Thrombozyten	160–350 G/l

Referenzbereiche der Zellen im Venenblut 20- bis 50jähriger Männer. (Nach Swaanenburg et al.)
$T = 10^{12}$, $G = 10^9$, $M = 10^6$

1.1 Hämozytopoese

1.1.1 Stammzellen

Ausgangspunkt der Bildung aller Arten von Blutzellen sind gemeinsame **Stammzellen**. Diese sind pluripotent, d. h., aus ihnen können durch Proliferation mit Ausdifferenzierung (Determinierung) verschiedene Klassen von Blutzellen entstehen. Die Stammzellen befinden sich im Stammzellpool des Knochenmarks, können aber (in geringer Zahl) auch aus dem Blut isoliert werden.

Pluripotente Stammzellen können im Ruhezustand verharren, sich ohne Änderung ihrer Eigenschaften vermehren (Selbstreproduktion) oder sich unter Teilung für eine Entwicklungsrichtung spezialisieren. Die derart **determinierten Stammzellen** (Progenitorzellen) gehen dem Stammzellpool verloren. Ihre Differenzierung kann über Zwischenstufen ablaufen, auf denen die Pluripotenz erloschen, aber noch eine Oligopotenz (Bipotenz) erhalten ist. Aus dem gemeinsamen Stammbaum zweigen zuerst die lymphozytären Zellreihen ab. Für alle anderen Blutzellen ist eine gemeinsame Stammzelle nachgewiesen worden.

Pluripotente, oligopotente und frühe monopotente Vorläuferzellen sind morphologisch nicht zu unterscheiden. Sie können nur dadurch charakterisiert werden, daß sie sich in Zellkulturen zu zytologisch erkennbaren Vorstufen bestimmter Blutzellen weiterentwickeln. Stammzellen, die in Kulturmedien konzentrisch wachsende Kolonien bilden, werden **CFU** (»Colony-forming Units«) genannt und zusätzlich nach ihrer Determinierung bezeichnet. Aus den **CFU-GEMM** können über die Zwischenstufen oligo- und monopotenter Stammzellen Granulozyten (G), Erythrozyten (E), Monozyten (M) und Megakaryozyten (M, Mk oder Mmega) hervorgehen. Aus **CFU-E** bilden sich erythroid determi-

nierte Kolonien, aus **CFU-GM** Kolonien mit Ausdifferenzierung in Richtung Granulozyten oder Monozyten bzw. Makrophagen. Andere Progenitorzellen vermehren sich in Kulturmedien unter Bildung explosionsartig multizentrisch wachsender Zellhaufen. Sie haben den Namen **BFU** (»Burst-forming Units«) erhalten. In der Ahnenreihe einer Blutzelle können auf verschiedenen Stadien der Ausdifferenzierung sowohl CFU als auch BFU auftreten.

1.1.2 Wachstumsfaktoren

Ob eine Stammzelle proliferiert und in welche Richtung ihre Determinierung geht, hängt vom Einfluß von Wachstums- und Differenzierungsfaktoren ab. Diese werden von Leukozyten, Gefäßendothelzellen, Fibroblasten und Zellen der Niere gebildet; sie gelangen auf dem Blutweg ins Knochenmark. Die Struktur von vielen Substanzen mit **CSA** (»Colony-stimulating Activity«) oder **BPA** (»Burst-promoting Activity«) ist aufgeklärt worden. Als **CSF** (»Colony-stimulating Factors«) sind **Multi-CSF**, der Aktivator der Proliferation von CFU-GEMM (in der Klassifikation der als Interleukine bezeichneten Botenstoffe Interleukin 3 genannt), **GM-CSF** und **M-CSF** (= CSF-1) aus gentechnischer Produktion verfügbar und klinisch einsetzbar, aber auch das bereits länger bekannte, hauptsächlich von der Niere gebildete Glykoprotein **Erythropoetin** als Wachstumsfaktor der roten Blutzellen.

1.1.3 Erythrozytopoese

Im Knochenmark sind als morphologisch identifizierbare Zellen die **Proerythroblasten**, die **Erythroblasten** und als unmittelbare Vorstufe der Erythrozyten die **Normoblasten** enthalten. Aus dem Normoblasten entsteht durch Ausstoßen des Zellkerns die jugendliche rote Blutzelle, die noch Zellorganellen, wie Ribosomen und Mitochondrien, oder zumindest deren anfärbbare Reste enthält **(Retikulozyt)**. Die Differenzierung von der erythroid geprägten Stammzelle bis zum Retikulozyten dauert etwa eine Woche. Innerhalb von etwa 3 Tagen reift der relativ große Retikulozyt, dessen Oberfläche viele Falten aufweist, unter Verlust seiner Organellenreste zum **Erythrozyten** heran. Der Übertritt aus dem Knochenmark ins Blut erfolgt etwa in der Mitte der Reifungsperiode. Bei einer mittleren Erythrozytenlebensdauer von 120 Tagen beträgt der Anteil der Retikulozyten an den roten Blutzellen etwa 1%. Bei vermehrtem Retikulozytennachschub (gesteigerte Erythropoese) steigt er an.

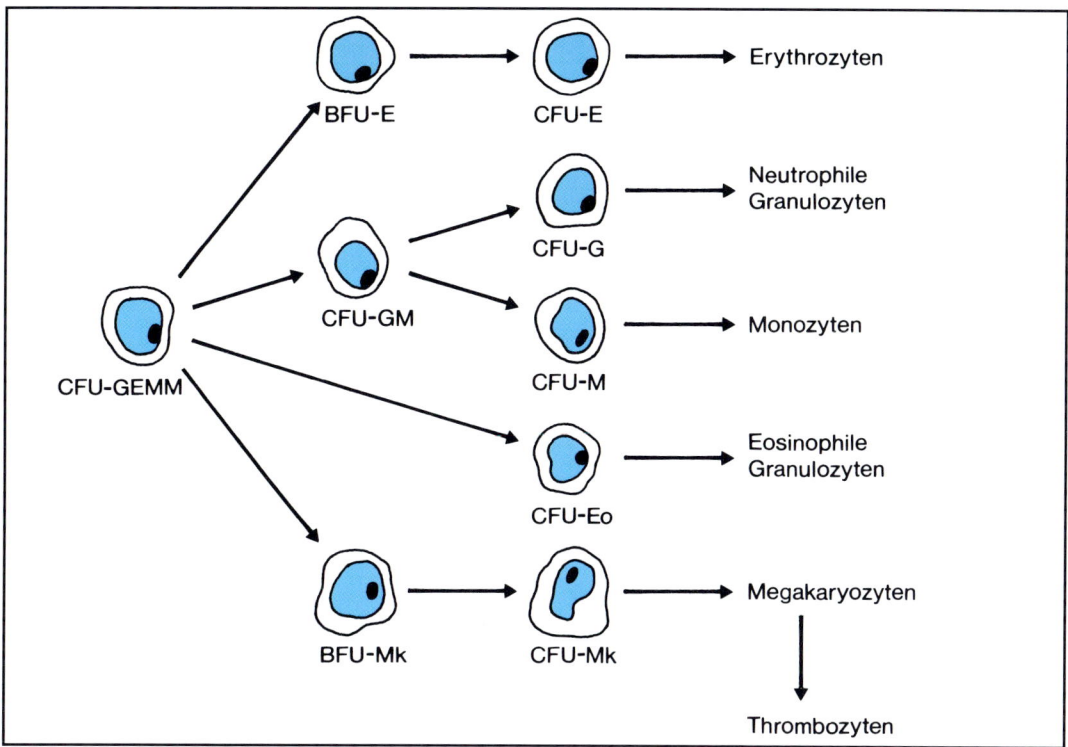

Abb. C-1: Stammzelldifferenzierung in der Hämozytopoese

Der wichtigste Regulationsfaktor der Erythropoese ist **Erythropoetin**, ein in der Niere, in geringem Ausmaß auch in anderen Organen (Leber) gebildetes Glykoprotein. Die Sekretion von Erythropoetin wird durch Abnahme des Hämatokrit sowie durch Abfall der Sauerstoffsättigung des arteriellen Blutes angeregt, d. h. generell bei Verminderung des O_2-Angebots für (noch nicht identifizierte) Sensoren in der Niere. Erythropoetin stimuliert die Proliferation der Progenitorzellen der roten Reihe vor allem auf der Stufe der BFU-E, aber auch der CFU-E und der nachfolgenden Phasen der Erythropoese. Bei gesteigerter Erythropoetineinwirkung können Zellteilungen in der Maturation der Erythrozyten übersprungen werden. Im Knochenmark tauchen dann vermehrt große Vorläuferzellen (**Megaloblasten**) und im Blut übergroße Erythrozyten (**Makrozyten**) auf.

Außer durch Erythropoetin wird die Erythropoese von **Wachstumsfaktoren**, die von Leukozyten gebildet werden, gefördert. Charakteristisch für diese Faktoren ist die Steigerung des Wachstums multizentrischer Kolonien in vitro (BPA = »Burst-promoting Activity«). Daneben gibt es humorale Hemmfaktoren, zu denen vor allem leukozytäre Abwehrhormone gehören (Tumornekrosefaktor und Interferone).

Ein normaler Ablauf der Erythropoese kann nur bei ausreichendem Angebot an **Eisen** im Knochenmark erfolgen. Für die DNS-Synthese der Proerythroblasten

und Erythroblasten werden **Vitamine**, insbesondere Vitamin B_{12} und Folsäure, benötigt, für die Hämoglobinsynthese Vitamin B_6.

1.1.4 Granulo- und Monozytopoese

Im Ablauf der **Granulozytopoese** im Knochenmark kann zwischen dem *Proliferationspool* der vermehrungsfähigen Progenitorzellen (von CFU bis zu Myelozyten) und dem *Maturationspool* der nicht mehr teilungsfähigen Stufen (Metamyelozyten, Stab- und Segmentkernige) unterschieden werden. Der Maturationspool des Knochenmarks enthält etwa zehnmal so viel Granulozyten wie das Blut, so daß erhebliche Reserven zur sofortigen Auslösung einer Produktionsleukozytose zur Verfügung stehen. Eine Stimulation der Proliferation wirkt sich erst nach der zum Ausreifen benötigten Zeit (etwa 8 Tage) als vermehrte Granulozytenausschüttung aus. Allerdings kann die Maturation unter dem Einfluß von Wachstumsfaktoren (wie bei der Erythropoese) beschleunigt werden. Die Neubildung der Granulozyten im Knochenmark wird generell von Wachstumsfaktoren, die auf weniger differenziertem Niveau oligopotenter Stammzellen angreifen (wie Multi-CSF oder GM-CSF für Neutrophile, Eosinophile und Monozyten) sowie durch Wachstumsfaktoren für differenzierte Stammzellen (z. B. Interleukin 5 für Eosinophile oder Interleukin 4 für die gemeinsamen Stammzellen von basophilen Granulozyten und Mastzellen) stimuliert. Sie kann ebenso generell oder selektiv gehemmt werden (z. B. für Eosinophile durch Adrenalin oder Glukokortikoide).

Die **Monozytopoese** gleicht der Granulozytopoese, nur verläuft die Differenzierung nicht bis zur Teilungsunfähigkeit. Monozyten wandeln sich nach Austritt ins Gewebe zu Makrophagen um, die sich weiter vermehren können.

1.1.5 Lymphozytopoese

Die Lymphozyten werden als funktionell unreife Zellen im Knochenmark gebildet. Die lymphozytäre Zellreihe spaltet sich unmittelbar von der gemeinsamen Stammzelle ab. Bei der Ausreifung entwickeln sich Subpopulationen mit verschiedenen Aufgaben in der Immunabwehr. Man unterscheidet

– *T-Lymphozyten*, die im Thymus ausreifen,

– *B-Lymphozyten*, deren Maturation im Knochenmark (bei Vögeln in der Bursa fabricii) erfolgt,

– *große granuläre Lymphozyten* (LGL = »Large Granular Lymphocytes«), auch Nicht-B-, Nicht-T-Zellen oder Nullzellen genannt, die weitgehend mit den *natürlichen Killerzellen* (NK-Zellen) gleichzusetzen sind.

In der lymphozytären Entwicklung geht die Differenzierung zum B- oder T-Lymphozyten oder zur NK-Zelle nicht mit einem Verlust der Selbstreproduktionsfähigkeit einher. Erst der weiter, z. B. zur Plasmazelle, differenzierte Lymphozyt wird teilungsunfähig.

Die Organe, in denen Lymphozyten gebildet werden und in denen sie im Verlauf der Maturation ihre Fähigkeit zu spezifischer Reaktion auf eine antigene Determinante (Immunkompetenz) erhalten (Knochenmark und Thymus), werden als **primäre Bildungsstätten** bezeichnet. In den **sekundären Bildungsstätten** (Milz und Lymphknoten) vermehren sich die bereits immunkompetenten Lymphozyten bei Stimulation der Proliferation durch Antigen und Botenstoffe.

1.1.6 Thrombozytopoese

Die CFU-Mk spalten sich als **Megakaryoblasten**, Vorläufer der Megakaryozyten des Knochenmarks, vom gemeinsamen Stammbaum ab. Im weiteren Differenzierungsverlauf werden in dieser Zellreihe die Mitosen unvollständig, so daß es zur Duplikation des genetischen Materials ohne Zellteilung kommt. Die reifen, jetzt **polyploiden Megakaryozyten** schieben von der Außenseite der Knochenmarkgefäße her Pseudopodien in Gefäßlumen vor. Diese Ausstülpungen enthalten Zellorganellen (Lysosomen, endoplasmatisches Retikulum). Durch Demarkierung an der Spitze der Ausläufer werden **Thrombozyten** abgetrennt und ins Blut freigesetzt (ca. 1000 pro Ausstülpung).

Die Proliferation in der Megakaryozytenreihe und die Freisetzung von Plättchen ins Blut wird entsprechend dem Ersatzbedarf geregelt. Als Botenstoffe dienen Peptide, deren Natur und Bildungsort noch offen ist. Die aus thrombozytopenischem Plasma isolierbare, die Freisetzung von Plättchen anregende Peptidfraktion wird als **Thrombopoetin** bezeichnet. Daneben ist ein »Colony-stimulating Factor« für die CFU-Mk nachgewiesen, der bei Verringerung der Megakaryozyten im Knochenmark produziert wird. Die Lebensdauer der Thrombozyten beträgt im Mittel etwa 10 Tage.

2 Rote Blutkörperchen

2.1 Erythrozyten als Blutbestandteil

2.1.1 Hämatokrit

Die Zahl der Erythrozyten ist etwa tausendmal höher als die der weißen Blutzellen, so daß der Anteil der zellulären Elemente am Blutvolumen näherungsweise mit dem Anteil der Erythrozyten gleichgesetzt werden kann. Dieser wird als **Hämatokrit** (Hk) bezeichnet.

2.1.2 Erythrozytenkonzentration

Der Gehalt des Blutes an Erythrozyten kann über die Bestimmung der **Erythrozytenzahl pro Blutvolumeneinheit** (sog. Anzahlkonzentration, Kurzbezeichnung Ery) erfaßt werden. Ein Liter Blut enthält beim Erwachsenen 4 bis 6 T Erythrozyten (T = Tera = 10^{12}). Frauen haben im Mittel weniger Erythrozyten pro Blutvolumen als Männer.

2.1.3 Hämoglobinkonzentration

Eine dem Hämatokrit vergleichbare Information liefert die Messung der **Hämoglobinkonzentration des Blutes** (Hb). Die normale Hämoglobinkonzentration des venösen Blutes Erwachsener beträgt 130 bis 175 g/l bzw. (bezogen auf monomeres Hämoglobin) 8 bis 11 mmol/l.

2.2 Erythrozyten als Blutzellen

2.2.1 Erythrozytenvolumen

Bei normalem **MCV** spricht man von *Normozytose*, bei erhöhtem von *Makrozytose* und bei erniedrigtem von *Mikrozytose*. Als Mikrozytose wird nicht nur ein abnorm niedriges MCV, sondern auch ein verringerter mittlerer Erythrozytendurchmesser im mikroskopischen Bild bei normalem MCV bezeichnet (*Kugelzellen* bzw. *Sphärozyten*). Wenn Größe oder Volumen der Erythrozyten abnorm stark streuen, liegt eine *Anisozytose* vor. Weitergehende Information liefert die Häufigkeitsverteilung des Erythrozytenvolumens.

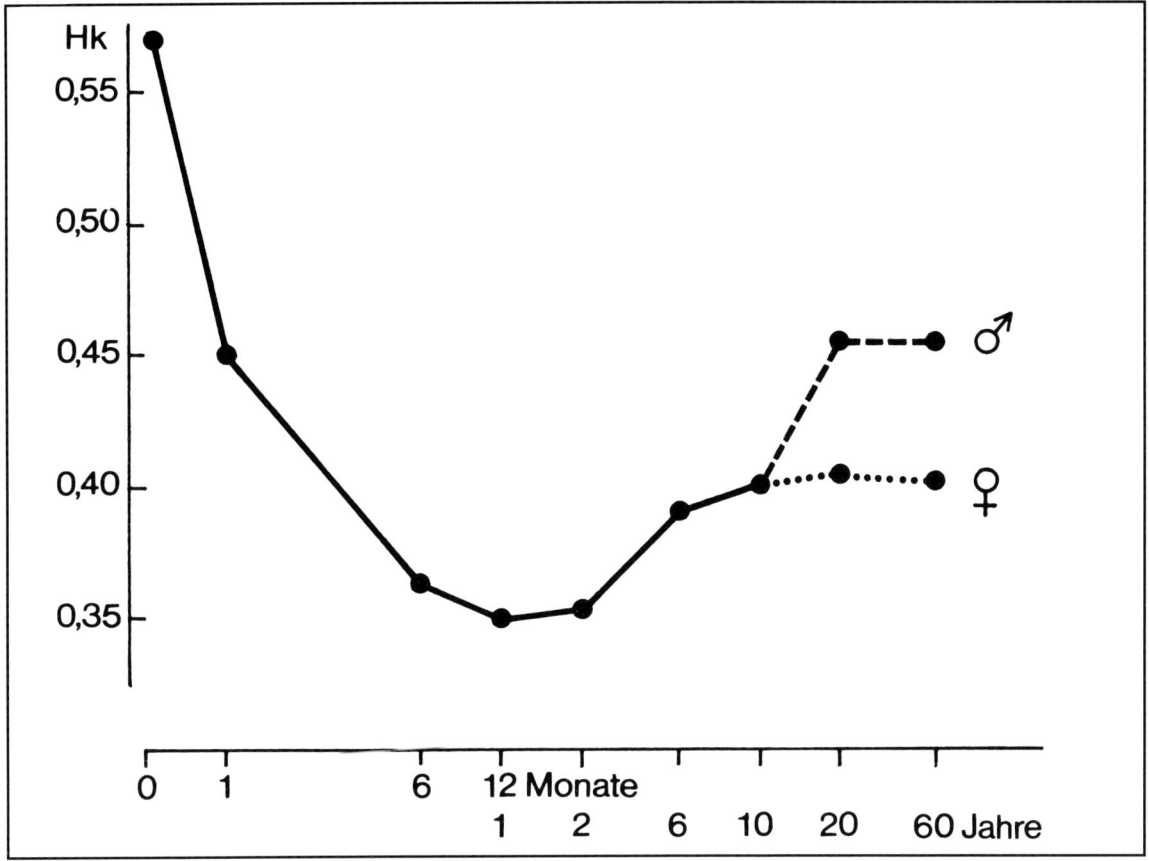

Abb. C-2: Veränderungen des mittleren **Hämatokriten** (Hk) mit dem Alter

2.2.2 Hämoglobingehalt und Hämoglobinkonzentration

Auf die **MCHC** und das **MCH** beziehen sich die Begriffe *normochrom, hyperchrom* und *hypochrom.* Im angloamerikanischen Bereich bedeutet hyperchrom meist eine erhöhte MCHC, nicht aber ein erhöhtes MCH. Im deutschen Sprachraum dagegen wird hyperchrom meist in Anlehnung an den früher verwendeten Begriff des »Färbeindex« (Hb in % der Norm, geteilt durch Ery in % der Norm) mit erhöhtem MCH gleichgesetzt. Zur Vermeidung einer Begriffsverwirrung (z. B. ist bei der im deutschen Schrifttum als »hyperchrom« eingestuften, auf Vitamin-B_{12}-Mangel beruhenden perniziösen Anämie die mittlere erythrozytäre Hämoglobinkonzentration trotz erhöhtem MCH normal) ist die Angabe des MCH und der MCHC einer Einstufung als hyper- oder hypochrom vorzuziehen.

Erythrozytenindices

Kurzbe-zeichnung	Bedeutung	Bestimmung	Normal-bereich
MCV	mittleres Einzel-zellvolumen *(Mean Corpuscular Volume)*	$\dfrac{Hk \times 1000}{Ery\ (T/l)}$	87–98 fl
MCH (Hb_E)	mittlerer Hb-Gehalt des Einzelerythrozyten *(Mean Corpuscular He-moglobin)*	$\dfrac{Hb\ (g/l)}{Ery\ (T/l)}$	28–32 pg
MCHC	mittlere erythrozytä-re Hb-Konzentration *(Mean Corpuscular Hemoglobin Concentration)*	$\dfrac{Hb\ (g/l)}{Hk}$	306–338 g/l

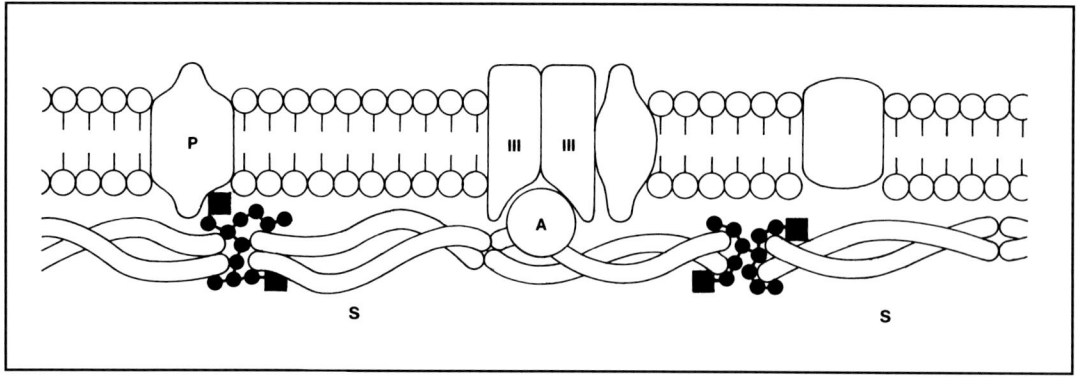

Abb. C-3: Struktur der Erythrozytenwand. S: Spectrin, A: Ankyrin, P: integrales Membranprotein, III: Band-3-Protein.

2.2.3 Form und Struktur der Erythrozyten

Der reife Erythrozyt besitzt keinen Kern und keine Zellorganellen. Sein Inhalt besteht aus hochkonzentrierter Eiweißlösung. Etwa 95% des Proteins stellt das Hämoglobin, und 5% sind Enzyme, die für die (anaerobe) Energielieferung und die Aufrechterhaltung des zweiwertigen Zustands des Hämoglobineisens sorgen. Die **Membran der Erythrozyten** besteht wie die der anderen Körperzellen aus einer Lipiddoppelschicht mit eingebauten (integralen) und aufgelagerten Proteinen. Häufigstes integrales Membranprotein ist das Band-3-Protein, dessen Bezeichnung von seiner Lokalisation bei der elektrophoretischen Auftrennung der Membranproteine abgeleitet ist. Über dieses Protein läuft der Anionenaustausch zwischen dem Erythrozyteninneren und dem Plasmawasser, der vor allem für die Aufnahme von CO_2 ins Blut unter Bildung von HCO_3^- von Bedeutung ist. Andere integrale Membranproteine sind für den transmembranären Ionentransport (Natriumpumpe für Na^+-Ausschleusung und K^+-Aufnahme, Ca^{++}-Transportproteine für Ca^{++}-Abgabe) oder als Kanalproteine für den passiven Ionenfluß zuständig. An der Membraninnenseite befindet sich ein gitterartiges Membranskelett, das hauptsächlich aus dem Protein *Spectrin* besteht. Die Fixation des Membranskeletts an der Membran erfolgt an integralen Membranproteinen u. a. über das Protein *Ankyrin*. Das Membranskelett bestimmt die Form und Verformbarkeit des Erythrozyten.

2.2.4 Fließverhalten der Erythrozyten

Wenn auf den Erythrozyten keine äußeren Kräfte einwirken, nimmt er die Form einer zentral eingedellten Scheibe ein *(Diskozyt)*. Der Scheibendurchmesser beträgt 7,5 bis 8 μm, die Dicke am Rand 2 μm, im Zentrum 1 μm. Im strömenden Blut entstehen Scherkräfte durch die unterschiedlichen Strömungsgeschwindigkeiten im Zentralbereich des Gefäßes und in den randständigen Abschnitten. Diese Scherkräfte greifen am Erythrozyten an und deformieren ihn. Die Erythrozyten verhalten sich in der Strömung nicht wie feste Körper, sondern wie Flüssigkeitstropfen, zeigen also »Fluidität«. Weil sie leicht deformierbar sind, können sie Kapillaren, deren Durchmesser unter dem der Erythrozyten liegt, mühelos passieren.

Das Fließverhalten der Erythrozyten bildet die Voraussetzung für die niedrige Viskosität des Blutes. Eine Suspension gehärteter Erythrozyten in Plasma hat bereits bei normalem Hämatokrit eine Viskosität wie nasser Sand. Die **Viskosität von Blut** mit einem Hk von 0,4 beträgt nur etwa das Vierfache der Viskosität von Wasser. Bei einem Hk von 0,2 in der Mikrozirkulation sinkt die Blutviskosität fast auf die des reinen Plasmas (doppelt so hoch wie die von Wasser) ab. Mit zunehmendem Hämatokrit steigt die Viskosität allerdings überproportional an.

2.2.5 Blutsenkung

In stehendem Blut sedimentieren die Erythrozyten, weil ihre Dichte höher ist als die des Plasmas. Wenn ungerinnbar gemachtes Blut in Teströhrchen gefüllt wird und diese senkrecht gestellt werden, kann man die Sedimentationsrate als **Blutkörperchensenkungsgeschwindigkeit** (BSG bzw. BKS) messen. Die Sedimentationsrate hängt u. a. von der Neigung der Erythrozyten ab, sich unter Bildung von geldrollenähnlichen Aggregaten zusammenzulagern (Rouleau-Bildung). Je intensiver diese Aggregation oder Agglomeration erfolgt, desto schneller setzen sich die Erythrozyten in stehendem Blut ab.

Die Aggregation mit Rouleau-Bildung wird von der Plasmakonzentration verschiedener Proteine (Fibrinogen, Alpha- und Gammaglobuline) beeinflußt. Eine erhöhte BSG spricht für eine gestiegene Konzentration dieser Proteine, zu denen vor allem die im Rahmen der Abwehrreaktion produzierten *Akute-Phase-Proteine* gehören. In der klinischen Diagnostik gibt eine erhöhte BSG somit einen (wenn auch wenig spezifischen) Hinweis auf das Ablaufen einer Abwehrreaktion.

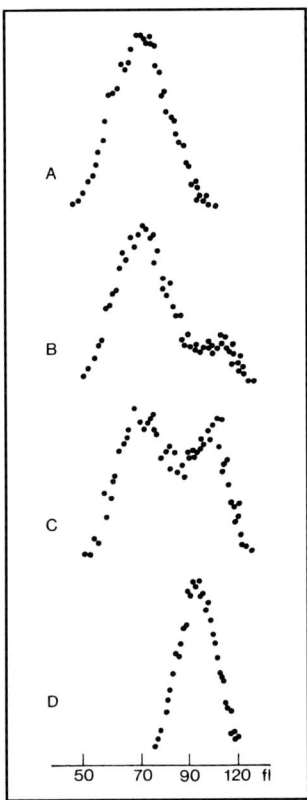

Abb. C-4: Häufigkeitsverteilung des **Erythrozytenvolumens bei unbehandelter chronischer Eisenmangelanämie (A)** und nach 3 Wochen (**B**), 5 Wochen (**C**) und 20 Wochen (**D**) Eisentherapie. (Modifiziert nach McLaren et al.)

2.3 Formveränderungen der Erythrozyten – Hämolyse

2.3.1 Kugel- und Stechapfelzellen

Der **Diskozyt** hat eine im Verhältnis zu seinem Volumen große Oberfläche. Nimmt das Volumen zu oder die Membranfläche ab, kommt es zu Abrundung der Form in Richtung auf eine Kugel (*Kugelzellen* oder *Sphärozyten*).

Die Umformung vom Diskozyten zum *Sphärozyten* kann künstlich durch Einbringen der Erythrozyten in Lösungen, deren Osmolarität unter der im Erythrozyteninneren liegt (hypotone Lösungen), erzwungen werden. Wenn das Volumen der Erythrozyten durch den osmotisch bedingten Wassereinstrom bei gleichbleibender Membranfläche zunimmt, kommt es zur Abrundung der Zellform. Bei Reduktion des Erythrozytenvolumens (z. B. durch Immersion in hyperosmolaren bzw. hypertonen Lösungen), aber auch bei Absinken der intraerythrozytären Konzentration des energiereichen Phosphats ATP kommt es zu unregelmäßiger Auffaltung der Membran mit anschließender Ausbildung von spitzen Fortsätzen, den Spiculae. Der Erythrozyt nimmt Stechapfelform an und wird zum *Echinozyten*.

Pathophysiologisch stellt der *Echinozyt* meist eine Vorstufe zur Abrundung unter Bildung von *Echino-Sphärozyten* dar. Eine andere Vorstufe der Abrundung als Symptom der Erythrozytenschädigung entsteht z. B. in stark saurem Milieu durch einseitige Vertiefung der zentralen Eindellung, durch die sich über eine Tassenform eine einem aufgerissenen Maul vergleichbare Form ausbildet, der *Stomatozyt*. Durch Einebnung der Höhlung formt sich der Stomatozyt zum *Stomato-Sphärozyten* um. Die Erythrozyten können außer als Diskozyten, Sphärozyten oder Echinozyten in irregulären Formen auftreten. Gehäuftes Vorkommen abweichender Erythrozytenformen, wie es z. B. bei Störung der Erythrozytenausreifung im Knochenmark infolge eines Vitamin-B_{12}-Mangels beobachtet wird, nennt man *Poikilozytose*.

2.3.2 Flexibilitäts- und Fluiditätsverlust

Sphärozytose und flexibilitätsmindernde Veränderungen der Erythrozytenmembran behindern die Erythrozytenfluidität. Eine **Abnahme der Verformbarkeit** ist allgemein bei Alterung der Erythrozyten, lokal z. B. bei Absinken des pH-Wertes zu beobachten. Zu einem Fluiditätsverlust führt auch eine Zunahme der Viskosität des Erythrozyteninhalts, z. B. durch Polymerisierung des anomalen Hämoglobin S bei Sichelzellanämie. Für den einzelnen Erythrozyten bedeutet eine verminderte Verformbarkeit eine erhöhte Schädigungsgefahr durch mechanische Deformation bei der Kapillarpassage. Es kann zur **Fragmentation des Erythrozyten** (Abschnürung von Bruchteilen) und zum Entstehen von Membrandefekten mit Austritt von Hämoglobin (Hämolyse) kommen.

2.3.3 Hämolyse

Hämolyse bedeutet nicht Auflösung des Erythrozyten, sondern Freisetzung des Erythrozyteninhalts (vor allem Hämoglobin) durch eine geschädigte und durchlässig gewordene Membran.

– Wenn das Erythrozytenvolumen in hyposmotischen Lösungen durch osmotisch bedingten Wassereinstrom um mehr als die Hälfte zunimmt, reicht die Umformung zum Sphärozyten nicht mehr zur Kompensation aus. Die Membran wird überdehnt, und es kommt zu **osmotischer Hämolyse**. Bei sehr raschem Wassereinstrom (Einbringen der Erythrozyten in destilliertes Wasser) reißt ein Loch in der Erythrozytenmembran auf, und der Inhalt wird auf einen Schlag freigesetzt. Bei allmählicher Schwellung in weniger hyposmolarer Lösung erfolgt eine reversible Öffnung von Membranporen, durch die Hämoglobinmoleküle austreten können. Die Membran als Ganzes bleibt intakt und nimmt nach Entleerung des Inhalts wieder Diskozytenform an. Die leeren Membranhüllen werden als *Erythrozytenschatten* (»erythrocyte ghosts«) bezeichnet.

– Bringt man Erythrozyten in Kochsalzlösungen abnehmender Konzentration, beginnt die Hämolyse der am wenigsten widerstandsfähigen, ältesten Erythrozyten normalerweise bei Senkung der NaCl-Konzentration auf 4,5 g/l, d.h. auf die Hälfte der plasmaisotonen Konzentration von 9 g/l. Bei der Kugelzellanämie und bei einigen anderen hämolytischen Anämien liegt der Hämolysebeginn früher, d. h. bei erheblich höheren NaCl-Konzentrationen, während bei der auf Bildung eines abnormen Hämoglobins beruhenden Thalassämie die osmotische Resistenz erhöht ist.

– Eine spezielle Form der osmotischen Hämolyse ist die **kolloidosmotische Hämolyse**. Die Proteinkonzentration und damit die kolloidosmotische Konzentration ist im Erythrozyten höher als im Plasma. Zum Ausgleich muß die intraerythrozytäre Konzentration niedermolekularer gelöster Substanzen unter der des Plasmas gehalten werden. Dies geschieht durch aktiven Na^+-Auswärtstransport mittels der Natriumpumpe (Na^+-, K^+-aktivierte ATPase) der Erythrozytenmembran. Im Erythrozyten stellt sich eine höhere K^+- und eine niedrigere Na^+-Konzentration bei insgesamt niedrigerer Gesamtkonzentration niedermolekularer Elektrolyte als im Plasma ein. Voraussetzung für diese Ausbalancierung des osmotischen Gleichgewichts ist eine niedrige Kationenpermeabilität der Zellmembran. Versagen die Kompensationsmechanismen, kommt es zum Wassereinstrom entlang des kolloidosmotischen Gradienten und über den Volumenanstieg zur Hämolyse.

– Wenn die Erythrozytenmembran nicht infolge osmotisch bedingter Schwellung des Erythrozyten, sondern durch direkte Scherung und Zerrung defekt wird, spricht man von **mechanischer Hämolyse**. Membranschädigung durch oberflächenaktive oder fettlösende Stoffe bewirkt eine **chemische Hämolyse**. Eine weitere Form der Hämolyse ist die **Immunhämolyse**. Bei Immunhämolyse wird durch Oberflächenmarkierungen (Antigene) der Erythrozyten ein Angriff von zytotoxischen Abwehrzellen oder (nach Antikörperbindung) vom Komplementsystem ausgelöst, bei dem die Erythrozytenmembran zerstört wird.

Gealterte und instabil gewordene Erythrozyten werden durch Hämolyse zerstört oder von Makrophagen nach Fragmentation phagozytiert. Die Elimination gealterter Erythrozyten durch Fragmentation, Hämolyse und Aufnahme der Reste durch Makrophagen findet hauptsächlich in der Milz, aber auch in der Leber und im Knochenmark statt.

2.4 Blutgruppen

Auf der Erythrozytenoberfläche werden die individualtypischen Gewebeverträglichkeitsantigene, die von den mehr als 100 Genen des HLA-Komplex determiniert werden, nur in geringem Ausmaß exprimiert. Zahlreich vertreten sind andere Oberflächenproteine, deren antigene Strukturen von nur wenigen Genorten kodiert werden und in der Bevölkerung in einer geringen Zahl von Allotypen auftreten. Diese Antigenfamilien werden als **Blutgruppensysteme** bezeichnet.

2.4.1 AB0-System

Die Epitope (= antigene Determinanten) der Blutgruppenantigene des AB0-Systems werden von Monosacchariden (Galaktose, Fucose, N-Acetylgalaktosamin) gebildet. Sie kommen nicht nur auf Erythrozyten, sondern auch auf anderen Körperzellen (Granulozyten, Thrombozyten, Drüsenzellen usw.) vor und können bei ca. 80% der Träger in Körperflüssigkeiten, wie Plasma, Speichel und Sperma, nachgewiesen werden.

2.4.1.1 **Geno- und Phänotypen:** An der Ausprägung des AB0-Systems sind zwei Genorte beteiligt: einer für A_1, A_2, B und bei Fehlen dieser Merkmale 0, und ein unabhängiger Genort für H bzw. h (bei Fehlen von H). A und B vererben sich kodominant und sind beide dominant über 0. Die Gene kodieren nicht direkt für die Antigenstruktur, sondern steuern die Produktion von spezifischen Glykosyltransferasen, die die Übertragung der blutgruppentypischen Zuckermoleküle auf den Oligosaccharidrest des betreffenden Glykoproteins der Zelloberfläche katalysieren.

Das **Blutgruppenmerkmal H** (Fucoserest) ermöglicht die Verankerung der Kohlenhydratreste für A (N-Acetylgalaktosamin) und B (Galaktose) auf der Erythrozytenoberfläche. Bei den Blutgruppen A, B und AB ist H nicht nachweisbar, weil es durch die angekoppelten A- oder B-Determinanten verdeckt wird. Seine (schwache) Antigenität kommt nur bei Menschen der Blutgruppe 0 zum Tragen. Das H-Gen ist dominant über das h-Gen und zudem wesentlich häufiger. Bei den wenigen Menschen, die hh-reinerbig sind, ist die Expression der Merkmale A und B auch dann nicht möglich, wenn die entsprechenden Gene vorhanden sind. Diese Menschen haben phänotypisch die Blutgruppe 0, können aber (falls sie es besitzen) das A- oder B-Gen vererben (Bombay-Typ der Gruppe 0).

2.4.1.2 **AB0-Antikörper:** Die Epitope der Antigene A und B (Isoantigene als arteigene, aber nicht in jedem Organismus vorhandene Antigene) kommen nicht nur auf Zelloberflächen von Menschen der entsprechenden Blutgruppe, sondern auch in Polysaccharidstrukturen von Bakterien und Pflanzen vor. Durch den unvermeidlichen Kontakt mit diesen Fremdantigenen bilden Menschen, deren Erythrozyten das Merkmal nicht aufweisen (und deren Abwehr somit nicht diesbezüglich supprimiert ist), innerhalb der ersten Lebensmonate **Isoantikörper** gegen die Merkmale A bzw. B. Die Isoantikörper, die aufgrund ihrer Fähigkeit zur Agglutination von Erythrozyten auch **Isoagglutinine** genannt werden, sind vom Typ IgM und daher nur wenig plazentagängig. Wenn sie sich an Erythrozyten, die das

AB0-Blutgruppensystem			
Phänotyp	**Genotyp**	**Antigene**	**Isoantikörper**
A	AA, A0	A	Anti-B
B	BB, B0	B	Anti-A
AB	AB	A+B	–
0	00, hh	H, –	Anti-A+Anti-B

entsprechende Blutgruppenantigen aufweisen, binden, lösen sie durch Aktivierung des Komplementsystems eine zytotoxische Reaktion aus. Die Erythrozytenmembran wird durch den Membran-Angriffskomplex des Komplementsystems perforiert, und es kommt zu akuter Immunhämolyse.

2.4.2 Rhesusfaktoren-System

Bei den Rhesusfaktoren (Rh-Faktoren) handelt es sich um eine Reihe von Oberflächenantigenen, die von drei Genorten determiniert werden. An zwei Orten können jeweils zwei verschiedene Gene vorkommen (C und c, E und e), während am dritten Genort das Gen D vorhanden oder stumm (d) sein kann. Das Merkmal D ist im Rh-System am wichtigsten. Menschen, auf deren Erythrozyten es vorhanden ist, werden als **Rh-positiv** bezeichnet, und bei Fehlen von D wird der Begriff **rh-negativ** verwendet.

2.4.2.1 **Rh-Antikörper**: Bei rh-negativen Menschen treten (anders als im AB0-System) keine spontan gebildeten Anti-D-Antikörper auf, da entsprechende Isoantigene fehlen. Eine Bildung von Rh-Antikörpern kommt nur vor, wenn Rh-positive Erythrozyten ins Blut rh-negativer Menschen gelangen.

Die gegen die Rh-Merkmale gebildeten Antikörper gehören zu den IgG. Weil IgG gut plazentagängig sind, besteht bei einem Rh-positiven Kind einer rh-negativen Schwangeren die Gefahr der Zerstörung von Erythrozyten des Kindes durch von der Mutter gebildete Antikörper *(Morbus haemolyticus neonatorum)*.

Die Rh-Antikörper führen im Gegensatz zu den Isoantikörpern im AB0-System nicht zu einer intensiven Aktivierung des Komplementsystems. Daher kommt es nicht zu intravaskulärer Hämolyse. Statt dessen werden bei Rh-Inkompatibilität die mit Antikörpern besetzten Erythrozyten an Fc-Rezeptoren von Makrophagen gebunden und eliminiert (extravaskuläre Hämolyse).

2.4.2.2 **Nachweis von Rh-Antikörpern**: Anders als die Isoagglutinine des AB0-Systems sind die Rh-Antikörper nicht in der Lage, merkmaltragende Erythrozyten in

Kochsalzlösung zu agglutinieren. Sie sind deshalb als »inkomplette Antikörper« – im Gegensatz zu den »kompletten« des AB0-Systems – bezeichnet worden. Eine Agglutination von Rh-positiven Erythrozyten zum Nachweis des erythrozytären Rh-Merkmals kann erreicht werden, wenn der Kochsalzlösung als »Supplement« makromolekulare Verbindungen (Albumin, Polyvinylpyrrolidon usw.) zugesetzt werden. Zur sicheren Diagnose von Rh-Merkmalen kann die Agglutination von Erythrozyten, die mit Rh-Antikörpern besetzt sind, durch Zusatz von heterologen Antikörpern gegen Human-Immunglobulin erzwungen werden. Derartige Antikörper werden durch Sensibilisierung von Tieren gegen Immunglobulin vom Menschen erhalten (sog. Coombs-Serum). Die Antiglobuline des Coombs-Serums agglutinieren Erythrozyten, an deren Oberfläche Antikörper vom Menschen gebunden sind, wobei neben den Rh-Antikörpern auch andere »irreguläre« Antikörper erfaßt werden.

3 Weiße Blutkörperchen

Als **weiße Blutkörperchen** oder **Leukozyten** werden Granulozyten, Lymphozyten und Monozyten sowie Progenitorzellen dieser Zellreihen, die ins Blut gelangen, bezeichnet. Eine über den Normalbereich erhöhte Leukozytenkonzentration im Blut nennt man *Leukozytose*, eine erniedrigte *Leukopenie*. Bei der Bewertung der Leukozytenzahl muß das Lebensalter berücksichtigt werden, denn Kinder haben höhere Leukozytenkonzentrationen als Erwachsene (4- bis 7jährige im Mittel 11 G/l, 8- bis 18jährige im Mittel 8 G/l).

3.1 Granulozyten

Granulozyten enthalten in ihrem Zytoplasma charakteristisch anfärbbare Granula. Diese mikroskopischen Körnchen sind Zellorganellen, die Enzyme und andere Funktionsproteine enthalten. Nach der Art der von den Granula gebundenen Farbstoffe unterscheidet man neutrophile, eosinophile und basophile Granulozyten. Die Granulozyten stellen 50 bis 75% der Leukozyten im peripheren Blut. Bei unter dem Referenzbereich liegender Granulozytenkonzentration liegt *Granulozytopenie*, bei Konzentrationen unter 0,5 G/l eine *Agranulozytose* vor. Erhöhte Granulozytenkonzentration wird als *Granulozytose* bezeichnet.

3.1.1 Neutrophile Granulozyten

Etwa 95% der Granulozyten gehören zum neutrophilen Typ. Die Neutrophilen werden nach ihrem charakteristischerweise mehrlappig segmentierten Kern auch **polymorphkernige Leukozyten** (PMN) genannt. 5 bis 10% der Neutrophilen haben einen band- bzw. stabförmigen Kern (sog. Stabkernige). Die **stabkernigen Neutrophilen** können als noch nicht vollständig ausgereifte Vorstufe der segmentkernigen aufgefaßt werden. Für diese Annahme spricht, daß bei gesteigerter Ausschüttung von neutrophilen Granulozyten aus dem Knochenmark der Anteil der Stabkernigen ansteigt und zusätzlich unreife Jugendformen der Granulozyten im Blut auftauchen (»Linksverschiebung« im weißen Blutbild als Zeichen einer Produktionsleukozytose). Es ist noch offen, ob die Stabkernigen unreife segmentkernige Neutrophile sind oder eine eigene Zellpopulation darstellen. Aus dem Knochenmark gelangen beim Erwachsenen pro Tag etwa 10^{11} Neutrophile in das Blut, etwa halb so viel wie Erythrozyten. Daß die Neutrophilenzahl im Blut trotzdem nur 1/1000 der Erythrozytenzahl beträgt, liegt an der relativ kurzen Verweildauer im Blut. Von neu ins Gefäßsystem gelangenden Neutrophilen werden nach 6 h nur noch etwa die Hälfte wiedergefunden, denn pro h wandern etwa 10% durch die Gefäßwand ins Interstitium (Leukodiapedese). Die Emigration erfolgt bevorzugt in Gefäßen, deren Endothel unter dem Einfluß von Zytokinen, wie Interleukin 1, Ankerplätze in Form von Bindungsproteinen exprimiert. Neben diesen endothelialen Leukozyten-Adhäsionsmolekülen **(ELAM)** können Endothelzellen unter Zytokineinfluß verzögert andere Adhäsionsmoleküle **ICAM** (»Inducible Cell-Adhesion Molecules«) exprimieren, die die Anheftung nicht von Mikrophagen, sondern von Monozyten und Lymphozyten fördern.

Etwa jeder zweite neutrophile Granulozyt des Gefäßraums wird bei einer Momentaufnahme nicht im strömenden Blut, sondern angeheftet an das Gefäßendothel gefunden. Wird die Neigung zu Adhärenz durch Botenstoffe wie Kortisol oder Adrenalin vermindert (z.B. bei schwerer körperlicher Arbeit), steigt die Neutrophilenzahl in einer Blutprobe an. Bei dieser **Mobilisationsleukozytose** treten Jugendformen nicht häufiger als normal auf (keine Linksverschiebung im Differentialblutbild).

Die emigrierten Neutrophilen überleben im Gewebe noch einige Tage, treten aber normalerweise nicht wieder in den Intravasalraum ein. Der **Gewebspool** der neutrophilen Granulozyten hat somit einen etwa zehnmal höheren Bestand als der **Blutpool**. Die neutrophilen Granulozyten gehören zu den Zellen der körpereigenen Abwehr. Sie können Bakterien, Pilze und andere körperfremde Partikel an Oberflächenrezeptoren binden und durch Einstülpung der Zellmembran ins Zellinnere aufnehmen, also phagozytieren. Zu ihren Oberflächenrezeptoren gehören Rezeptoren für Immunglobuline, insbesondere IgG, über die Antigen-Antikörper-Komplexe und opsonisierte Bakterien gebunden werden können. Nach der Phagozytosefunktion werden sie als **Mikrophagen** (wegen ihrer geringeren Größe gegenüber den von Monozyten abstammenden Makrophagen) oder nach dem vielgestaltigen Kern als polymorphkernige Phagozyten bzw. **PMN-Phagozyten** bezeichnet.

Sekretionsleistung von PMN-Phagozyten	
Stoffklasse	**Substanzen**
Mikrobizide und zytotoxische Stoffe	Lysozym, Laktoferrin, O_2-Radikale, Defensine
Antivirale Stoffe	Alpha-Interferon
Neutrale Proteasen	Elastase, Kollagenase, Gelatinase, Serinproteinase
Saure Hydrolasen	Beta-Glucuronidase
Chemotaktische Stoffe	Leukotrien B_4
Wachstumsfaktoren	verschiedene CSF
Fibrinolysemediatoren	Plasminogenaktivator
Entzündungsmediatoren	Leukotriene C_4 und D_4 Plättchenaktivationsfaktor
Transportprotein	Transcobalamin

Neutrophile können durch von anderen Zellen gebildete Botenstoffe angelockt **(Chemotaxis)** und aktiviert werden. Bakterien oder andere zu bekämpfende Zellen werden nach Phagozytose in der phagozytischen Vakuole (Phagolysosom) hochreaktiv oxidierenden Sauerstoffradikalen und zytotoxischen Proteinen (Defensinen) ausgesetzt. *Defensine* sind kleine Polypeptide (Molmasse 3000 bis 4000), die sich in Zellmembranen hineindrängen und diese permeabilisieren. Dadurch können Bakterien, Pilze, tierische Zellen und manche verkapselte Viren (z. B. Herpes-simplex-Virus) abgetötet werden. Neben der zytotoxischen Funktion wirken Defensine chemotaktisch auf Monozyten. Die Defensine stellen etwa 30% des Zellproteins der Mikrophagen.

Wenn sie als fremd erkannte Strukturen nicht phagozytieren können, schütten aktivierte Neutrophile den Inhalt ihrer Granula aus und produzieren mittels einer membranständigen NADPH-abhängigen Oxidase Superoxidradikale, die mit Hilfe von Dismutase zu H_2O_2 und dann über Granulozyten-Myeloperoxidase mit Cl^- zu bakteriotoxischer HOCl (hypochloriger Säure) umgesetzt werden. Durch die sezernierten Oxidationsmittel und Defensine können sie Zellen abtöten.

Nach Erfüllung ihrer Abwehraufgaben gehen die neutrophilen Granulozyten rasch zugrunde. Bei massiven Infektionsherden bilden ihre Überreste den Hauptbestandteil des Eiters.

Die O_2-Radikale und die proteolytischen Enzyme, wie Kollagenase und Elastase, die von aktivierten PMN-Phagozyten freigesetzt werden, greifen auch das eigene Gewebe an (Autoaggression). Dadurch und durch die Freisetzung von Mediatoren der Entzündungsreaktion (Gefäßpermeabilitätssteigerung, Schmerzinduktion, Ödembildung) sind die Neutrophilen wesentlich an der Auslösung der Symptome z. B. von Gicht oder Bronchialasthma beteiligt.

3.1.2 Eosinophile Granulozyten

Die Granulozyten, deren Granula sich mit dem sauren Farbstoff Eosin rot anfärben, stellen 2 bis 4% der Blutleukozyten. Die eosinophilen Granulozyten leben länger als die neutrophilen (Wochen statt Tage) und sind im Gegensatz zu diesen noch in der Lage, neue Proteine zu synthetisieren. Eosinophile exprimieren Adhäsionsmoleküle *(Integrine)*, mit denen sie sich an das Gefäßendothel heften und danach ins Gewebe emigrieren können. Im Gegensatz zu den Neutrophilen kann ihre Diapedese unabhängig von der Exprimierung von endothelialen Adhäsionsmolekülen **(ELAM)** erfolgen. Weniger als 1% des Eosinophilenpools zirkuliert im Blut. Im Gewebe sind Eosinophile vor allem in der Wand der Atemwege, des Verdauungskanals und der unteren Harnwege zu finden. Sie wandern amöboid und chemotaktisch gelenkt (Leukotrien B_4, Plättchenaktivationsfaktor PAF und Interleukin 2 als chemoattraktive Botenstoffe).

Die spezifischen, anfärbbaren Granula der Eosinophilen enthalten lysosomale Proteinasen und mehrere stark basische Proteine: **MBP** (»Major Basic Protein«), **ECP** (»Eosinophil Cationic Protein«), **EPX** (»Eosinophil Protein X«) und **EDN** (»Eosinophil-Derived Neurotoxin«). Die basischen Proteine der Eosinophilen wirken zytotoxisch auf Bakterien, tierische Zellen und insbesondere multizelluläre Parasiten (Würmer). Diese zytotoxische Wirkung wird durch die Produktion von Oxidationsmitteln (u. a. hypochlorige Säure) durch eine spezifische Peroxidase der Eosinophilen unterstützt.

Die Eosinophilen können über Fc-Rezeptoren für IgG, IgE und IgA Antigen-Antikörper-Komplexe binden und sich auch über C3b-Rezeptoren an Strukturen heften, die Komplement aktiviert haben. Ihre Fähigkeit, Bakterien usw. zu phagozytieren und zu zerstören, ist schwächer ausgeprägt als bei den Neutrophilen, und bei Neutropenie können die Eosinophilen deren Phagozytosefunktion nicht ausreichend ersetzen.

Die eosinophilen Granulozyten können Signalsubstanzen der Eikosanoidreihe (vor allem Leukotriene C_4, D_4 und E_4 sowie Lipoxine), den Plättchenaktivationsfaktor PAF und das Peptidhormon Substanz P synthetisieren und sezernieren. Während die Leukotrien-B_4-Synthese der Neutrophilen hauptsächlich der Chemotaxis dient, wirken Leukotriene C_4, D_4 sowie E_4 und Lipoxine zusammen mit dem PAF der Eosinophilen kontrahierend auf die glatte Muskulatur und fördern die Sekretion von Schleimdrüsen. Daher kann eine Aktivierung der Eosinophilen positive Effekte haben (Vernichtung insbesondere von nicht phagozytierbaren Parasiten, wie Amöben und Würmer), aber sich auch negativ im Sinne entzündlicher Reaktionen (Atemwege, Darmschleimhaut, Endokard) auswirken.

3.1.3 Basophile Granulozyten

Die basophilen Granulozyten treten im peripheren Blut nur vereinzelt auf (0–1% der Leukozyten). Sie stammen aus der gleichen Stammzellreihe im Knochenmark wie die Gewebsmastzellen, sind aber nicht deren Vorläufer. Im Gegensatz zu den langlebigen Mastzellen können die basophilen Granulozyten des Blutes nicht mehr proliferieren. Ihre Lebensdauer beträgt weniger als zwei Wochen.

Die Granula der Basophilen enthalten Proteoglykane vom Chondroitin- und Heparintyp, die sich mit basischen Farbstoffen verbinden, sowie Histamin, Serotonin und chemoattraktive Substanzen für Eosinophile. Aktivierte Basophile können diese Stoffe sowie hydrolytische Enzyme (Exoglykosidase, Proteinase usw.) ausschütten. Darüber hinaus können sie Sauerstoffradikale, Prostaglandine (PGD_4) und Leukotriene (LTC_4, LTD_4 und LTE_4 als Bestandteile der **SRS-A** (»Slow-Reacting Substance of Anaphylaxis«) sezernieren. Basophile Granulozyten sind zudem Bildungsort von Interleukinen (IL 3 bis 6).

Basophile Granulozyten und Mastzellen weisen neben IgG-Rezeptoren *hochaffine IgE-Rezeptoren* auf, die freies IgE binden und zusammen mit dem Immunglobulin als Membranrezeptor für das Antigen fungieren. Durch Anheftung von IgE-komplementärem Antigen und Brückenbildung zwischen gebundenen IgE-Molekülen kommt es zur Aktivierung und Ausschüttung der gespeicherten Substanzen. *Histamin* und die *Leukotriene* (SRS-A) sind die wesentlichen Mediatoren der **allergischen Sofortreaktion**. Die Reaktion kann außer über den IgE-vermittelten Weg auch durch Bindung von Komplementbruchstücken (Anaphylatoxine C3a und C5a) ausgelöst werden.

3.2 Monozyten

Der Anteil der Monozyten an den Blutleukozyten liegt bei 2 bis 8%. Die Blutmonozyten gehören mit den Promonozyten und Monozyten des Knochenmarks und mit den aus ihnen entstehenden Gewebsmakrophagen zum **mononukleären Phagozyten-System (MPS)**.

Aus dem Knochenmark gelangen pro Tag etwa 10^9 Monozyten ins Blut, d.h. etwa hundertmal weniger als Granulozyten. Die Halbwertszeit der Monozyten im Blut liegt bei 1 bis 3 Tagen. Nach der Emigration aus der Blutbahn entwickeln sich die Monozyten zu **Gewebsmakrophagen**, die noch teilungs- und damit vermehrungsfähig sind. Die Gewebsmakrophagen sind langlebig (Halbwertszeit mehrere Monate), so daß die

Sekretionsleistung mononukleärer Phagozyten	
Stoffklasse	**Substanzen**
Botenstoffe	Interleukin 1, Tumornekrose- faktor (TNF) bzw. Kachektin
Mikrobizide und zytotoxische Stoffe	Lysozym, toxische O_2-Derivate, Perforine
Antivirale Stoffe	Alpha-Interferon
Plasmaeiweiß	Komplementfaktoren, Fibronectin, Gerinnungsfaktoren Transcobalamin
Neutrale Proteasen	Elastase, Kollagenase
Saure Hydrolasen	Glykosidasen, Lipasen
Antiproteinasen	α_2-Makroglobulin, α_1-Antiproteinase
Bioaktive Lipide	Prostaglandine, Leukotriene, Plättchenaktivationsfaktor (PAF)
Chemotaktische Stoffe	Leukotrien B_4 Chemotaxine für Fibroblasten
Wachstums- faktoren	CSF für die Lymphopoese und die Granulopoese BPA für die Erythropoese Fibroblastenwachstumsfaktor Angiogenesefaktor

Blutmonozyten nur 1 bis 2% der Gesamtmenge der mo- nonukleären Phagozyten stellen. Im Gewebe werden die Makrophagen ortstypisch geprägt (Kupffer-Stern- zellen der Leber, sessile Milzmakrophagen, Alveolar- makrophagen, Osteoklasten des Knochens usw.). Ein Wiederübertreten mononukleärer Phagozyten in die Blutbahn ist bisher nicht nachgewiesen worden.

Mononukleäre Phagozyten besitzen wie die Mikropha- gen Rezeptoren für Immunglobuline (IgG, IgM, IgE) und Komplement (C3b, C3a und C5a). Sie wandern chemo- taktisch zu Freisetzungsorten für Leukotrien B_4. Die Aktivierung von Makrophagen kann außer durch Bin- dung von Antigen-Antikörper-Komplexen oder fixier- tem Komplement durch Botenstoffe, wie das von T-Lymphozyten sezernierte Gamma-Interferon, erfol- gen.

Makrophagen weisen wie Mikrophagen eine ausge- prägte Phagozytosefähigkeit auf. Phagozytierte Mole- küle werden in den Phagolysosomen zerlegt, und Bruchstücke dieser Moleküle mit antigenen Strukturen werden an der Makrophagenoberfläche exprimiert.

Durch diese **Antigenpräsentation** können antigenspe- zifische Lymphozyten, vor allem T-Helferzellen, akti- viert werden. Unterstützt wird die Lymphozytenaktivie- rung durch Sekretion des Botenstoffes Interleukin 1.

Zum Angriff auf nicht phagozytierbare Zellen steht dem mononukleären Phagozyten ein ähnliches Arsenal zur Verfügung wie dem polymorphonukleären Mikropha- gen. Durch Sekretion von Lysozym können Zellwände von Bakterien zerstört, durch *Perforine* (vergleichbar den Defensinen der Mikrophagen) Zellmembranen durchlöchert und durch reaktive Sauerstoffradikale Membranlipide angegriffen werden. Daneben sezernie- ren Makrophagen Alpha-Interferon als Virusbekämp- fungssubstanz und zytotoxische Botenstoffe, wie Tumornekrosefaktor (TNF) oder Stickoxid.

Eine weitere wesentliche Funktion der mononukleären Phagozyten ist neben Phagozytose, Zytotoxizität und Antigenpräsentation die **Sekretion**. Makrophagen pro- duzieren mehrere Hundert von Boten- und Wirkstoffen, die in Abwehr-, Gerinnungs- und Regulationsvorgänge eingreifen.

Im **gesunden Gewebe** sind die mononukleären Phago- zyten für die Beseitigung überalterter und zugrundege- gangener sowie pathologisch veränderter Zellen und Proteine zuständig. Diese Abräumfunktion kann auch pathologische Aspekte haben. Nach Phagozytose gro- ßer Mengen von peroxidierten oder acetylierten LDL werden aus den Monozyten Schaumzellen, die an der Genese atherosklerotischer Plaques beteiligt sind.

Im Rahmen der **Abwehr** wandern aktivierte Makro- phagen langsamer an einen Entzündungsort als neu- trophile Granulozyten, wirken aber über Sekretion von Botenstoffen, wie Interleukin 1, stärker systemisch. Wesentliche, wenn auch nicht immer vorhandene Komponenten dieser Allgemeinreaktion sind

– Auslösung einer *Produktionsleukozytose* durch Sti- mulation von Proliferation und Ausschüttung von Leukozyten, hauptsächlich von neutrophilen Gra- nulozyten, aus dem Knochenmark;

– Steigerung der Synthese und Freisetzung der soge- nannten *Akute-Phase-Proteine* (u.a. C-reaktives Pro- tein, Fibrinogen, Haptoglobin) in der Leber;

– *Fieber* durch Anhebung des Sollwertes für die Körperkerntemperatur im hypothalamischen Tem- peraturregelzentrum;

– *Umstellung auf katabolen Stoffwechsel* durch gestei- gerte Proteolyse, insbesondere in der Skelett- muskulatur, mit Ausschüttung der freiwerdenden Aminosäuren ins Plasma;

– *Enthemmung der Blutgerinnung* durch Verminde- rung der Schutzfunktion des Gefäßendothels gegen- über lokaler Gerinnung.

Am Entzündungsort schütten Makrophagen zwar wie die Mikrophagen Proteinasen aus, aber infolge der ge-

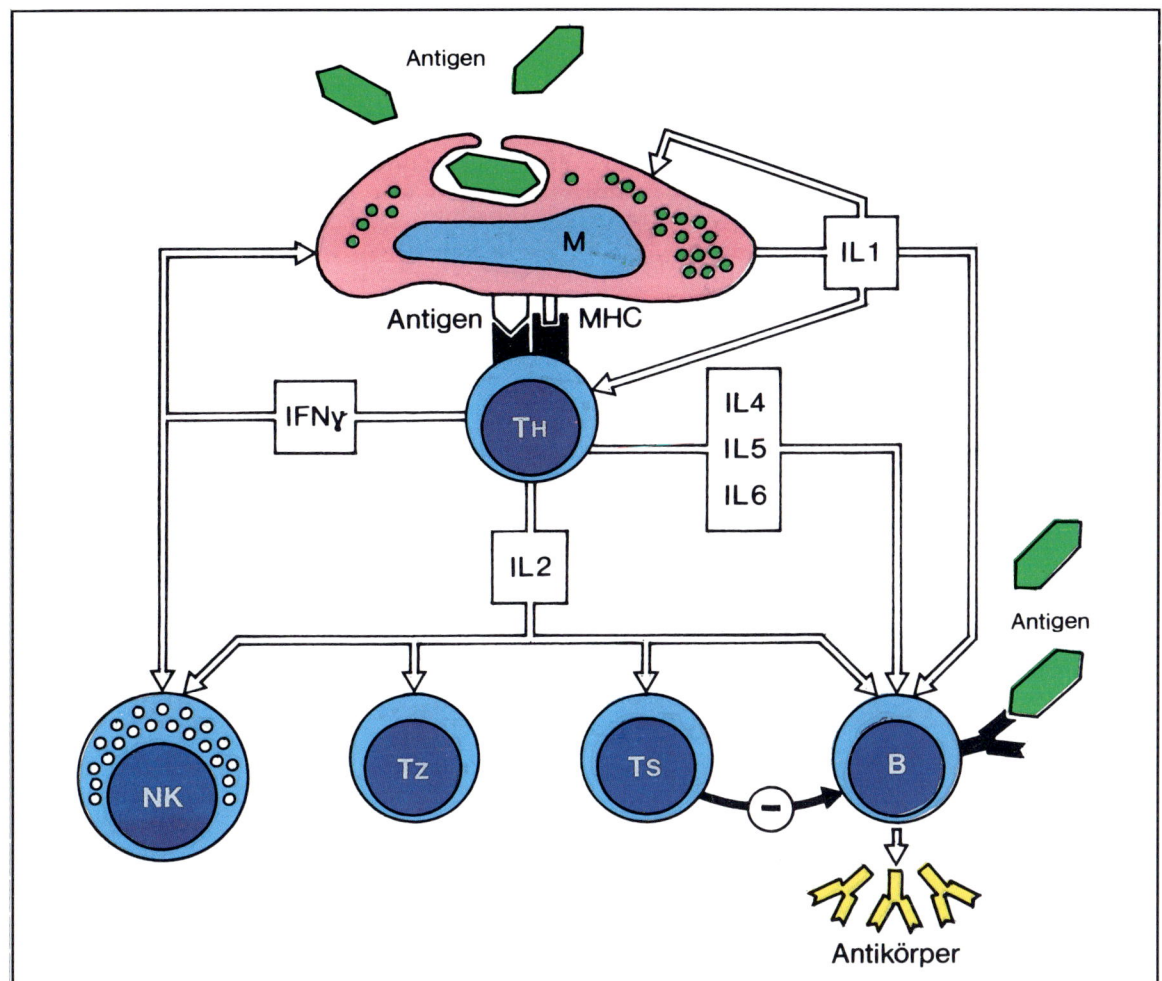

Abb. C-5: Zusammenwirken eines **antigenpräsentierenden Makrophagen (M) mit der T-Helferzelle (Tн)** bei der Stimulierung von natürlichen Killerzellen (**NK**), T-Suppressorzellen (**Ts**) und zytotoxischen T-Lymphozyten (**Tz**) sowie B-Lymphozyten (**B**). Die Aktivierung durch Interleukine (**IL**) und Interferon (**IF**) ist durch die hellen Pfeile symbolisiert.

ringeren Sekretion von Kollagenase usw. und der gleichzeitigen Abgabe von Inhibitoren für ein breites Proteinasenspektrum (Alpha-2-Makroglobulin) wirken sie weniger gewebszerstörend.

3.3 Lymphozyten

Die Lymphozyten bilden zusammen mit den Monozyten und den ins Blut gelangten Stammzellen die Gruppe der **mononukleären Leukozyten** (im Gegensatz zu den polymorphkernigen). Der Anteil der Lymphozyten an der Gesamtzahl der Blutleukozyten beträgt 20 bis 40%. Die Lymphozyten treten durch die Gefäßwand ins Interstitium aus. Im Gegensatz zu den anderen können sie aber über die Milz oder die Lymphe (Ductus thoracicus) wieder in den Intravaskulärraum gelangen (Rezirkulation).

Als **Lebensdauer der Lymphozyten** ist nicht die Zeit von der Ausschwemmung aus den primären Bildungsstätten bis zum Zelltod anzusehen, sondern die Zeit bis zur nächsten Zellteilung (Intermitosedauer). Die Lymphozytenpopulation besteht aus kurzlebigen (einige Tage) bis zu sehr langlebigen Zellen (Jahre bis Jahrzehnte). Fast alle der über die Lymphbahnen rezirkulierenden und damit auch die Mehrzahl der im Blut befindlichen Lymphozyten sind langlebig.

3.3.1 T-Lymphozyten

Die im Knochenmark gebildeten Vorläufer der T-Lymphozyten gelangen über den Kreislauf in den Thymus. Unter dem Einfluß des dortigen Milieus und der Thymushormone reifen sie zu funktionell unterschiedlichen Modulatorzellen der Immunabwehr aus.
Man unterscheidet:
– T-Helferzellen

– T-Suppressorzellen
– Zytotoxische T-Killerzellen.

Bei der Ausreifung bildet sich Immunkompetenz heraus, d. h. die Fähigkeit zur Reaktion auf eine bestimmte antigene Determinante eines Antigens (Epitop). Zeichen der Ausreifung ist das Auftreten von Membranoberflächenproteinen, die mit Hilfe von spezifischen Antikörpern nachgewiesen werden können. Die Proteine T1 und T3 sind auf allen reifen T-Lymphozyten vertreten. T4 (CD4) ist charakteristisch für T-Helferzellen, die 55 bis 70% der zirkulierenden Lymphozyten stellen, T8 bzw. CD8 für T-Suppressorzellen und T-Killerzellen. Diese Proteine sind allerdings nicht nur auf T-Lymphozyten zu finden, sondern können auch von anderen Zellen exprimiert werden. Das Oberflächenprotein T4 (CD4), das auch Zellrezeptor für die Bindung des HIV ist, können auch Makrophagen, eosinophile Granulozyten, Nervenzellen und Darmepithelzellen aufweisen.

Das bei der Ausreifung exprimierte Glykoprotein T3 stellt zusammen mit einem weiteren, aus zwei verschiedenen Untereinheiten (Heterodimer) bestehenden Protein Ti den Antigenrezeptor der T-Lymphozyten. Bei Vermehrung behalten die von einer immunkompetenten Zelle abstammenden T-Lymphozyten ihre durch den Antigenrezeptor bestimmte Epitopspezifität und bilden in ihrer Gesamtheit einen *Lymphozytenklon*.

3.3.1.1 **T-Helferzellen:** Die T-Helferzelle benötigt zur Auslösung ihrer spezifischen Reaktion die Mitwirkung anderer Zellen (z.B. Makrophagen), die als akzessorische Zellen bezeichnet werden. Diese Zellen binden Substanzen, die antigene Determinanten tragen, bereiten das Antigen auf und exprimieren es wieder, zusammen mit Oberflächenproteinen, die Identitätsmerkmale der Zellen des Organismus darstellen und bei Gewebsübertragungen als Gewebsverträglichkeitsantigene (Histokompatibilitätsantigene) von Bedeutung sind. Die Exprimierung dieser organismusspezifischen Glykoproteine wird von den Genen des Haupthistokompatibilitätskomplexes **MHC** (»Major Histocompatibility Complex«) gesteuert. Beim Menschen nennt man die Gewebsverträglichkeitsantigene bzw. MHC-Antigene **HLA** (humane Leukozytenantigene) und bezeichnet den am Chromosom 6 lokalisierten MHC als **HLA-Komplex.** Wenn eine akzessorische Zelle mit einer T-Helferzelle in Kontakt tritt und das aufbereitete Antigen dem T3/Ti-Rezeptor »präsentiert«, binden sich gleichzeitig ihre MHC-Antigene an die als Rezeptor dienenden T4-Oberflächenproteine. Die T-Helferzelle wird aktiviert, wenn das aufbereitete Antigen zusammen mit MHC-Antigenen der Klasse II von körpereigenen akzessorischen Zellen präsentiert wird (MHC-Restriktion der Immunantwort). Zur vollen Aktivierung benötigt die T-Helferzelle ein weiteres, humorales Signal der akzessorischen Zelle, den Botenstoff Interleukin 1.

Eine Klasse der T-Helferzellen (Tн1) unterstützt über Sekretion von Gamma-Interferon die zytotoxische Immunantwort (Stimulation von zytotoxischen T-Lymphozyten, NK-Zellen und Makrophagen), die andere (Tн2) gibt insbesondere Zytokine zur Stimulation der B-Lymphozyten ab. Beide Gruppen hemmen sich gegenseitig (Tн1 inhibiert Tн2 über Gamma-Interferon, Tн2 Tн1 über Interleukin 10), so daß auf ein bestimmtes Antigen entweder eine **humorale** oder eine **zytotoxische Immunreaktion**, nicht aber beide gleichermaßen, ausgelöst wird.

3.3.1.2 **Lymphokine:** Aktivierte Lymphozyten, insbesondere T-Helferzellen, sezernieren als *Lymphokine* bezeichnete Peptid-Botenstoffe. Da die Bildung von Lymphokinen kein Monopol der Lymphozyten ist, werden diese Substanzen auch als *Zytokine* bezeichnet. Unter den Zytokinen sind die Interleukine Botenstoffe, von denen nicht nur die Funktion, sondern auch die Aminosäuresequenz bekannt ist. *Interleukin 2* wird von aktivierten T-Helferzellen sezerniert und aktiviert selbst alle Lymphozyten, die nach Antigenkontakt IL2-Rezeptoren exprimiert haben. Weil nur die antigenstimulierten Lymphozyten IL2-Rezeptoren exprimieren, kommt es unter Einwirkung einer antigenen Determinante zu klonaler Expansion der Lymphozyten.

Zu den Zytokinen werden neben den Wachstumsfaktoren (CSF) auch die *Interferone* gerechnet. Das von den T-Helferzellen sezernierte Gamma-Interferon aktiviert Phagozyten, natürliche Killerzellen und andere Lymphozyten. Außerdem hemmt es (wenn auch schwächer als das Alpha-Interferon der PMN-Phagozyten) die Vermehrung der Viren in von diesen befallenen Zellen.

3.3.1.3 **T-Suppressorzellen:** Die T-Suppressorzellen wirken in der Immunantwort den T-Helferzellen entgegen. Ihre Regulationsfunktion ist insbesondere für die Immuntoleranz gegenüber körpereigenen Antigenen von Bedeutung. Mit zunehmendem Alter läßt die Hemmung der Autoaggression des Immunsystems durch T-Suppressorzellen nach. Entsprechend nimmt die Häufigkeit von Autoimmunerkrankungen zu.

3.3.1.4 **T-Killerzellen:** Eine Untergruppe der T-Lymphozyten differenziert sich zu zytotoxischen Zellen aus, die über die gleichen Mechanismen wie Makrophagen (insbesondere Freisetzung von Perforinen) als verfremdet erkannte Körperzellen (z. B. Zellen eines bösartigen Tumors mit verändertem Oberflächenantigenprofil) angreifen, die neben dem Zielantigen Oberflächenproteine der Klasse I der humanen Leukozytenantigene exprimieren.

3.3.2 Natürliche Killerzellen

Große granuläre Lymphozyten, die 10 bis 15% der Blutlymphozyten stellen, werden aufgrund ihrer hohen Zytotoxizität als natürliche Killerzellen (NK-Zellen) bezeichnet. NK-Zellen können Oberflächenantigene aufweisen, die auch auf T-Lymphozyten vorkommen (z. B. T8 oder T11, aber nicht den T-Zell-Rezeptor), besitzen aber auch Oberflächenproteine, die von B- oder T-Lymphozyten nicht exprimiert werden. Sie werden im Knochenmark gebildet und reifen thymusunabhängig aus. Wie die anderen Lymphozyten sind sie teilungsfähig und können unter dem Einfluß von Interleukin 2 proliferieren. Durch Einwirkung von Botenstoffen wie Gamma-Interferon oder Tumornekrosefaktor können sie ähnlich wie Makrophagen aktiviert werden. Von zytotoxischen T-Lymphozyten unterscheiden sich die NK-Zellen durch Fehlen von MHC-Restriktion (s. o.) und Epitopspezifität, obwohl auch sie durch Antigene stimuliert werden können und auf bestimmte antigene Determinanten bevorzugt ansprechen. Sie besitzen Rezeptoren für das Fc-Stück von Immunglobulinen und können antikörperbesetzte Zellen angreifen (antikörpervermittelte Zytotoxizität). Die Auslösung dieser zytotoxischen Reaktion erfolgt innerhalb von Stunden, während die primäre Reaktion zytotoxischer T-Lymphozyten etwa eine Woche benötigt.

3.3.3 B-Lymphozyten

Die B-Lymphozyten schaffen durch Produktion und Sekretion von **Immunglobulinen** (Antikörpern) die Voraussetzung für eine humorale spezifische Abwehr. Während der Ausreifung im Knochenmark entwickeln sie die Fähigkeit zur Synthese eines definierten, von Zelle zu Zelle verschiedenen Antikörpers, der mit einer bestimmten Struktur (Epitop) von Antigenen reagieren kann. Diese Ausbildung der Epitopspezifität oder Immunkompetenz erfolgt antigenunabhängig. Wenn die immunkompetenten B-Lymphozyten nach der Ausschleusung vom Knochenmark ins Blut nicht durch Kontakt mit dem Epitop, auf das sie geprägt sind, stimuliert werden, gehen sie innerhalb weniger Tage zugrunde. Finden sie spezifisches Antigen vor, setzt die zweite, antigenabhängige Phase ihrer Entwicklung ein. Wenn nach Antigenbindung die Interaktion mit T-Helferzellen eingeleitet ist, proliferiert der B-Lymphozyt unter dem Einfluß der von T-Zellen und Makrophagen abgegebenen Interleukine. Bei fortdauernder Antigeneinwirkung differenzieren sich die meisten Tochterzellen zu **Plasmazellen** mit kurzer Lebensdauer (ca. 1 Tag) und intensiver Antikörperproduktion. Ein geringer Teil wird zu **Gedächtniszellen**, die nicht an der aktuellen Abwehrreaktion teilnehmen, aber die Antwort auf einen später folgenden Kontakt mit dem spezifischen Antigen erheblich stärker ausfallen lassen als die Erstreaktion. Die Bildung von Gedächtniszellen durch Antigenexposition ist das Prinzip der aktiven Schutzimpfung. Durch die Herausbildung unterschiedlicher Gedächtniszellen entsteht in den ersten Lebensjahren ein immunologisches Gedächtnis.

4 Blutplättchen

Die Thrombozyten sind keine Zellen, sondern meist scheibchenförmige Zellteile von 2 bis 3 μm Durchmesser. Im Kapillarblut des Erwachsenen finden sich im Mittel 250 G/l Thrombozyten. Im venösen Blut liegt die Thrombozytenkonzentration etwa 15% höher. Bei erniedrigten Thrombozytenzahlen (unter 100 G/l) spricht man von *Thrombozytopenie*.

Von den im Gefäßraum befindlichen Thrombozyten zirkulieren etwa zwei Drittel im strömenden Blut. Die anderen heften sich an die Gefäßinnenwände an. Der **marginale Pool der Thrombozyten** kann wie der der neutrophilen Granulozyten durch schwere körperliche Belastung und durch Adrenalin mobilisiert werden.

Die Blutplättchen saugen wie Schwämmchen Substanzen aus dem Plasma auf und speichern sie in zytoplasmatischen Organellen, die lichtmikroskopisch als Granula erscheinen. Aufgenommen werden das von neuroendokrinen Darmzellen ins Blut sezernierte *Serotonin*, Proteine und Histamin. Außerdem enthalten die Granula der Thrombozyten **Proteine** (Plättchenfaktor 4, Plasminogenaktivatorinhibitor und Beta-Thromboglobulin) und *Botenstoffe* (ADP). Nach Stimulation können die Thrombozyten den Inhalt ihrer Granula ausschütten und andere Stoffe, wie das Eikosanoid *Thromboxan A_2* und den *Plättchenaktivationsfaktor* (**PAF**), sezernieren. Zu ihren Sekretionsprodukten gehören der **PDGF** (»Platelet-Derived Growth Factor«), der das Wachstum von Fibroblasten fördert, und die transformierenden Wachstumsfaktoren **TGF-α** und **TGF-β**. Neben ihrer Mitwirkung bei der Hämostase haben Thrombozyten somit einen erheblich Einfluß auf die lokale Gewebsreaktion bei Wundheilung.

5 Blutplasma

5.1 Volumen

Das Blutplasma ist die zellfreie Blutflüssigkeit. Sein Anteil am gesamten Blutvolumen liegt zwischen 50 und 65%. Entsprechend beträgt das **Plasmavolumen** eines gesunden Menschen (70 kg) bei 5 l Blutvolumen etwa 3 l. Bei klinisch-chemischen Angaben wird statt Plasma häufig der Begriff »Serum« verwendet. Serum ist die Flüssigkeit, die nach Gerinnung des Blutes und Retraktion des abgesetzten Blutkuchens den Überstand bildet und nur noch Spuren von Gerinnungsfaktoren enthält.

5.2 Anorganische Plasmabestandteile

Die im Plasma gelösten Stoffe sind der Stoffmengenkonzentration nach überwiegend anorganisch, der Masse nach überwiegend organisch. Die Stoffmengenkonzentration kann bezogen auf das Volumen als **Molarität** (mol/l) oder – bezogen auf die Masse – als **Molalität** (mol/kg) angegeben werden.

Referenzbereiche für anorganische Stoffe im Plasma			
Kationen	mmol/l	Anionen	mmol/l
Natrium	135–145	Chlorid	100–106
Kalium	3,5–5,0	Bikarbonat	25*
Kalzium	2,1–2,6	Phosphat	1,0–1,5
Magnesium	0,8–1,3	Sulfat	0,15–0,51

* mittlerer arterieller Wert

Wichtiger als die Gesamtkonzentration der anorganischen Ionen ist der Plasmaspiegel an freien Ionen, die Ionenaktivität. Der Anteil der freien Ionen an der Gesamtkonzentration hängt vom Dissoziationsgrad der Verbindung, aus der die Ionen stammen, und vom Ausmaß der Inaktivierung der Ionen durch Bindung an Plasmaproteine oder durch Komplexierung mit organischen Plasmabestandteilen ab. Wichtig ist die Unterscheidung zwischen der Gesamtkonzentration und der Aktivität vor allem bei Kalzium. Die Kalziumionen werden durch Plasmaeiweiße so intensiv gebunden, daß die Ca^{++}-Aktivität (meßbar z. B. mit ionensensitiven Elektroden) im Plasma nur der in einer wäßrigen Lösung mit ca. 1 mmol/Liter $CaCl_2$ entspricht. Plasmaproteine binden um so mehr Kalziumionen, je stärker sie als Anionen dissoziiert sind. Ihr Dissoziationsgrad steigt mit zunehmendem Plasma-pH-Wert, so daß bei Alkalose die Ca^{++}-Aktivität im Blut auch bei normaler Kalzium- Gesamtkonzentration erniedrigt ist.

5.3 Organische Plasmabestandteile

5.3.1 Plasmaproteine

Als »echte« Plasmaproteine werden die Proteine bezeichnet, die durch Sekretion (hauptsächlich von Leberzellen) in den Interzellulärraum ausgeschüttet werden, im Plasma eine höhere Konzentration erreichen als in den übrigen Körperflüssigkeiten und eine relativ lange Verweildauer im Plasma aufweisen. Durch verfeinerte Trennverfahren lassen sich heute über 100 Plasmaproteine differenzieren und rein darstellen. Die meisten davon sind Spurenproteine mit einer Plasmakonzentration unter 10 mg/l.

Eine grobe Unterteilung der Plasmaproteine kann über ihre unterschiedliche Wanderungsgeschwindigkeit im elektrischen Feld erreicht werden, die von der Größe, der Gestalt und der elektrischen Ladung (bei gegebenem pH-Wert) der Eiweißmoleküle abhängig ist. Durch diese **Elektrophorese** lassen sich die Proteinfraktionen des Präalbumins, des Albumins und der Globuline (α_1-, α_2-, β- und γ-Globuline) unterscheiden.

5.3.1.1 **Albumin:** Plasmaalbumin stellt mit einer Konzentration von etwa 40 g/l 60% der Proteinmasse und

	mmol/l	g/l
Referenzbereiche der Konzentration organischer Plasmabestandteile		
Proteine	0,80–1,20	67–75
Aminosäuren	2,00–4,00	
Glucose	4,20–5,30	0,750–0,950
Milchsäure	1,00–1,10	0,090–0,100
Cholesterin	3,10–6,50	1,200–2,500
Triacylglycerine	0,85–1,50	0,750–1,200
Freie Fettsäuren	0,50–0,60	0,140–0,160
Harnstoff	3,80–5,80	0,230–0,350
Harnsäure	0,23–0,27	0,040–0,050
Kreatinin	0,06–0,08	0,007–0,009

(als relativ kleines Molekül) einen noch größeren Anteil an der molaren Eiweißkonzentration. Die Wand der Blutgefäße ist für Albumin (wenn auch meist nur geringfügig) durchlässig, so daß pro Stunde etwa 5% des Plasmaalbumins ins Interstitium übertreten. Dort wird es in die Lymphkapillaren aufgenommen und gelangt nach Passage des Lymphsystems über die Einmündung der Lymphbahnen in den Venenwinkel in den Gefäßraum zurück. Da der interstitielle Raum ein größeres Volumen als das Plasma hat und nur langsam passiert wird, befindet sich in ihm die überwiegende Menge (60%) des Albuminpools von etwa 300 g (bei einem Erwachsenen von 70 kg). Die Halbwertszeit des Albumins ist mit etwa 19 Tagen relativ lang. Bei einem Erwachsenen von 70 kg Körpergewicht muß die Leber pro Tag etwa 14 g Albumin nachliefern, um den Plasma-Albuminspiegel konstant zu halten.

5.3.1.2 **Präalbumin:** Präalbumin ist keine Albuminvorstufe, sondern läuft im elektrischen Feld schneller in Richtung Anode als Albumin und erscheint im Elektropherogramm vor diesem. Präalbumin wird in der Leber gebildet. Aufgrund seiner kurzen Halbwertszeit im Plasma (etwa 2 Tage) kann es als empfindlicher Indikator der Proteinsyntheseleistung der Leber benutzt werden.

5.3.1.3 **Globuline:** Zu den Globulinen gehört eine Vielzahl funktionell heterogener Plasmaproteine. Sie werden in Leberzellen, aber auch (Immunglobuline) in Plasmazellen oder (einige Blutgerinnungsfaktoren) in Gefäßendothelzellen und Monozyten synthetisiert.

Wie Albumin, treten auch die Globuline fortlaufend aus dem Intravaskulärraum in das Interstitium aus und gelangen über das Lymphsystem ins Gefäßbett zurück. Der größte Teil des Globulinpools ist im interstitiellen Raum lokalisiert. Eine Ausnahme bilden sehr große Globuline wie Alpha-2-Makroglobulin, Fibrinogen und

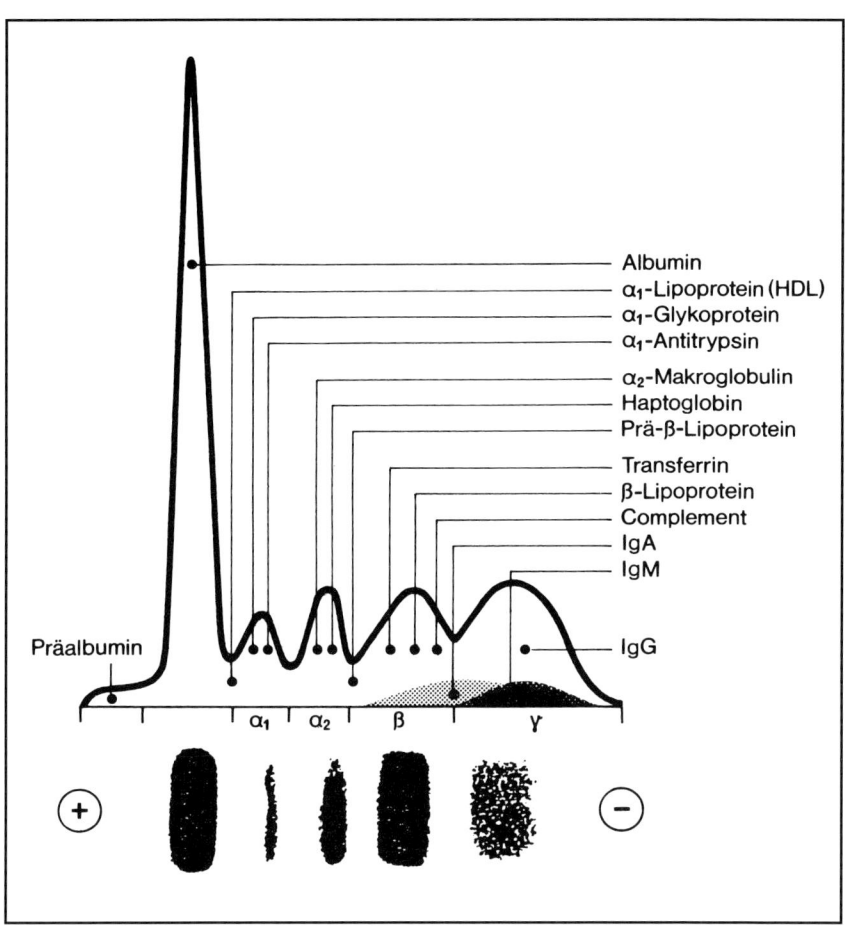

Abb. C-6: Normales Serum-Elektropherogramm. (Nach H. Greiling, A. Gressner [Hrsg.]. Lehrbuch der Klinischen Chemie und Pathochemie. 2. Aufl. Schattauer, Stuttgart, New York, 1989)

Immunglobulin M, die so schlecht durch die Gefäßwand nach außen gelangen, daß sich 70 bis 90% ihres Gesamtpools intravaskulär befinden.

5.4 Funktion der Plasmaproteine

5.4.1 Osmotischer und kolloidosmotischer Druck

Die anorganischen Plasmabestandteile, insbesondere Na^+ und Cl^-, sind entscheidend für die osmotische Konzentration des Plasmas. Die osmotische Konzentration kann wie die Stoffmengenkonzentration als **Osmolarität** (osmol/l) auf das Volumen oder als **Osmolalität** (osmol/kg) auf die Masse bezogen werden. Die Osmolarität des Plasmas liegt normalerweise bei 290 mosmol/l. Die Plasmaproteine mit einer Stoffmengenkonzentration von etwa 1 mmol/l stellen weniger als 1% der osmotisch aktiven Teilchen. Zur Messung der osmotischen Konzentration wird die physikalische Gesetzmäßigkeit ausgenutzt, nach der sich der Gefrierpunkt einer Lösung mit zunehmender Konzentration gelöster Teilchen erniedrigt. Die handelsüblichen Osmometer rechnen die gemessene Gefrierpunktserniedrigung automatisch in mosmol/l um.

Plasmaproteine haben eine Sonderstellung unter den osmotisch wirksamen Teilchen, weil sie als kolloidal gelöste große Moleküle nur schlecht durch die Gefäßwand diffundieren können. Ihre Konzentration ist ausschlaggebend für die Entstehung der kolloidosmotischen Druckdifferenz zwischen Intravaskulärraum und Interstitium. Diese global als **kolloidosmotischer Druck** bezeichnete Triebkraft für den Wasserfluß kompensiert im Mittel den Blutdruck als transmural wirkenden Druckgradienten, so daß sich Ausstrom und Einstrom von Flüssigkeit weitgehend ausgleichen und das Plasmavolumen stabil bleibt.

5.4.2 Stoffwechsel und Säure-Basen-Haushalt

Plasmaproteine können nach dem Austritt ins Interstitium von Körperzellen aufgenommen und nach Zerlegung in Aminosäuren zum Aufbau zelleigener Eiweiße verwendet werden. Vor allem Albumin dient als **Substrat für den zellulären Proteinstoffwechsel.** Plasmaproteine sind meist Polyanionen, deren Dissoziationsgrad vom Plasma-pH-Wert abhängt. Bei Zunahme der H^+-Aktivität (fallendem pH-Wert) nehmen sie unter Verminderung ihrer Dissoziation H^+-Ionen auf. Sie haben daher **Pufferfunktion** im Säure-Basen-Haushalt.

Proteine, die Bindung und Transport anderer Moleküle übernehmen		
Protein	**Transportfunktion**	**Konzentration g/l**
Albumin	freie Fettsäuren, Bilirubin, Ca^{++}, Cu^{++}, Hormone, Pharmaka usw.	40,00
Apolipoproteine	Lipide	3,00
Haptoglobin	Hämoglobin	2,00
Hämopexin	Hämin	0,80
Transferrin	Fe^{+++}	2,90
Caeruloplasmin	Cu^{++}	0,35
Gc-Globulin	Vitamin D	0,40
Retinolbindendes Protein (RBP)	Vitamin A	0,04
Transcobalamine	Vitamin B$_{12}$	< 0,01
Präalbumin	Schilddrüsenhorm.	0,25
Thyroxinbindendes Globulin (TBG)	Schilddrüsenhorm.	0,01
Transcortin	Kortisol	0,04
Sexualhormonbindendes Globulin (SHBG)	Sexualhormone	< 0,01

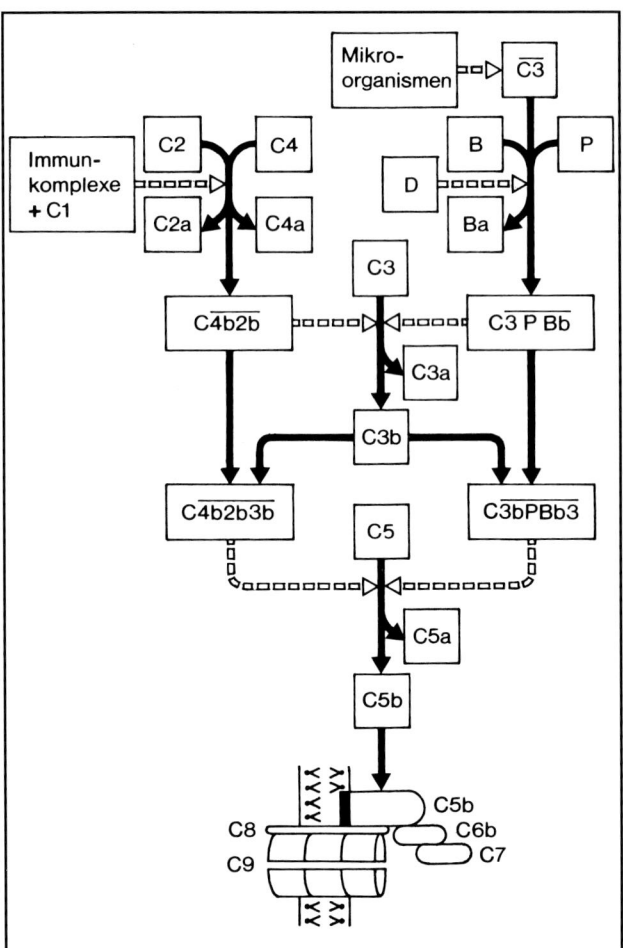

Abb. C-7: Ablauf der **Komplementaktivierung** auf dem klassischen Weg (links oben) und dem alternativen Weg (rechts oben). Die enzymatischen Wirkungen sind mit unterbrochenen, die enzymatischen Umsetzungen mit durchgezogenen Pfeilen dargestellt. Die enzymatisch aktiven Komplementfaktoren sind durch einen Strich über dem Symbol markiert.

5.4.3 Transportfunktion

Plasmaproteine können im Plasma zirkulierende Stoffe unterschiedlicher chemischer Struktur binden und bei abnehmender Konzentration der gebundenen Substanz wieder freisetzen. Spezialisierte Transportproteine binden bestimmte Stoffe mit hoher Selektivität, aber meist mit geringer Kapazität. Andere Proteine, insbesondere Albumin, binden zahlreiche Substanzen mit geringer Affinität und hoher Kapazität.

5.4.4 Abwehrfunktion

5.4.4.1 **Komplement:** Eine Gruppe von über 20 Proteinen bildet und reguliert die Enzymkaskade des **Komplementsystems**, das an der unspezifischen und spezifischen Abwehr mitwirkt. Zum Komplementsystem gehören etwa 5% der Plasmaproteine (3,4 bis 4 g/l), von den Globulinen über 10%. Das als C3 bezeichnete, die zentrale Stellung in der Komplementkaskade einnehmende Protein hat mit etwa 1,2 g/l die höchste Plasmakonzentration der Komplementfaktoren. Das Komplementsystem kann auf dem sog. klassischen Weg durch Bindung von Antigen-Antikörper-Komplexen an C1

oder über den alternativen Weg durch Bindung von geeigneten Oberflächenstrukturen von Bakterien, Viren, Protozoen usw. an C3 aktiviert werden. In seinem Reaktionsablauf können die zu bekämpfenden Zellen durch Anheftung von C3b für den Angriff durch Phagozyten oder zytotoxische Zellen markiert oder direkt durch Insertion von porenbildenden Proteinen (»Membrane-Attack Complex« MAC) zerstört werden. Durch Freisetzung der Anaphylatoxine C3a und C5a können Mastzellen und basophile Granulozyten aktiviert werden, und die Ausschüttung der Granulainhalte führt zu einer Entzündungsreaktion.

5.4.4.2 **Akute-Phase-Proteine:** Im Rahmen der sog. Akute-Phase-Reaktion, die bei lokalen oder systemischen Belastungen des Organismus (z.B. bakterielle Infektion) durch die Interleukine der mononukleären Phagozyten ausgelöst wird, bildet die Leber vermehrt spezielle Akute-Phase-Proteine. Charakteristisches

Funktion, 95-%-Bereich der Plasmakonzentration und molare Masse der Immunglobuline		
Funktion	Konzentration	Molmasse
IgG Spätantikörper	6,4–13,5 g/l	146 000
IgA Sekretorische Antikörper	0,7–3,1 g/l	160 000
IgM Frühantikörper	0,9–3,5 g/l	970 000
IgD Antigenrezeptor von B-Lymphozyten	20–60 mg/l	184 000
IgE Allergiereaktion	<0,3 mg/l	88 000

Akute-Phase-Protein ist das **C-reaktive Protein (CRP)**, dessen Bezeichnung von seiner Fähigkeit zur Reaktion mit C-Lipopolysacchariden von Pneumokokken abgeleitet ist. Die Konzentration dieses normalerweise nur als Spurenprotein (ca. 1 mg/l) vorliegenden Plasmaeiweißes steigt in der Akute-Phase-Reaktion innerhalb von Tagen bis auf das Tausendfache an. CRP bindet an Bakterien und an untergehende (nekrotische) Zellen und vermittelt die weitere Bindung an Komplement und an Phagozyten.

5.4.4.3 Immunglobuline:

Die Immunglobuline des Plasmas, die elektrophoretisch die Hauptmenge der Gamma-Globuline stellen, übernehmen auf spezifische antigene Determinanten gerichtete Abwehrfunktionen.

Die Immunglobuline bestehen aus Untereinheiten mit Y-förmiger Struktur. Im gegabelten Abschnitt befindet sich der variable **Fab-Bereich** (»Fragment-antigen binding«), und die konstanten, klassentypischen Ketten des Y-Stiels umfassen den **Fc-Teil** (»fragment crystalline« nach seiner guten Kristallisationsfähigkeit). Über den Fab-Teil binden die Immunglobuline an eine bestimmte antigene Determinante. Die Bildung des Antigen-Antikörper-Komplexes führt zur Neutralisierung von Toxinen und von manchen Viren. Die eigentliche Abwehrreaktion erfolgt sekundär durch Aktivierung von Phagozyten oder des Komplementsystems, für die das Fc-Stück der Immunglobuline verantwortlich ist (Fc-Rezeptoren von Phagozyten, Fc-Bindung durch C1q des Komplements bei IgG und IgM). Die Struktur des Fc-Teils ist daneben für die Durchlässigkeit der Plazentaschranke für die Immunglobuline verantwortlich. IgG wird intensiv ins Blut des Feten transportiert, während IgM nur in geringem Ausmaß durch die Plazentaschranke geschleust wird.

5.4.5 Kontrolle proteolytischer Enzyme

Die Hemmstoffe eiweißspaltender Enzyme lassen sich zur Gruppe der **Proteinaseinhibitoren** des Plasmas zusammenfassen, die elektrophoretisch in der Regel als Alphaglobuline in Erscheinung treten.

Antiproteinasen im Plasma	
Enzym	Konzentration
α_1-Proteinaseninhibitor (= α_1-Antitrypsin)	1,9–3,5 g/l
α_2-Makroglobulin	1,1–3,0 g/l
C1-Inaktivator	80–350 mg/l
Antithrombin III	180–300 mg/l
α_2-Antiplasmin	50–70 mg/l

Die Proteinaseinhibitoren sind **Regulatorproteine**, die mehr oder weniger spezifisch eiweißspaltende Enzyme der weißen Blutkörperchen (z. B. Elastase) und der Gerinnungs-, Fibrinolyse- und Komplementsysteme hemmen. Manche (z. B. α_1-Antiproteinase) bieten sich den Proteinasen selbst als Substrat an (»Selbstmordproteine«). Nach Spaltung bildet ein Bruchstück mit der Proteinase einen inaktiven Komplex, der von der Leber rasch aus dem Plasma eliminiert wird. Andere (α_2-Makroglobulin) locken die Proteinase durch Vortäuschung eines Substrats in das Innere ihrer käfigartigen Struktur und sperren sie ein. Auch diese Komplexe werden rasch (Halbwertszeit ca. 2 min) von der Leber eliminiert.

6 Hämostase und Fibrinolyse

Die Hämostase dient der Abdichtung von Lecks im Gefäßsystem, kann aber auch zu intravaskulärer Gerinnselbildung führen. Bei der Hämostase wirken zelluläre Elemente des Blutes, vor allem die Thrombozyten, plasmatische Gerinnungsfaktoren und von verletztem Gewebe exprimierte Substanzen (Gewebefaktor) zusammen. Wenn Gefäße durch Verletzungen eröffnet werden, kommt es zunächst zur *primären Hämostase* als vorläufiger Blutstillung. Der endgültige Verschluß erfolgt durch *sekundäre Hämostase* mit Verfestigung eines Gerinnsels.

6.1 Plasmatische Gerinnungsfaktoren

Zu den Gerinnungsfaktoren im engeren Sinne werden *Fibrinogen* sowie die *Enzyme* und *Kofaktoren*, die die kaskadenförmig ablaufende Aktivierungssequenz der Blutgerinnung bilden, gerechnet. Die an der Hämostase beteiligten Proteine werden mit wenigen Ausnahmen (Faktor III und VIII, Willebrand-Protein) in der Leber synthetisiert. Zur Bildung funktionsfähiger Gerinnungseiweiße ist bei einer Reihe von Faktoren eine Vitamin-K-abhängige Karboxylierung von Glutaminresten erforderlich. Diese Gerinnungsfaktoren haben Halbwertszeiten im Blut von wenigen Stunden bis zu einigen Tagen.

Die mit römischen Zahlen bezeichneten Proteine des Gerinnungssystems sind überwiegend **Zymogene**, d.h. Enzymvorstufen, die durch partielle Proteolyse zu aktiven Enzymen umgesetzt werden (II, VII, IX - XIII). Die aktivierten Formen werden durch den Zusatz a gekennzeichnet (II = Zymogen Prothrombin, IIa = fibrinolytisches Enzym Thrombin). Ca^{++}-Ionen und die Proteine III, V und VIII sind Kofaktoren, die (V und VIII nach Aktivierung zu Va und VIIIa) mit den Enzymen der Gerinnungskaskade auf geeigneter Oberfläche (Membranphospholipide) Reaktionskomplexe bilden. Eine Sonderrolle nimmt Fibrinogen (Faktor I) ein, das hauptsächlich als Substrat zur Bildung von Fibrin dient.

Zu den Gerinnungsfaktoren im weiteren Sinne rechnen die zum Kallikrein-Kinin-System gehörenden Proteine **Präkallikrein** und **HMW-Kininogen** (»High Molecular Weight«-Kininogen) und das adhäsionsfördernde *Fibronectin*, außerdem die Regulatorproteine der Gerinnungsenzyme, wie *Antithrombin III*, sowie die *Proteine C* und *S*.

6.2 Primäre Hämostase

Die vorläufige Blutstillung ist vor allem eine Funktion der **Thrombozyten**. Wenn die Endothelschicht der Blutgefäße durch Verletzungen zerstört und das interstitielle Gewebe freigelegt wird, kommen Plasma und Blutzellen in Kontakt mit Kollagenfasern und einem von den Gefäßendothelien auf der kontraluminalen Seite abgelagerten Protein, dem **Willebrand-Faktor**. Thrombozyten besitzen eine Reihe von Adhäsionsrezeptoren (*Integrine*), mit denen sie sich an den Willebrand-Faktor und an freigelegtes Kollagen, Laminin oder Fibronectin binden können.

Außer von Endothelzellen wird der Willebrand-Faktor von Megakaryozyten synthetisiert und ist entsprechend in Thrombozyten enthalten. Von Endothelzellen und Thrombozyten wird er auch ins Plasma abgegeben. Dort bildet er einen Komplex mit dem Gerinnungsfaktor VIII. Freies Willebrand-Protein kann wie Fibrinogen zur Brückenbildung zwischen Thrombozyten bei der Aggregation dienen.

Wenn sich Thrombozyten an eine verletzte Gefäßoberfläche anheften, werden sie aktiviert. Sie schütten den Inhalt ihrer Granula (ADP, Serotonin, Katecholamine und Proteine wie Beta-Thromboglobulin und Plättchenfaktor 4) aus. In der Thrombozytenmembran wird die Synthese und Freisetzung von Thromboxan A$_2$ angeregt. Die ins Plasma gelangenden Substanzen wie *Thromboxan A$_2$*, *ADP* und *Katecholamine* wirken auf die zirkulierenden Thrombozyten als **Aktivatoren** und regen sie zur **Aggregation** an. Der Aktivator ADP wird

Plasmatische Gerinnungsfaktoren			
Nr.	Name	Halbwertszeit (h)	Plasmakonzentration
I	Fibrinogen	110	3,0 g/l
II*	Prothrombin	50	100,0 mg/l
III	Gewebsthromboplastin	–	–
IV	Ca^{++}-Ionen	–	2,5 mM
V	Proaccelerin	5	10,0 mg/l
VI	identisch mit Va		
VII*	Proconvertin	5	0,5 mg/l
VIII	Antihämophiles Globulin A	15	15,0 mg/l
IX*	Antihämophiles Globulin B (Christmas-Faktor)	25	3,0 mg/l
X*	Stuart-Prower-Faktor	30	10,0 mg/l
XI	Plasma-Thromboplastin-Antecedent (PTA)	15	5,0 mg/l
XII	Hageman-Faktor	60	30,0 mg/l
XIII	Fibrinstabilisierender Faktor (FSF)	150	15,0 mg/l

* werden in der Leber Vitamin-K-abhängig synthetisiert.

auch von Erythrozyten, die beim Ausstrom durch Gefäßlücken abnorm hohen Scherkräften ausgesetzt sind, abgegeben. Die Aggregation von Thrombozyten erfolgt unter Mitwirkung von *Fibrinogen*, *Willebrand-Protein* und *Fibronectin*, die die Funktion einer Brückenbildung zwischen den Adhäsionsproteinen der Thrombozytenmembran übernehmen.

Die aktivierten Thrombozyten des Blutes heften sich an die bereits an der Gefäßwand adhärenten Thrombozyten. Die *thrombozytäre Kettenreaktion* führt zur Bildung eines Thrombozytenpfropfes in der Gefäßwandlücke, dem **primären Thrombus**. Außerdem regen die von den Thrombozyten freigesetzten Substanzen, wie *Thromboxan A$_2$*, die Gefäßmuskulatur zur Kontraktion an. Es kommt zu einem lokalen, 10 bis 20 min anhaltenden Spasmus der Gefäße, wobei durchtrennte größere Arterien sich ins Gewebe zurückziehen. Die Retraktion durch Kontraktion von in Längsrichtung wirkender Gefäßmuskulatur trägt zur Blutstillung bei, denn im Gewebe preßt das austretende Blut die Gefäße selbst zusammen (extravaskuläre Tamponade).

6.3 Sekundäre Hämostase

Parallel zur primären Blutstillung startet der Prozeß der Blutgerinnung, dessen wesentlicher Teil die Bildung von unlöslichen Fäden polymerisierten Fibrins

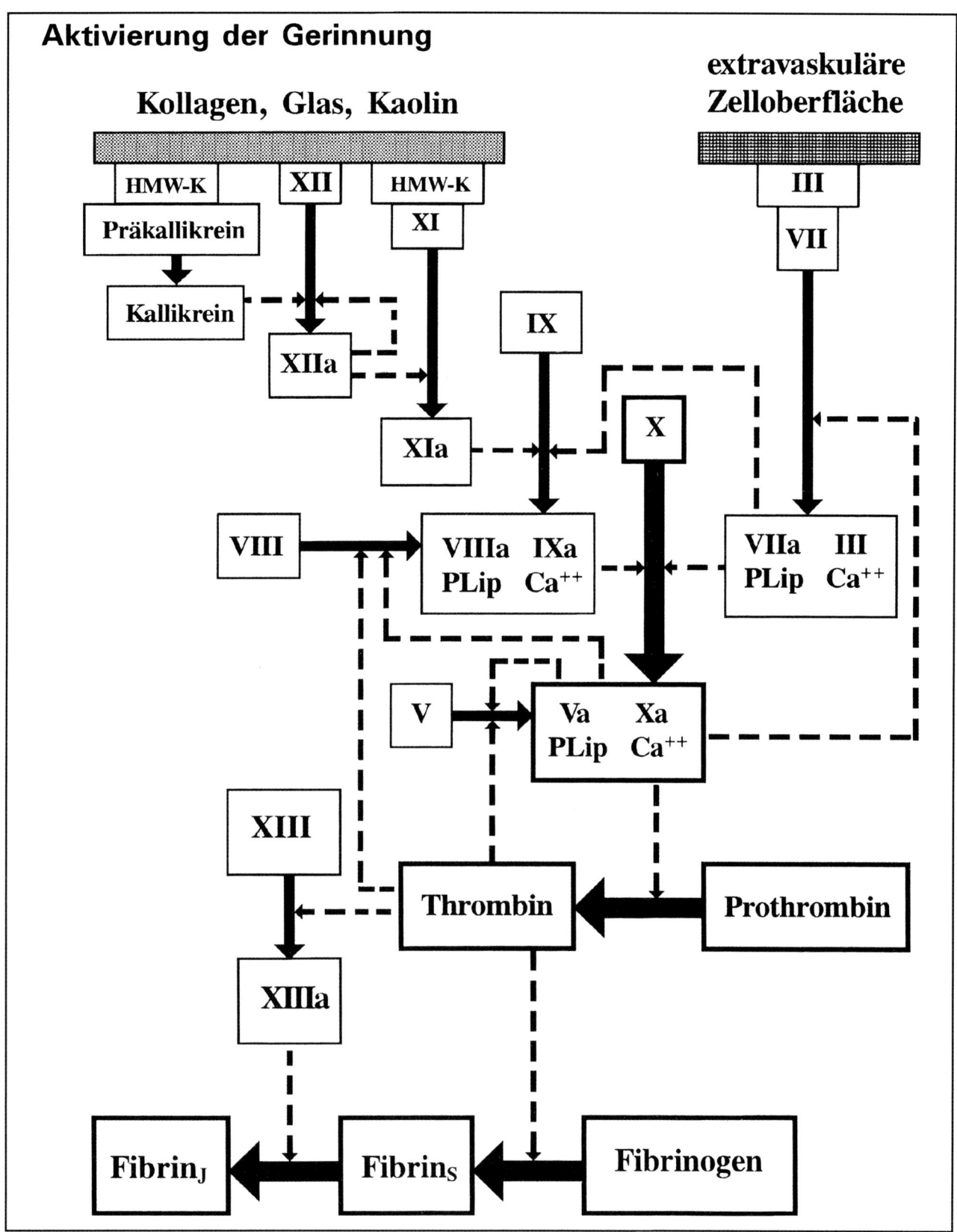

Aktivierung der Gerinnung

Abb. C-8: Enzymatische Reaktionen der intrinsischen und extrinsischen Aktivierung der Gerinnung. Die schwarzen Pfeile symbolisieren proteolytische Umsetzungen, die unterbrochenen Pfeile die Enzymwirkungen. **HMW-K:** »High Molecular Weight«-Kininogen. **PLip:** Membranphospholipide.

aus dem löslichen Plasmaeiweiß Fibrinogen ist. Dieser Vorgang ist Resultat einer kaskadenartigen Aktivierungssequenz eines aus Proteinasen und Kofaktoren bestehenden Multienzymsystems des Plasmas unter Mitwirkung von Blutzellen, insbesondere von *Thrombozyten*.

Die sekundäre Hämostase kann auf einem **intrinsischen Weg** über das Faktor-XII-System und auf einem **extrinsischen Weg** über Gewebsthromboplastin (Faktor III) gestartet werden. Intrinsischer und extrinsischer Weg münden in eine gemeinsame Endstrecke, die mit der Aktivierung des Faktors X zu Xa beginnt.

Auf mehreren Stufen der Gerinnungskaskade werden **Reaktionskomplexe** durch Bindung von aktivierten Proteinasen, Kofaktoren und Substrat (Zymogen) an eine Oberfläche gebildet. Beim Faktor-XII-System erfolgt die Bindung der Reaktionspartner an Oberflächen mit negativen Festladungen (Kollagen, in vitro z.B. Glas). Bei den von den Proteinasen VIIa, IXa und Xa gebildeten Komplexen heften sich die beteiligten Faktoren über Ca^{++}-Ionen an Phospholipide (vor allem Phosphatidylserin), die an Zelloberflächen exprimiert werden. Hauptort der Reaktionskomplexbildung ist die Thrombozytenmembran, in der bei Aktivierung der Thrombozyten normalerweise versteckte Phospholipide freigelegt werden. Diese Thrombozytenphospholipide werden **Plättchenfaktor 3** genannt.

6.3.1 Extrinsische Aktivierung

Der extrinsische Weg beginnt damit, daß nach Durchbrechung der Endothelbarriere der Gewebsthromboplastin oder Gewebsthrombokinase genannte **Gewebefaktor III** mit den Gerinnungsfaktoren des Blutplasmas in Kontakt kommt. Der Faktor III ist ein integrales Membranprotein (Oberflächenrezeptor) von Zellen in der Blutgefäßwand und ihrer Umgebung, die normalerweise nicht in direkten Kontakt mit dem Blut kommen. Durch Bindung an den Gewebefaktor wird (im Zusammenwirken mit Membranphospholipiden) die Aktivierung des Gerinnungsfaktors VII zu VIIa stark beschleunigt. Dabei kommt es zur Wechselwirkung zwischen den Faktoren VII und X, denn Xa aktiviert proteolytisch VII zu VIIa und VIIa seinerseits X zu Xa.

Eine weitere Möglichkeit zum extrinsischen Start der Hämostase ist durch die wechselseitige Beeinflussung der Faktoren VII und IX gegeben, die eine Querverbindung zwischen den extrinsischen und intrinsischen Aktivierungswegen eröffnet. Für die physiologische Bedeutung dieses Querwegs spricht der Befund, daß die sekundäre Hämostase bei Störung des intrinsischen Wegs auf der Höhe des Faktors IX (Bluterkrankheit bzw. Hämophilie) trotz Intaktheit des extrinsischen Wegs und der Gerinnungsendstrecke insuffizient ist.

Faktor VII kann außer durch die von Gewebsthromboplastin katalysierten Reaktionen durch das Faktor-XII-System proteolytisch aktiviert werden. Dieser langsam ablaufende Prozeß dürfte für die physiologische Hämostase keine Bedeutung haben. Er wird aber für die allmähliche Zunahme der Gerinnungsneigung in Blutkonserven, die durch Kalziumbindung ungerinnbar gemachtes Blut enthalten, verantwortlich gemacht. Die Proteinasen des Faktor-XII-Systems (XIIa, Kallikrein) benötigen im Gegensatz zu IXa und Xa kein Ca^{++} zur Bildung von Reaktionskomplexen.

6.3.2 Intrinsische Aktivierung

Die intrinsische Aktivierung der sekundären Hämostase wird durch Kontakt des Plasmas mit einer negativ geladenen Oberfläche ausgelöst, an die sich die Komponenten des Faktor-XII-Systems unter Bildung von Reaktionskomplexen anheften können. Zum Faktor-XII-System gehören zwei Zymogene, der **Faktor XII** (Hageman-Faktor) und **Präkallikrein**, auch Fletcher-Faktor genannt. Während Faktor XII sich direkt an die Kontaktoberfläche heften kann, benötigt Präkallikrein zur Bindung die Vermittlerdienste eines mit ihm im Plasma assoziierten Proteins, des *HMW-Kininogens*. Die kontaktinduzierte Aktivierung des Faktor-XII-Systems erfolgt wie die des extrinsischen Wegs nach dem *Pingpong-System*, d.h. durch wechselseitige Proteolyse von Präkallikrein zu Kallikrein durch XIIa und von XII zu XIIa durch Kallikrein.

Der Faktor XIIa aktiviert den ebenfalls über HMW-Kininogen an die Oberfläche gehefteten **Faktor XI** proteolytisch. Die aktive Form XIa löst sich aus der Oberflächenbindung und bewirkt im Blut die Umsetzung des Faktors IX zu IXa. Außerdem kann XIa (wie auch XIIa) rückwirkend XII in XIIa überführen (positive Rückkopplung im intrinsischen Aktivierungsweg).

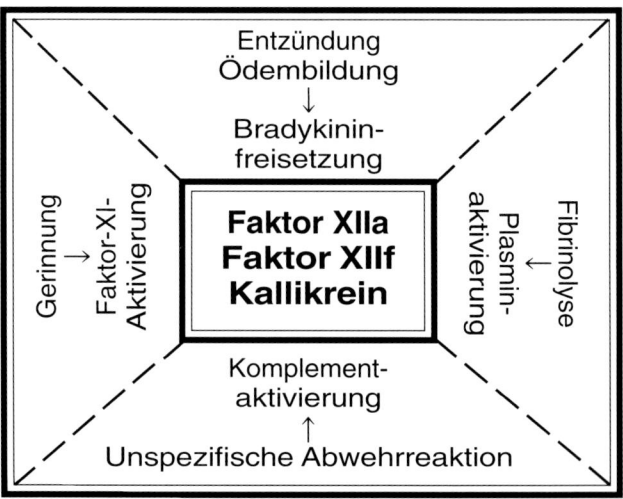

Abb. C-9: Wirkungsspektrum des Faktor-XII-Systems

Die Proteinasen XIIa und Kallikrein wirken auch auf Plasminogen ein, das Zymogen des fibrinolytischen Systems, und aktivieren es zu *Plasmin*. Kallikrein setzt außerdem aus Kininogen Kinine wie *Bradykinin* frei, die u.a. entzündungsauslösend wirken. Daneben kann Kallikrein den aktiven Faktor XIIa durch weitere Spaltung in XIIf überführen. Faktor XIIf hat die Fähigkeit zur Oberflächenbindung verloren, bleibt aber enzymatisch aktiv und bewirkt nach Abdiffusion ins Plasma eine Aktivierung des Komplementsystems.

Die nächste Stufe des intrinsischen Gerinnungswegs ist der um die **Proteinase IXa** an der Thrombozytenoberfläche gebildete Reaktionskomplex, zu dem der **Kofaktor VIIIa**, der aus VIII unter Einwirkung von Xa oder Thrombin entsteht, gehört. Der über Ca^{++} an die Phospholipide der Thrombozytenoberfläche gebundene Komplex aus IXa und VIIIa überführt das Startenzym der Gerinnungsendstrecke, den **Faktor X**, in seine aktive Form Xa.

6.4 Gerinnungsendstrecke

Der **Prothrombinasekomplex**, der aus den über Ca^{++} an Membranphospholipide gebundenen, aktivierten Gerinnungsfaktoren Xa und Va (als Kofaktor) besteht, überführt *Prothrombin* über die Zwischenstufe Präthrombin in die Proteinase **Thrombin**. Hauptsubstrat von Thrombin ist Fibrinogen, das mehrmals gespalten wird, wobei zunächst monomeres und dann zu Fäden polymerisierendes **Fibrin** entsteht. Die Fibrinfäden werden durch Einwirkung des (von Thrombin proteolytisch aktivierten) *fibrinstabilisierenden Faktors XIIIa* verfestigt. Neben dem Faktor XIII aktiviert Thrombin die auf vorherigen Stufen der Gerinnungskaskade benötigten Kofaktoren V und VIII durch limitierte Proteolyse. Die von Thrombin katalysierten Reaktionen sind nicht Ca^{++}-abhängig.

Das im Verlauf der sekundären Hämostase gebildete Thrombin fördert die Thrombozytenaggregation und -aktivierung und damit auch die primäre Blutstillung. Der Thrombozytenthrombus, der durch die in der Blutgerinnung entstehenden Fibrinfäden stabilisiert wird, wächst durch Anlagerung weiterer Thrombozyten und Einbau von Erythrozyten (Bildung eines roten Thrombus). Thrombin aktiviert den kontraktilen Apparat der Thrombozyten. Unter dem Zug der sich kontrahierenden Thrombozyten am Fibrinfadennetz verkleinert sich der Thrombus bis auf einen Bruchteil seines ursprünglichen Volumens, verfestigt sich weiter und engt die Lücke, die er ausfüllt, ein.

6.5 Fibrinolyse

Wenn das in der sekundären Hämostase gebildete Fibringerinnsel seine Aufgabe erfüllt hat, muß es (z.B. im Verlauf der Wundheilung) wieder beseitigt werden.

Diese Funktion übernimmt das **fibrinolytische Enzymsystem des Plasmas** mit der Proteinase *Plasmin*, die unlösliche Fibrinmoleküle in lösliche Fibrinopeptide zerlegt. Als relativ unspezifische Proteinase greift Plasmin auch plasmatische Gerinnungsfaktoren an und baut sie ab, so daß bei Überaktivität von Plasmin die Gerinnbarkeit des Blutes herabgesetzt wird.

Vorstufe von Plasmin ist das Zymogen *Plasminogen*, das eine Plasmakonzentration von etwa 0,2 g/l und eine Halbwertszeit von 2 Tagen hat. Plasmin wird aus Plasminogen durch eine Reihe mehr oder weniger spezifischer Proteinasen freigesetzt. Wie bei der Hämostase kann zwischen einem extrinsischen und einem intrinsischen Weg der Fibrinolyseaktivierung unterschieden werden.

6.5.1 Extrinsische Fibrinolyseaktivierung

Der extrinsische Weg wird durch den **Gewebeplasminogenaktivator** (tPA = »tissue Plasminogen Activator«) gestartet. In der Abkürzung wird t kleingeschrieben, um tPA von anderen Substanzen mit dem gleichen Kürzel (TPA = »Tissue Polypeptide Antigen«) abzugrenzen. Der tPA wird vom Gefäßendothel ins Plasma sezerniert und gelangt nach Verletzungen vermehrt ins Blut. Wenn tPA frei im Plasma vorliegt, aktiviert es Plasminogen nur sehr langsam zu Plasmin. Weitaus schneller verläuft diese Reaktion, wenn tPA und Plasminogen an der Oberfläche von polymerisiertem Fibrin einen Reaktionskomplex bilden können. Gewebeplasminogenaktivator wirkt deshalb vor allem lokal.

6.5.2 Intrinsische Fibrinolyseaktivierung

Intrinsischer Aktivator der Bildung von Plasmin ist **Urokinase**, eine Proteinase, deren Name von ihrer Extrahierbarkeit aus dem Urin abgeleitet wurde. Urokinase entsteht im Plasma aus der von Gefäßendothelzellen sezernierten Prourokinase vor allem durch die Einwirkung der Proteinasen der Startphase des intrinsischen Gerinnungswegs (Kallikrein, XIIa, XIa). Diese Enzyme sind daneben eigenständige Fibrinolyseaktivatoren, denn sie setzen selbst Plasminogen zu Plasmin um. Über das Faktor-XII-System erfolgt somit eine simultane intrinsische Aktivierung von Hämostase und Fibrinolyse. Das zum Faktor-XII-System gehörende Kallikrein kann die Fibrinolyse zusätzlich auf dem extrinsischen Weg aktivieren, denn das durch Kallikrein aus Kininogen freigesetzte *Bradykinin* regt die Gefäßendothelzellen zur Sekretion von tPA an. Wie die Gerinnung weist auch die Fibrinolyse **autokatalytische Rückwirkungen** (positive Rückkopplung) auf. Plasmin aktiviert das Faktor-XII-System (Bildung von XIIa und Kallikrein), setzt Prourokinase zu Urokinase und wahrscheinlich auch selbst Plasminogen zu Plasmin um. Durch diese positive Rückkopplung wird die intrinsische Fibrinolyseaktivierung auf die Stelle der Gerinnselbildung konzentriert.

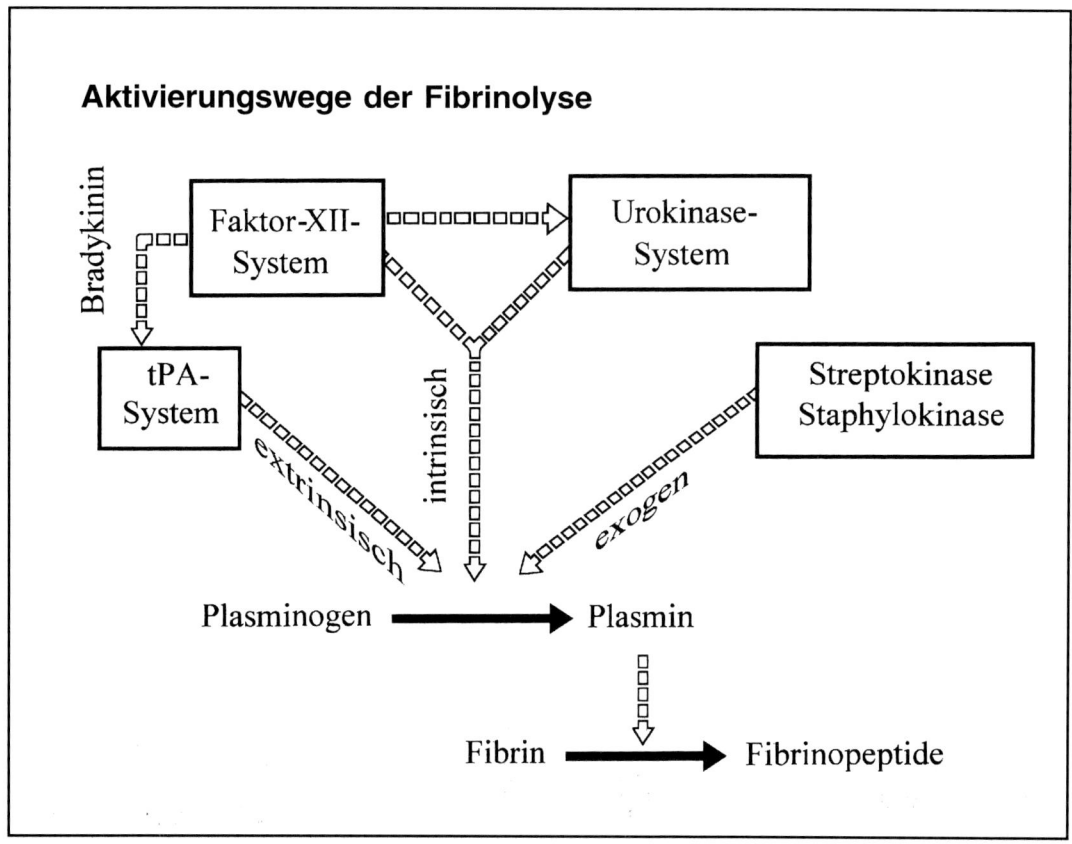

Abb. C-10: Aktivierung der Fibrinolyse

6.5.3 Exogene Aktivierung

Bakterielle Proteine wie *Streptokinase* oder *Staphylokinase* wirken als **heterologe Aktivatoren** der Fibrinolyse. Sie lagern sich als Kofaktoren mit Plasminogen zu einem Komplex zusammen, der proteolytische Aktivität aufweist und aus Plasminogen Plasmin abspaltet. Bei Gabe von heterologen Fibrinolyseaktivatoren z. B. zur Auflösung eines die Herzkranzgefäße verlegenden Gerinnsels (Thrombolyse) wird die Fibrinolyse im ganzen Organismus stimuliert, und es besteht erhöhte Blutungsgefahr, u. a. weil Plasmin nicht nur Fibrinogen, sondern auch plasmatische Gerinnungsfaktoren angreift und in diesem Fall inaktiviert. Dieses Risiko ist geringer, wenn zur Fibrinolyseaktivierung das (gentechnisch herstellbare) tPA oder Prourokinase scu-PA (»single chain urokinase type Plasminogen Activator«) eingesetzt werden, die ihre volle Wirkung nur lokal nach Bindung an Fibrin entfalten. Bei den zur raschen Thrombolyse erforderlichen hohen Dosen bleibt allerdings auch bei diesen Aktivatoren die Fibrinolysestimulation nicht lokal begrenzt.

6.6 Interne Kontrolle von Hämostase und Fibrinolyse

Zur Verhinderung von Fehl- bzw. Überreaktionen müssen die Enzymsysteme von Hämostase und Fibrinolyse fortlaufend kontrolliert und ausbalanciert werden.

6.6.1 Kontrolle der Thrombozytenaktivierung

Die Aktivierung, Aggregation und Adhäsion von Thrombozyten nimmt die Schlüsselposition der primären Hämostase ein. Zur Verhinderung von spontaner Bildung intravaskulärer Thromben darf eine Aktivierung von Thrombozyten nur bei Bedarf und nur lokal begrenzt zugelassen werden. Der Aktivationsgrad eines Thrombozyten wird von der intrazellulären Konzentration der Signalsubstanzen *cAMP* und *cGMP* beeinflußt. Ihr Anstieg vermindert die Aktivierbarkeit und wirkt aggregationshemmend. Auf einer Anhebung des cAMP-Spiegels beruht die Hemmwirkung von *Prostazyklin* (Prostaglandin I_2), dem vom Gefäßendothel sezernierten Gegenspieler des thrombozytären Aktivators Thromboxan A_2. Über eine Anhebung des intrazellulären cGMP wirkt vom Endothel ins Plasma abgegebenes Stickoxid (EDRF = endothelialer Erschlaffungsfaktor).

Zur Verhinderung intravaskulärer Thrombozytenaggregation muß im Plasma spontan entstehendes Thrombin, das intensiv stimulierend auf Thrombozyten wirkt, rasch inaktiviert werden. Diese Aufgabe übernehmen mehrere Antiproteinasen, u. a. *Antithrombin III*. Außerdem kann Thrombin von einem Rezeptorprotein der Gefäßendothelzellen, dem *Thrombomodulin*, unter Blockierung seiner koagulatorischen und thrombozytenaktivierenden Wirkung gebunden werden.

6.6.2 Lokale Kontrolle der Blutgerinnung

Bei lokaler Aktivierung der sekundären Hämostase muß ein Überschießen der Gerinnselbildung über das zum Defektverschluß notwendige Maß vermieden werden. Eine automatische Kontrolle der lokalen Gerinnung kommt dadurch zustande, daß sich Thrombin an das von ihm selbst ausgefällte Fibrin bindet und dabei inaktiviert wird. Außerdem wird bei dem Gerinnungsvorgang die bei der Entstehung des Defekts freigelegte Gewebeoberfläche versiegelt und die Gewebekontaktaktivierung gestoppt.

6.6.3 Allgemeine Kontrolle der Blutgerinnung

Zur Verhinderung unnötiger intravaskulärer Aktivierung von Enzymen der Gerinnungskaskade dienen
– *plasmatische Inhibitoren*, die aktivierte Gerinnungsenzyme durch Bindung an deren aktives Zentrum blockieren,
– *Proteinasen*, die Gerinnungsfaktoren durch enzymatische Spaltung inaktivieren.

Das wichtigste Inhibitorprotein der Blutgerinnung ist *Antithrombin III*, das neben Thrombin auch IXa, Xa und in geringem Ausmaß XIIa inaktivieren kann. Die Antiproteinasen bieten sich den aktivierten Gerinnungsenzymen selbst als Substrat an (»Selbstmordproteine«) und binden sich nach Spaltung kovalent an das aktive Zentrum des Enzyms. Der entstehende inaktive Komplex wird von der Leber aus dem Plasma eliminiert. Spontan läuft dieser Vorgang mit geringer Geschwindigkeit ab, so daß bei erhöhter Konzentration von Antithrombin III das Blutungsrisiko nicht nennenswert gesteigert ist. Durch Kofaktoren, wie *Heparin*, oder durch vom Gefäßendothel exprimierte heparinähnliche Glykosaminoglykane, z. B. *Heparansulfat*, wird die Reaktion stark beschleunigt und die Gerinnung durch Inaktivierung der Gerinnungsfaktoren gestoppt. Neben Antithrombin III enthält das Plasma *Heparin-Kofaktor II*, einen weiteren Inhibitor, der unter Mitwirkung von Heparin oder verwandten Molekülen

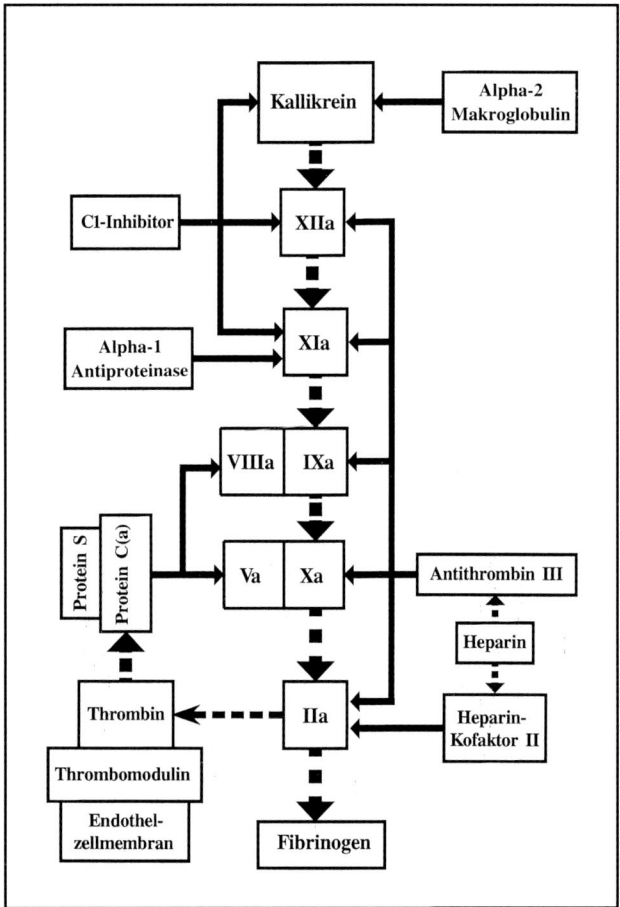

Abb. C-11: Gerinnungskaskade

mit Thrombin (nicht mit anderen Faktoren) einen inaktiven Komplex bildet. Heparin aktiviert auch ein plasmatisches *Amyloid-Protein P*, das die Fibrinpolymerisierung hemmen kann.

An der Kontrolle der Startphase des intrinsischen Wegs der Gerinnung ist Antithrombin III nur marginal beteiligt. Wichtigster Inaktivator für XIIa, XIIf und Kallikrein ist der *C1-Inhibitor*, eine dem Komplementsystem zuzurechnende Antiproteinase. Weitere Kontrollproteine der Anfangsphase der intrinsischen Gerinnung sind α_2-*Makroglobulin* und α_1-*Antiproteinase* (α_1-Antitrypsin).

Die beim Blutstillungsprozeß aktivierten Thrombozyten setzen mit *Plättchenfaktor 4* ein Protein frei, das sich an die heparinähnlichen Glykosaminoglykane der Gefäßwand heftet und die Bindung von Antithrombin III oder Heparin-Kofaktor II verhindert. Am Ort der Hämostase kann so die vom Gefäßendothel ausgehende Gerinnungshemmung blockiert werden.

Von den Proteinasen, die die Gerinnung durch proteolytische Zerstörung von Gerinnungsfaktoren kontrollieren, ist das in der Leber Vitamin-K-abhängig gebildete, kurzlebige (Halbwertszeit < 10 h) *Protein C* mit seinem Kofaktor *Protein S* am wichtigsten. Wenn Thrombin von dem *Thrombomodulin* genannten Rezeptorprotein des Gefäßendothels gebunden wird, verliert es seine Fähigkeit zur Umsetzung von Fibrinogen, kann aber noch Protein C proteolytisch in die aktive Form PCa überführen. Aktiviertes Protein C bildet mit dem Kofaktor Protein S an der Thrombozytenmembran einen Reaktionskomplex, der den Faktor VIIIa durch Spaltung als Kofaktor für IXa unbrauchbar macht. Ebenso spaltet es den Faktor Va aus dem Prothrombinasekomplex in inaktive Bruchstücke. Freisetzung von Thrombin löst somit über das Protein-C-System eine Hemmung der intrinsischen Gerinnungsaktivierung und der Gerinnungsendstrecke aus (negative Rückkopplung).

6.6.4 Bedeutung des Gefäßendothels für die Hämostase

Die Endotheltapete der Blutgefäße spielt eine entscheidende Rolle sowohl bei der Kontrolle als auch bei der Auslösung hämostatischer Prozesse. Normale Endothelzellen hemmen die Thrombozytenaggregation durch Sekretion von Prostazyklin und EDRF, durch Inaktivierung von Thrombin über Bindung an Thrombomodulin und durch Zerstörung des Thrombozytenaktivators ADP mittels einer membranständigen ADPase. Oberflächenproteine des Gefäßendothels bilden die Reaktionsmatrix für die Komplexierung von Thrombin mit Antithrombin III oder Heparin-Kofaktor II und die Aktivierung von Protein C. Andererseits kann das Gefäßendothel im Rahmen von Abwehrvorgängen seine gerinnungshemmende Funktion verlieren und prokoagulatorische Eigenschaften entwickeln. Unter dem Einfluß der Abwehrhormone *Interleukin 1, Tumornekrosefaktor (TNF)* und *Plättchenaktivationsfaktor (PAF)* können Endothelzellen auf ihrer Oberfläche den Gewebefaktor III und Phospholipide exprimieren und selbst (vergleichbar der Membran aktivierter Thrombozyten) die Basis für die Bildung von Reaktionskomplexen der Blutgerinnungskaskade liefern. Die normale Gerinnungshemmung kann so in eine Induktion disseminierter intravaskulärer Gerinnung (DIC = »Disseminated Intravascular Coagulation«) umschlagen.

6.6.5 Kontrolle der Fibrinolyse

Entscheidend für die allgemeine Kontrolle der Fibrinolyse ist die Hemmung von im Plasma gebildetem Plasmin durch Antiproteinasen, insbesondere α_2-*Antiplasmin*, aber auch α_1-Antiproteinase. Im Plasma des Gesunden sind Antiproteinasen im Überschuß vorhanden, so daß neu entstehendes Plasmin innerhalb kurzer Zeit inaktiviert wird, wenn es nicht der Bindung an Antiproteinasen durch Anheftung an Fibrin entgeht. Die Aktivierung der Fibrinolyse wird direkt durch Plasminogenaktivatorinhibitoren **PAI** kontrolliert, die tPA durch Bindung inaktivieren. Etwa 80% der PAI des Blutes sind in Thrombozyten gespeichert und werden bei deren Aktivierung freigesetzt.

Die die Fibrinolyse kontrollierenden Antiproteinasen hemmen zum Teil auch die Enzyme der Gerinnungskaskade. Eine wechselseitige Hemmung besteht außerdem zwischen den Plasminogenaktivatorinhibitoren und dem Protein C als Kontrollprotein der Hämostase. Damit wird die intravaskuläre Aktivität von Hämostase und Fibrinolyse durch gemeinsame Aktivatoren und Hemmstoffe ausbalanciert.

7 Funktion des Thymus

Etwa in der 10. Schwangerschaftswoche wandern in das Thymusstroma im Knochenmark gebildete unreife Lymphozyten ein. Diese lassen sich im epithelialen Netzwerk als »Thymozyten« nieder und entwickeln sich unter dem Einfluß der umgebenden Zellen zu immunkompetenten T-Lymphozyten.

7.1 Hormone des Thymus

Die epithelialen Zellen des Thymus sezernieren eine Reihe strukturell unterschiedlicher Peptid-Botenstoffe, die parakrin auf die benachbarten Zellen (insbesondere auf Thymozyten) und endokrin (u. a. auf zirkulierende, noch nicht voll ausgereifte T-Lymphozyten) wirken.

Die endokrine Funktion des Thymus ist unter Verwendung von lipid- und purinfreien Extrakten aus Thymusgewebe (Peptidgemische) und z. T. unter Reinigung und Synthese der einzelnen Peptid-Botenstoffe untersucht worden.

Im Plasma des Menschen zeigt die Konzentration von Thymosin α_1 eine tagesrhythmische, zu der von Kortisol spiegelbildliche Schwankung. Die mit RIA gemessene FTS-Konzentration liegt bei etwa 10% der von Thymosin α_1. Mit der Altersinvolution des Thymus sinken die Plasmaspiegel der Thymuspeptide ab, wobei der von Thymosin α_1 bis zum 7. Lebensjahrzehnt nur auf ein Drittel, der von Thymulin (FTS) dagegen auf 1/30 fällt. Bei Kindern mit angeborenen Immunmangelsyndromen ist der Thymushormonspiegel erniedrigt. Bei erworbenen Immunmangelsyndromen sind die Befunde widersprüchlich. Bei AIDS-Kranken ist Thymulin erniedrigt, der Thymusfaktor (TF) 5 dagegen erhöht gefunden worden. Möglicherweise werden Thymuspeptide auch außerhalb des Thymus sezerniert.

Die Vielzahl der meist in verschiedenen Ländern isolierten und untersuchten Thymus-Peptidhormonfraktionen (TF 5 und Thymopoetin in den USA, Thymulin in Frankreich, THF in Israel, TFX in Polen, Thymostimulin in Italien), zu denen noch zahlreiche weniger gut definierte Extrakte anderer Arbeitsgruppen kommen, zeigt, daß es im Thymus eine Reihe unterschiedlicher und möglicherweise auch speziesspezifischer Peptid-Botenstoffe gibt. Obwohl diese sich in der Struktur und

Wichtige Thymusfraktionen und Bestandteile	
Rohextrakte	**Einzelstoffe**
Thymosin-Faktor 5 (TF 5), Gemisch aus über 40 hitzebeständigen Peptiden aus Kälberthymus	Thymosin α_1 28 AS Thymosin α_5 3000 D Thymosin α_7 220 D Thymosin α_{11} 35 D Thymosin β_3 5500 D Thymosin β_4 43 AS Thymosin β_8 Thymosin β_9 Thymosin β_{10}
Thymopoetin (TP), zwei aus Kälberthymus isolierte Isopeptide, eines davon als aktives Bruchstück	TP I 49 AS TP II 49 AS TP 5 9 AS
Thymulin (Facteur thymique sérique), isoliert aus Schweineserum	FTS 9 AS
Thymic Humoral Factor hitzelabiles Peptid aus Thymus von Kalb oder Maus	THF 31 AS
Thymic Factor X aus Kälberthymus extrahiertes Peptidgemisch	TFX ca. 4200 D
Thymostimulin aus Kälberthymus extrahiertes Peptidgemisch (wie TF 5)	TS

AS: Aminosäuren, **D**: Molmasse in Dalton

auch in den Transduktionsmechanismen (Aktivierung der Adenylatzyklase mit cAMP-Bildung, einer Phospholipase A mit Stimulation der Prostaglandinsynthese oder der Adenosindeaminase mit Abnahme des intrazellulären Adenosinspiegels) unterscheiden, überschneidet sich ihr Wirkungsmechanismus weitgehend. Außerdem werden im Thymus andere Peptidhormone, wie Adiuretin und Oxytocin, gebildet. Die Funktion dieser ektopen Hormonsekretion ist noch nicht bekannt.

7.2 Bedeutung der Thymushormone

Im Verlauf der Maturation der T-Lymphozyten induzieren Thymuspeptide die Expression T-Zell-typischer Oberflächenantigene, wobei TF 5 in der Frühphase (Ausbildung des T-Lymphozytenrezeptors Ti/T3) und TP in späteren Ausreifungsstadien wirksam werden. Die Thymuspeptide wirken auf die T-Lymphozyten auch noch nach Verlassen des Thymus ein. Sie fördern den Abschluß der Ausreifung und können zudem die Freisetzung von Zytokinen durch die T-Lymphozyten anregen, TF 5 vor allem die von IL2, Thymosin α speziell die von Gamma-Interferon.

Der Thymus steht in Wechselwirkung mit anderen Hormondrüsen, insbesondere der Schilddrüse, der Adenohypophyse, der Nebennierenrinde und den Gonaden. Thymushormone regen die Produktion von ACTH, Kortisol und Beta-Endorphin an. Wenn der Thymus beim Versuchstier kurz nach der Geburt entfernt wird, ist die Entwicklung der Sexualorgane und der Nebennierenrinde gestört. Andererseits hemmen Testosteron und Kortisol die endokrine Thymusfunktion. Bei Hypothyreose ist die Hormonproduktion des Thymus verringert, bei Hyperthyreose erhöht.

D. Untersuchungsmethoden

1 Lymphsystem

1.1 Anamnese

Bei lymphatischen Tumoren, ausgenommen die akute lymphatische Leukämie, sind folgende Leitsymptome anamnestisch wichtig:
- *Persistierende Lymphknotenschwellungen,* die dem Patienten auffallen;
- *Allgemeinsymptome:* Fieber unklarer Ätiologie über 38°C, Nachtschweiß, Gewichtsabnahme von über 10% des Ausgangsgewichts in den letzten 6 Monaten (sog. B-Symptome). Der beim Hodgkin-Lymphom häufig zitierte Alkoholschmerz ist selten und klinisch praktisch bedeutungslos.
- *Milzvergrößerung,* die bei bestimmten lymphatischen Tumoren im Vordergrund stehen kann und durch Verdrängungserscheinungen oder Schmerzen (Perisplenitis bei Entzündung oder Infarkt) den Patienten zum Arzt führt. Bei einer Splenomegalie reichen die subjektiven Befunde von einem Schweregefühl bei Lagewechsel (leichte Milzvergrößerung) bis zu ausgeprägten Druckbeschwerden im Liegen oder nach kleinen Mahlzeiten (über 2000 g schwere Milz). *Peritonitische Reizzeichen* können nach einer Milzruptur auftreten.
- *Knochenschmerzen* und/oder eine *Spontanfraktur* können die ersten Zeichen eines Plasmozytoms sein.
- *Weitere Befunde,* die z. B. mit einem Lymphom in Zusammenhang stehen können, sind Kratzzeichen bei Hautjucken oder eine hämorrhagische Diathese.

1.2 Inspektion – Palpation

Wichtige Befunde sind:
- *Zeichen der Anämie:* Blässe der Haut und der sichtbaren Schleimhäute,
- sichtbar oder palpierbar vergrößerte *Lymphknoten* bzw. *Lymphknotenpakete,*
- Nachweis einer *Hepato-* und/oder *Splenomegalie* durch Palpation des Abdomens,
- große intrathorakale Lymphome, die durch *Einflußstauung* klinisch manifest werden.

1.3 Laboruntersuchungen

Die Wertigkeit der verschiedenen Laboruntersuchungen ist bei lymphatischen Tumoren sehr unterschiedlich.

Blutkörperchensenkungsgeschwindigkeit (BSG): Dieser Parameter für die Krankheitsaktivität ist beim Hodgkin-Lymphom von hoher, bei malignen Non-Hodgkin-Lymphomen, insbesondere bei niedrigmalignen NHL, von geringer Wertigkeit. Die Verdachtsdiagnose »Plasmozytom« wird bei Nachweis einer stark erhöhten Blutsenkung (in der Regel über 100 in der ersten Stunde) sehr wahrscheinlich.

Die **Blutbildparameter** (Hb, Leukozytenzahl, Differentialblutbild, Thrombozytenzahl, Retikulozytenzahl) sind bei allen malignen Lymphomen sehr wichtig. Eine Verminderung peripherer Blutzellen (Anämie, Granulozytopenie, Thrombozytopenie) geht fast immer mit einer Knochenmarkinfiltration einher und zeigt ein fortgeschrittenes Krankheitsstadium an. Bei einer Anämie kommt differentialdiagnostisch eine symptomatische autoimmunhämolytische Ursache in Frage (Retikulozytenzahl und Coombs-Test).

Elektrophorese – Immunglobulinbestimmung: Die Erhöhung der α_2- und β-Globulinfraktion in der Elektrophorese ist beim Hodgkin-Lymphom ein Zeichen für eine erhöhte Krankheitsaktivität. Die Erniedrigung der Immunglobuline ist bei niedrigmalignen Lymphomen Hinweis auf ein fortgeschrittenes Krankheitsstadium. Bei einigen lymphatischen Tumoren (z. B. beim Immunozytom) kann der Nachweis eines *monoklonalen Immunglobulins* diagnostisch und prognostisch wichtig sein. Dieser Parameter sowie der Nachweis von *leichten Immunglobulinketten im Urin* sprechen für ein Plasmozytom.

Weitere Laborparameter für die Charakterisierung der Krankheitsaktivität bei malignen Lymphomen können die *Laktatdehydrogenase* (LDH) und die *Albuminkonzentration im Serum* sein. Eine Erhöhung der *harnpflichtigen Substanzen*, insbesondere des Kreatinins, kann ein Hinweis auf eine direkte oder indirekte Nierenbeteiligung sein: Amyloidose (Plasmozytom- oder Paraproteinniere), obstruktive Nephropathie, Hyperurikämie und -kalzämie sowie eine direkte Tumorinfiltration der Nieren.

2 Blutbildendes System

2.1 Anamnese

Bei **Erkrankungen des blutbildenden Systems** stehen bestimmte Symptome im Vordergrund oder müssen erfragt werden:

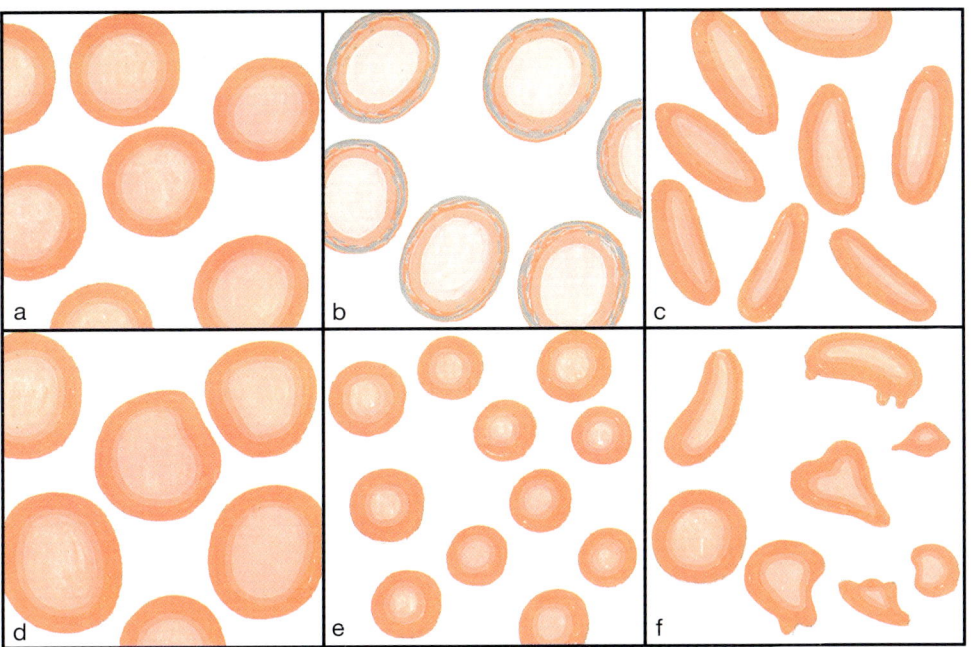

Abb. D-1: Veränderungen der Form, Größe und Anfärbbarkeit der Erythrozyten im peripheren Blut. a) Normal, b) hypochrome Erythrozyten, c) Ovalozyten, d) Makrozyten, e) Mikrosphärozyten, f) Poikilozyten. Giemsa-Fbg.

– *Anämiesymptome* (Leistungsminderung, Blässe, Atemnot), die den Patienten in seiner Leistungsfähigkeit beeinträchtigen und häufig den Anlaß für eine Konsultation darstellen
– *Infektanfälligkeit bei Granulozytopenie* bei viralen, bakteriellen und Pilzinfektionen
– *Blutungsneigung*: Petechien, Ekchymosen, innere Blutungen
– *Knochenschmerzen*, z. B. bei chronischer myeloischer Leukämie.

2.2 Inspektion – Palpation

Bei der Inspektion und Palpation ist besonders auf folgende Kriterien zu achten:
– *Zeichen der Anämie* (Blässe der Haut und der sichtbaren Schleimhäute), die ein Hinweis auf ein fortgeschrittenes Krankheitsstadium der Krankheit sind
– *Zeichen der hämorrhagischen Diathese*
– *Hepatosplenomegalie*
– *Hautinfiltrate* bei akuten Leukämien sowie Gingivahyperplasie.

2.3 Laboruntersuchungen

Im Vordergrund steht zunächst die **Bestimmung der Blutbildparameter**. Eine erste orientierende Information gibt das *kleine Blutbild* (Bestimmung von Hämoglobin und Leukozytenzahl). Je nach Fragestellung wird die Untersuchung durch Erfassung der wichtigsten

Blutparameter im Rahmen des *großen Blutbildes* erweitert: Bestimmung der Hämoglobinkonzentration, der Erythrozyten- und Leukozytenzahl mit Differenzierung und Thrombozytenzahl. Diese Angaben werden durch die abgeleiteten Blutparameter MCH (mittleres korpuskuläres Hämoglobin), MCV (mittleres Zellvolumen = Hämoglobin/Erythrozyten) und MCHC (mittlere Hämoglobinkonzentration im Erythrozyten = Hämoglobin/Hämatokrit) ergänzt. Diese Untersuchungen werden am Venen- oder Kapillarblut, nach Möglichkeit unter Standardbedingungen (morgens und nüchtern entnommen), vorgenommen.

Hämoglobinbestimmung erfolgt photometrisch nach Freisetzung des Hämoglobins aus den Erythrozyten (Hämolyse) und chemischer Umwandlung der verschiedenen Hämoglobinformen (oxigeniertes und desoxigeniertes Hämoglobin, Methämoglobin) in eine stabile, einheitlich lichtabsorbierende Verbindung (Cyanhämiglobin).

Der **Hämatokrit** wird meist durch Zentrifugation einer ungerinnbar gemachten Blutprobe bestimmt. Im Schwerefeld sedimentieren die Erythrozyten (Dichte ca. 1,09 g/ml gegenüber ca. 1,03 g/ml des Plasmas). Die Leukozyten und Thrombozyten haben eine etwas geringere Dichte als die Erythrozyten. Bei der Zentrifugation des Blutes lagern sie sich als weißlicher Saum am Oberrand der Erythrozytensäule ab (Specksaum oder »buffy coat«). Dieser Saum wird bei der Hämatokritablesung nicht berücksichtigt. Die Angabe des Hk sollte in Form des Volumenanteils anstatt der ver-

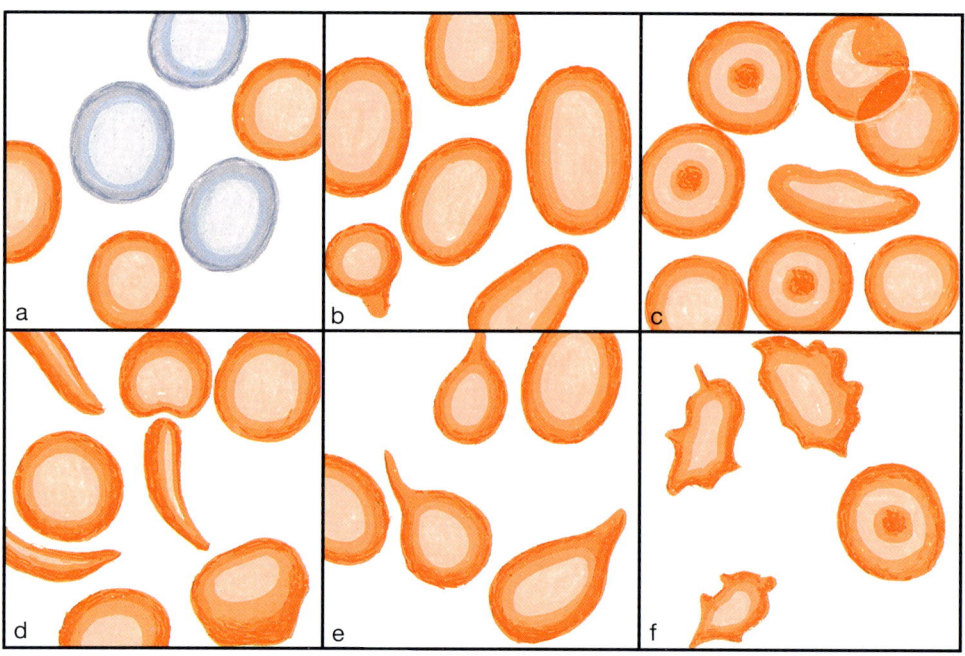

Abb. D-2: Erythrozytenveränderungen bei Anämien. a) Polychromatische Erythrozyten, b) Megalozyten, c) Schießscheibenzellen, d) Sichelzellen, e) Tränenform, f) Akanthozyten. Giemsa-Fbg.

alteten Angabe als »Volumenprozent« erfolgen. Der Hk-Referenzbereich für Männer beträgt 0,42 bis 0,54, für Frauen 0,38 bis 0,50.

Der Hämatokrit hängt vom Kreislaufabschnitt ab, aus dem das Blut entnommen wurde. In der Mikrozirkulation des Skelettmuskels kann der Hk 0,2, in den Gefäßsinus der Milz 0,8 betragen. Der **Ganzkörperhämatokrit** (gesamtes Erythrozytenvolumen geteilt durch gesamtes Blutvolumen) liegt etwa 10% unter dem klinisch-chemisch üblicherweise angegebenen Hk des Blutes aus der V. cubitalis.

Bei der **Bestimmung des Leukozytendifferentialbilds** am Giemsa- oder May-Grünwald-Giemsa-gefärbten Ausstrich ist auch auf die Morphologie der Erythrozyten zu achten. Von diagnostischer Relevanz ist die Beschreibung von Abweichungen in der *Größe* (Megalozyten oder Mikrosphärozyten), der *Form* (Aniso-/Poikilozytose: Ovalozyten, Drepanozyten, Stomatozyten, Akanthozyten) oder der *Anfärbbarkeit* (hypo-, normo- oder hyperchrome Erythrozyten). Ferner ist auf das *Vorkommen von besonderen intrazellulären Strukturen* (Targetzellen, Retikulozyten, Einschlüsse [Howell-Jolly-Körper, Heinz-Innenkörper], Parasiten [z. B. Malariaplasmodien]) zu achten.

Blutsenkungsgeschwindigkeit (BSG): Bei der normalerweise angewandten *Methode nach Westergren* mit senkrecht stehendem Senkungsröhrchen liegt die BSG in der ersten Stunde bei 0 bis 20 mm (Männer) oder bei 0 bis 28 mm (Frauen). Bei der Bewertung der BSG ist zu berücksichtigen, daß die Sedimentationsrate mit steigendem Hämatokrit abnimmt. Dies

kann als Behinderung der aufwärts gerichteten Plasmaverschiebung durch die Erythrozyten interpretiert werden. Wenn man dem Plasma durch Schrägstellung des Senkungsröhrchens einen widerstandsarmen Weg nach oben zur Oberkante der absinkenden Erythrozytensäule eröffnet, wird die BSG beschleunigt (Schnellsenkungsmethode).

Unter den **laborchemischen Blutuntersuchungen** im Rahmen von Bluterkrankungen sind Bestimmungen von *Eisen* (Serumeisen: 0,7–1,5 mg/l, Eisenbindungskapazität: 2–3 mg/l, Eisenresorptionstest, Eisenausscheidung mit dem Harn u. a.) sowie die differenzierten *Eiweißbestimmungen* (Elektrophorese) hervorzuheben.

Von diagnostischer Relevanz sind **immunologische Untersuchungen**, wie z. B. der Einsatz von monoklonalen Antikörpern gegen bestimmte Antigene hämopoetischer Zellen. Diese Bestimmung kann flowzytophotometrisch am peripheren Blut oder immunhistochemisch am Gewebsschnitt durchgeführt werden.

Heute stehen zahlreiche monoklonale Antikörper zur differenzierten Zelluntersuchung zur Verfügung. Ein Teil dieser Antikörper ist im CD (»Cluster of Differentiation«)-System standardisiert worden, wobei sich kleine Abweichungen im jeweiligen Reaktionsmuster nicht ausschließen lassen. 78 Cluster wurden definiert und in sechs Hauptgruppen unterteilt. Das CD-System hat sich in der Routinediagnostik bewährt, so z. B. bei der Bestimmung der Histo-/Zytogenese der Lymphome oder des Immunstatus eines Patienten (CD4/CD8-Quotient).

CD-Systematik (ausgewählte Cluster)			
CD 1	a: Thymozyten (Thymuskortex) b: Langerhans-Zellen c: Makrophagen	CD 23 CD 25 CD 30	Follikelmantel-Zellen IL2-Rezeptor, aktivierte B- und T-Zellen Hodgkin-/Sternberg-Zellen
CD 2	Schaf-Erythrozytenrezeptor	CD 33	Myelomonozytäre Zellen, myeloische Vorstufen
CD 3	T-Zell-Rezeptor	CD 34	Frühe myeloische Vorstufen
CD 4	Helfer-/Inducer-T-Zellen	CD 35	Granulozyten, Monozyten, dendritische
CD 5	T-Lymphozyten		Retikulumzellen
CD 6	T-Lymphozyten	CD 38	Aktivierte T-Zellen, Plasmazellen, unreife
CD 7	Periphere T-Zellen		Knochenmarkzellen
CD 8	Suppressor-/zytotoxische T-Zellen	CD 41	Thrombozyten, Megakaryozyten
CD 10	Common Acute Lymphoblastic Leukaemia (CALLA)	CD 45	Allgemeines Lymphozytenantigen RO: T-Gedächtniszellen
CD 19	Pan-B-Lymphozyten (außer Plasmazellen)	CD 57	NK(Natural Killer)-Zellen
CD 20	B-Subpopulation, dendritische Retikulumzellen	CD 68	Monozyten, Makrophagen
CD 21	EBV-Rezeptor, B-Subpopulation	CD 77	Keimzentrum (B-Subpopulation)
CD 22	Pan-B-Lymphozyten		

3 Bildgebende Verfahren

3.1 Endoskopie

Durch **Endoskopie** können bestimmte Parameter, wie Größe und Oberfläche von Leber und Milz, sowie die Beschaffenheit von Lymphknoten (z. B. im Mediastinum) beurteilt werden. Häufig wird diese Untersuchung durch eine diagnostische Punktion bzw. Biopsie ergänzt.

3.2 Sonographie

Die Ultraschalluntersuchung spielt heute bei der Erstdiagnostik und vor allem bei der Verlaufsbeobachtung und Nachsorge maligner Lymphome eine entscheidende Rolle. Sie ist für den Patienten nicht belastend, jederzeit durchführbar, billig, und liefert vor allem bei geübten Untersuchern ausgezeichnete, der Computertomographie vergleichbare Ergebnisse. Indikationen sind:
- Erfassung vergrößerter abdominaler Lymphome bei der Erstdiagnostik sowie von Lymphknotenmetastasen
- Beurteilung der Rückbildung intraabdomineller Lymphome und einer evtl. vergrößerten Milz unter Therapie
- Nachsorge nach Therapie
- Leberbiopsie(n) unter sonographischer Kontrolle bei Non-Hodgkin-Lymphomen zum Ausschluß einer Leberbeteiligung.

Lymphknotensonographie: Wichtige Indikation der sonographischen Untersuchung ist die Darstellung der Bauchlymphknoten. Man unterscheidet retroperitoneale (entlang der großen Gefäße) und intraabdominelle (Mesenterium, Mesokolon, Leberhilum) Lymphknotenregionen. Normale Lymphknoten (bis zu einer Größe von 10 mm) sind nicht von dem umgebenden Fettgewebe zu unterscheiden. Bei vergrößerten Lymphknoten

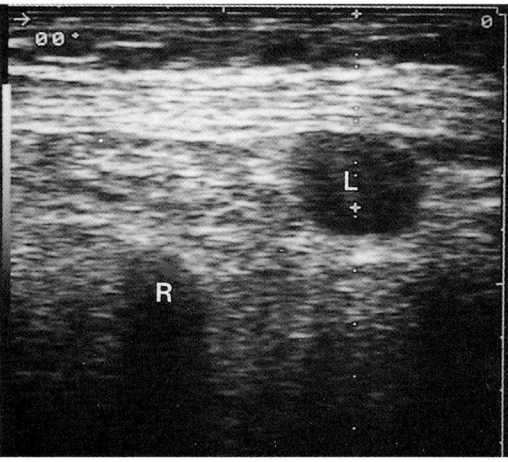

Abb. D-3: Hodgkin-Lymphom. Vergrößerte und verbackene axilläre Lymphknoten (**L**). **R** = Rippenschatten.

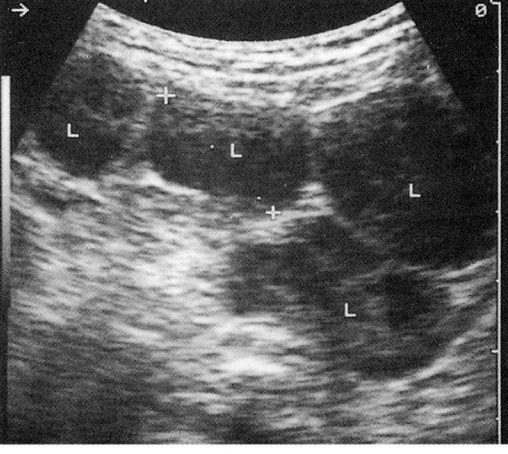

Abb. D-4: Non-Hodgkin-Lymphom. Multiple Lymphknotenpakete (**L**) in der Halsregion bei niedrigmalignem NHL.

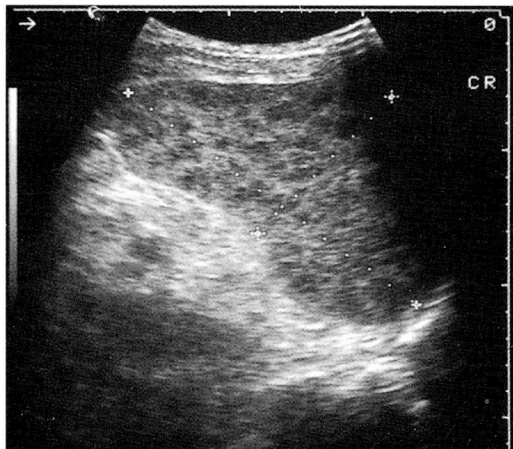

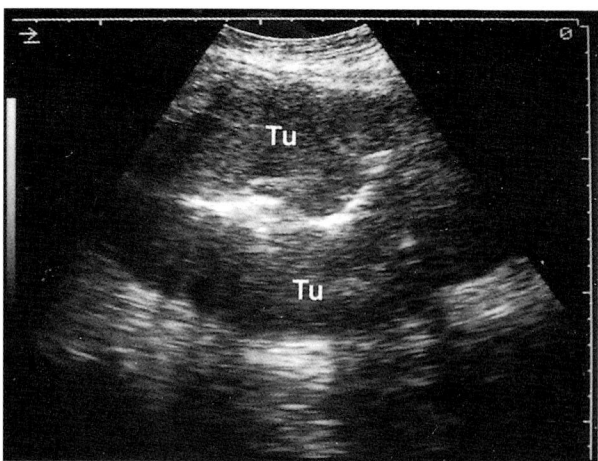

Abb. D-5: Hodgkin-Lymphom. Zahlreiche, diffus verteilte, kleinnoduläre, hyporeflexive Infiltrate in einer deutlich vergrößerten Milz (Milzgrenze mit kleinen Kreuzen markiert).

Abb. D-6: Extranodales Non-Hodgkin-Lymphom. Solider Dünndarmtumor **(Tu)** mit zirkulärer Einengung des strichförmig stenosierten, reflexdichten Darmlumens.

sind Lage, Grenzfläche, Form, Binnenstruktur und örtliche Beziehungen zu einem Organ und Organbefall (z. B. bei Metastasen) zu erfassen.

Milzsonographie: Die wichtigsten Indikationen sind die Beurteilung der Organgröße und die Kontrolle nach einem Bauchtrauma (Ausschluß einer Milzruptur). Die Methode eignet sich auch zum Nachweis von Nebenmilzen. Im Interkostalschnitt stellt sich die Milz als dreieckiges Organ dar. Bei der Größenbestimmung sollten die Maximalwerte von 11×7× 4 cm nicht überschritten werden. Normalerweise ist die Binnenstruktur der Milz – vergleichbar mit Nierenparenchym – echoarm und homogen. Zu den wichtigsten, sonographisch darstellbaren Milzveränderungen zählen: Splenomegalie, Zysten, traumatische Milzruptur mit oder ohne Kapseleinriß, Abszesse, Infarkte und Tumoren.

3.3 Konventionelle Röntgendiagnostik

Die röntgenologische Untersuchung der Thoraxorgane in zwei Ebenen stellt die Standardmethode zur Erfassung intrathorakaler Lymphome und Lungeninfiltrationen dar. Bei gegebener Indikation kann sie durch CT, Schichtaufnahmen oder NMR ergänzt werden. Beim Plasmozytom finden sich typische Osteolysen oder eine diffuse Osteoporose. Bei dieser Erkrankung ist bei der Erstdiagnose die röntgenologische Untersuchung des Schädels, der gesamten Wirbelsäule und des Beckens aus diagnostischen und therapeutischen Gründen (Stadieneinteilung) sowie zur Verlaufsbeurteilung indiziert.

3.4 Computertomographie

Sie wird in ähnlicher Form eingesetzt wie die Sonographie, wobei die beiden Methoden sich ergänzen. Indikationen zur CT bei malignen Lymphomen sind:

– Erstdiagnostik zur Erfassung *intraabdomineller und intrathorakaler Lymphome* bei allen malignen Lymphomen,
– Erfassung von *Lungeninfiltrationen* bei allen malignen Lymphomen. Hier ist die CT der üblichen röntgenologischen Untersuchung überlegen.
– Beurteilung des *Behandlungsergebnisses* (sog. Restaging),
– In der *Nachsorge* sollte die CT je nach Indikation als Ergänzung zur Sonographie in größeren zeitlichen Abständen eingesetzt werden.

3.5 Lymphangiographie

Die röntgenologische Darstellung der Lymphknoten (z. B. im Retroperitoneum) wird in den meisten Fällen durch Sonographie und Computertomographie ersetzt. Bei Hodgkin-Lymphomen wird eine Lymphangiographie durchgeführt, wenn die Befunde der Sonographie und der Computertomographie zweifelhaft sind. Bei Non-Hodgkin-Lymphomen spielt sie praktisch keine Rolle mehr.

3.6 Kernspintomographie

Diese Methode kann als Zusatzuntersuchung eingesetzt werden, wenn z. B. der klinische Verdacht auf ein Lymphomrezidiv besteht, die bereits erwähnten bildgebenden Verfahren aber keine eindeutige Diagnose erlauben.

3.7 Nuklearmedizinische Untersuchung

Isotopenuntersuchungen haben nach Einführung der Sonographie und der CT teilweise an Bedeutung verloren. Allerdings sind einige Untersuchungsmethoden bei

Isotopen	Indikation
Eisen 59	*Extramedulläre Blutbildung:* Nachweis von erythropoetisch aktiven Prozessen *Erythropoeseaktivität:* Quantifizierung des Eiseneinbaus in Erythrozyten
Indium 111	*Erythrozytenlebenszeit*
Chrom 51	*Erythrozytenabbau* (Ort) *Erythrozytenvolumen* (Blutmengenbestimmung, z. B. bei Polyglobulie) *Thrombozytenlebenszeit*
Jod 131	*Fibrinogenumsatz* (Nachweis von frischen Thrombosen).

der Diagnostik maligner Lymphome nach wie vor unerläßlich. Die wichtigsten verwendeten Isotopen sind in der Tabelle aufgezählt.

4 Bioptische Verfahren

Bei Erkrankungen des blutbildenden und des lymphatischen Systems ist die zytologische bzw. histologische Untersuchung von Punktions- bzw. Biopsiematerial, ggf. unter Zuhilfenahme von Spezialverfahren zur Diagnose, meist unerläßlich.

4.1 Lymphknotenbiopsie

Im Gegensatz zur Knochenmarkbiopsie wird die Indikation zur Lymphknotenbiopsie – aufgrund der vielfältigen Krankheitsursachen und des Mangels an anderen diagnostisch relevanten Parametern – großzügiger gestellt. Grundsätzlich ist sie bei jeder unklaren persistierenden Lymphknotenschwellung vorzunehmen. Dabei kommt es in ganz erheblichem Maß auf das technische Vorgehen an, denn nur ein optimaler Erhaltungszustand des Gewebes liefert ausreichende diagnostische Informationen. In der Regel wird man auf die Untersuchung von inguinalen Lymphknoten verzichten, da diese histopathologisch schwer zu beurteilen sind und unspezifische Veränderungen aufweisen. Das Gewebe wird in frischem Zustand zur weiteren pathologisch-anatomischen Untersuchung zur Verfügung gestellt. Ist dieses Vorgehen nicht möglich, so sollte der Lymphknoten sofort in einer ausreichenden Menge (etwa das Zehnfache des Biopsievolumens) einer auf pH 7 gepufferten 10%igen Formalinlösung fixiert werden. Große Biopsien sollten halbiert, Milzen prinzipiell lamelliert werden, um eine ausreichende Fixierung zu gewährleisten.

Bei Karzinomoperationen werden **lokale** und **lokoregionale Lymphknoten** (in der Regel in Fettgewebe ein-gebettet) entfernt. Von diagnostischer (pTNM-System), prognostischer und therapeutischer Relevanz ist die sichere Darstellung und histologische Aufarbeitung *aller* entfernten Lymphknoten. Oft sind die wichtigsten Befunde nur nach Anfertigung von 200 µm dicken Stufenschnitten zu erfassen. Zu den wichtigsten Parametern zählen:

– *Zahl der entfernten Lymphknoten* (Qualitätskontrolle der Radikalität des operativen Eingriffs, aber auch der histopathologischen Untersuchung)
– *Größe der Lymphknoten*
– *Zahl der befallenen Lymphknoten:* Bestimmung unter histologischer Kontrolle
– *Größe der Metastasen:* Unterscheidung zwischen *Makro-* und *Mikrometastasen* (Grenze beträgt 2 mm). Wichtig ist auch die Unterscheidung zwischen *ausgeschwemmten Tumorzellen* in den Randsinus und *echten Metastasen* (Tumorverbände mit Anschluß an das örtliche Gefäßsystem).
– *Ausbreitung der Metastasen:* Der Nachweis eines perinodalen Wachstums (Metastasendurchbruch durch die Lymphknotenkapsel mit Infiltration des benachbarten Fettgewebes) ist für die Prognose eines Mammakarzinoms wichtig.

Eine quantitative Aussage über den Lymphknotenstatus eines Patienten gelingt nur durch Anwendung der **Clearing-Technik:**
– *Entwässerung* des Gewebes mit Azeton oder einer aufsteigenden Alkoholreihe (70- bis 100%iges Äthanol)
– *Entfettung* des Gewebes durch Einwirkung von 50° C warmem Xylol
– *Durchmusterung:* Das Präparat wird auf einem Leuchtkasten geglättet und unter visueller Kontrolle durchgetastet.

In den meisten Fällen lassen sich über 2 mm große Lymphknoten sicher erfassen und zur weiteren histologischen Untersuchung entfernen. Erschwert wird die Darstellung, wenn das Gewebe durch den chirurgischen Eingriff stark blutig imbibiert ist.

Ergebnis der Lymphknotenuntersuchung nach Clearing-Technik (am Beispiel des kolorektalen Karzinoms): Durch die konventionelle Untersuchung (Tasten des Fettgewebes) werden – gegenüber der Clearing-Technik – nur 10% der bis 2 mm und 25% der 2 bis 10 mm großen Lymphknoten nachgewiesen.

Histologische Färbungen: In etwa 80% der Fälle kann im Rahmen der Routineuntersuchung die Beurteilung guter Schnittpräparate (formalinfixierte, paraffineingebettete und routinemäßig gefärbte Präparate) zu einer histopathologischen Diagnose führen. Zu diesen Routinefärbungen zählen: Hämatoxylin-Eosin, Giemsa und PAS. Zu den *ergänzenden histologischen Färbungen* zählen:
– *Gitterfaserdarstellung* nach Gomori, Foote oder Gordon-Sweet. In stark nekrotischen Tumoren lassen sich häufig noch das Fasergrundgerüst und die Tumorzellen darstellen. Ferner ist die Gitterfaserfär-

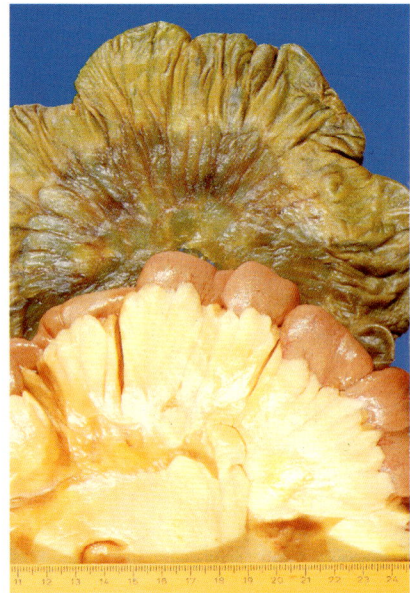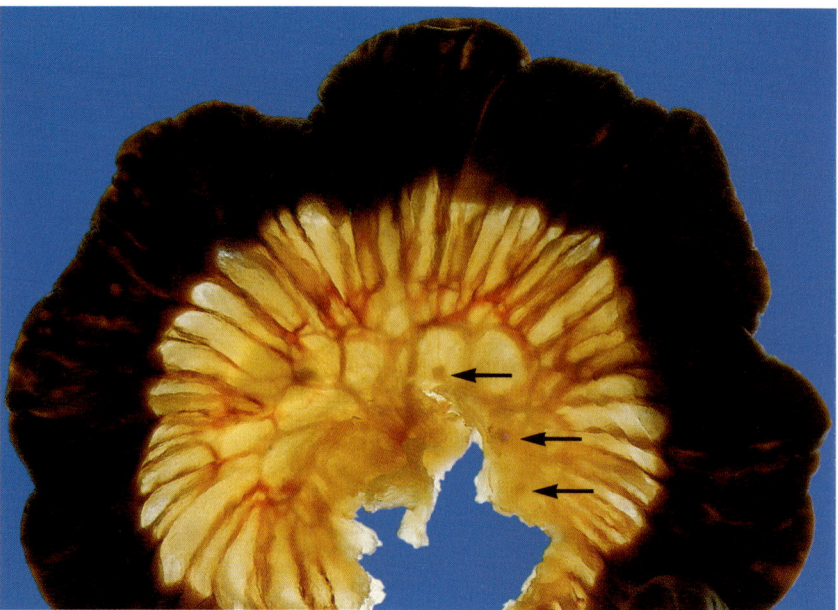

Abb. D-7: Clearing-Technik. Links: Im unteren Bildabschnitt eine unbehandelte Dünndarmschlinge mit mesenterialem Fettgewebe. Oben: Nach Entwässerung mit Azeton und Aufhellung (Entfettung) mit Xylol. Rechts: Dünndarmschlinge mit Mesenterium im Durchlicht. Man erkennt die 2 mm großen Lymphknoten (Pfeile) als kleine Schatten.

bung für die Beurteilung einer frühen Phase einer Fibrose (z.B. bei Knochenmarkfibrose) von Nutzen.
– *Versilberung nach Masson-Hamperl* zur Darstellung von Melaninpigment (z. B. in Melanommetastasen oder bei einer lipomelanotischen Retikulozytose)
– *Kongorot-Färbung* zum Nachweis von Amyloid, Polyvinylpyrrolidon und anderer Substanzen
– Andere Färbungen, wie z. B. Methylgrün-Pyronin (selektive Darstellung von Plasmazellen), sind heute weitgehend durch immunhistochemische Methoden ersetzt worden.

Zu den wichtigsten **histochemischen Reaktionen** zählen:
– *Berliner-Blau-Reaktion* zum Nachweis von Hämosiderin (alte Blutungen). Durch die Gegenfärbung mit Kernechtrot lassen sich auch andere Pigmente (Hämatoidin, Malariapigment, Lipofuszin) besser erkennen.
– Unter den *enzymhistochemischen Untersuchungen* (s.a. Abschnitt 4.4) ist besonders die Naphthol-ASD-Chloracetatesterase zum Nachweis von Zellen der myeloischen Reihe hervorzuheben.

Speziell bei lymphoproliferativen Erkrankungen sind – bei einem nicht unerheblichen Teil der Fälle – für eine sichere Diagnose immunhistochemische und molekularbiologische Untersuchungen durchzuführen, so daß, wenn möglich, immer Frischmaterial tiefgefroren asserviert werden sollte.

Peripheres Differentialblutbild*	
Neutrophile Granulozyten	
Stabkernige	3–5%
Segmentkernige	50–70%
Eosinophile Granulozyten	2–4%
Basophile Granulozyten	0–1%
Lymphozyten	20–40%
Monozyten	2–8%

* Auswertung von 200 kernhaltigen Zellen im peripheren Blut. Ausstrich mit Giemsa gefärbt.

4.2 Blutausstrich

Nach Lufttrocknung des Ausstrichpräparats erfolgen die Färbung nach Pappenheim oder May-Grünwald-Giemsa und die Auswertung. Neben der Beachtung der Erythrozytenmorphologie wird eine differenzierte Auszählung von 100 Leukozyten vorgenommen. Dabei ist auch auf das Vorkommen von pathologischen Zellformen zu achten. Je nach Fragestellung wird diese Untersuchung durch Spezialfärbungen (PAS, Eisen u.a.) erweitert.

4.3 Zytologie und Histologie des Knochenmarks

Die Indikationsstellung zur Knochenmarkbiopsie hängt im Einzelfall vom klinischen Bild und dem Ergebnis der Anamnese, der körperlichen Untersuchung und anderer diagnostischer Verfahren ab. Grundsätzlich sollte eine Knochenmarkbiopsie erst nach kritischer Würdigung aller hämatologischen Parameter einschließlich des Differentialblutbildes erfolgen. Man unterscheidet:

– Die *zytologische Untersuchung von Knochenmarkzellen*, die in der Regel aus dem Sternum durch Aspiration gewonnen werden, liefert Informationen über die quantitative und qualitative Zusammensetzung der Hämopoese sowie über das Vorkommen atypischer bzw. blastärer Zellelemente. Dazu wird das aus dem Sternalmark aspirierte Material ausgestrichen bzw. durch Quetschen von Markbröckchen auf einen Objektträger aufgebracht und nach May-Grünwald-Giemsa (MGG) gefärbt. Die quantitative Zusammensetzung der Knochenmarkzellen wird durch prozentuales Auszählen – als Myelogramm – quantifiziert. An diesem Material werden auch enzym- und immunhistochemische Reaktionen durchgeführt, die z. B. für die Klassifikation der akuten Leukämien von diagnostischer Bedeutung sind.

– Die meist an Beckenkammtrepanaten vorgenommene *histologische Untersuchung des Knochenmarks* gestattet sowohl eine Beurteilung der Knochenstruktur als auch eine topographische Zuordnung der Blutbildungszellen. Daneben erlaubt sie die genaue Bestimmung der Zellularität und eine Analyse der Faserstruktur. Die Schnitte werden in Paraffin oder Kunststoff (zur Herstellung eines Semidünnschnitts) mit HE, Giemsa und PAS gefärbt. Zur Darstellung der Gewebsfasern eignet sich die Gitterfaserfärbung (nach Gomori, Foote oder Sweet-Gordon). Auch an diesem Material lassen sich – nach schonender Entkalkung – enzym- und immunhistochemische Reaktionen durchführen.

Beide Methoden ergänzen sich: Zytologisch sind die morphologischen und färberischen Zellkriterien besser zu erfassen. Die histologische Untersuchung besitzt den Vorteil, daß sie auch bei unergiebiger Punktion (Punctio sicca) eine Beurteilung der Hämatopoese erlaubt. Die Knochenmarkhistologie erlaubt die Bestimmung des Ausmaßes einer Knochenmarkinfiltration durch Leukämie oder Karzinommetastasierung.

4.4 Zytochemische Untersuchungen

Blutausstriche und Knochenmarkhistologie sind – besonders bei akuten myeloischen und lymphatischen Leukämien – durch enzymzytochemische Nachweismethoden zu ergänzen. Zu diesen zählen: Peroxidase bzw. Chloracetatesterase, unspezifische Esterase, PAS-Reaktion sowie die saure und die alkalische Phosphatase. Der histochemische Nachweis anderer Enzyme,

Differentialblutbild des Knochenmarks*	
Proerythroblasten	1,4%
Erythroblasten	3,0%
Normoblasten	18,0%
Myeloblasten	1,0%
Promyelozyten	2,0%
Myelozyten	14,7%
Stabkernige Leukozyten	10,0%
Segmentkernige Leukozyten	15,0%
Unreife eosinophile Granulozyten	2,0%
Reife eosinophile Granulozyten	2,5%
Basophile Granulozyten	0,1%
Lymphozyten	9,0%
Plasmazellen	1,5%
Monozyten	1,8%
Makrophagen	2,3%
Megakaryozyten	0,3%

* Auswertung von 200 kernhaltigen Zellen im Knochenmarkausstrich. Die prozentualen Angaben über die einzelnen Zellarten können erheblichen Schwankungen unterliegen.

Enzymhistochemisches Muster der Knochenmark- und Blutzellen				
	Phosphatase alkalisch	sauer	Esterase ASD	ASD-Cl
Erythroblast	-	-	++	-
Normoblast	-	-	-	-
Myeloblast	-	-	-	-
Promyelozyt	-	+	+	+++
Myelozyt	-	+	++	+++
Neutrophiler				
Stabkerniger	(+)	(+)	+	+++
Segmentkerniger	+++	(+)	(+)	+++
Eosinophiler	-	+++	+	-
Basophiler	-	-	-	-
Lymphozyt	-	-	+	-
Plasmazelle	-	-	(+)	-
Monozyt	-	++	+++	(+)
Megakaryozyt	-	++	+++	-

ASD: Alpha-Naphthol-ASD-Acetatesterase. ASD-Cl: Alpha-Naphthol-ASD-Chloracetatesterase. -: negativ, (+): zweifelhaft positiv, + bis +++: schwach bis stark positiv.

wie z. B. ATPase (Eosinophile, Retikulumzellen, Plasmazellen), 5-Nukleotidase (Myelozyten, Metamyelozyten) oder Beta-Glucuronidase (Metamyelozyten, Segmentkernige) wird seltener angezeigt sein. Von Bedeutung ist die Feststellung, ob die Esterasereaktion in bestimmten Zellen mit Natriumfluorid hemmbar ist. Die zytochemische oder immunfluoreszenztechnische

Bestimmung der terminalen Desoxynukleotidyltransferase (tDT) erlaubt die Differenzierung zwischen akuten myeloischen und akuten lymphatischen Leukämien. Letztere sind zu 80% positiv für dieses Enzym.

4.5 Immunologische Typisierung

Die Charakterisierung myeloischer und lymphatischer Antigene an der Oberfläche der Blasten ist heute ein wichtiges differentialdiagnostisches Verfahren und unerläßlich zur Charakterisierung der akuten lymphatischen Leukämien. Bei den akuten lymphatischen Leukämien hat der Immunphänotyp auch prognostische Bedeutung; er dient als Grundlage für eine differenzierte Behandlung dieser Leukämieformen.

4.6 Zytogenetische Untersuchung

Diese Unrsuchung ist auf Grund ihrer Komplexität nicht bei jeder akuten Leukämie möglich. Bei der akuten lymphatischen Leukämie des Erwachsenen hat sich jedoch zunehmend gezeigt, daß die zytogenetische Untersuchung – insbesondere der Nachweis des für die CML charakteristischen Philadelphia-Chromosoms – von hoher prognostischer Bedeutung ist. Dieses Chromosom kommt bei ca. 25% der erwachsenen Patienten mit ALL vor und weist auf eine besonders ungünstige Prognose hin.

4.7 Blutgruppenbestimmung

Zur Bestimmung der AB0-Gruppen werden Patientenerythrozyten in **Testseren** suspendiert. Testserum von Personen der Blutgruppe A enthält Anti-B-Antikörper und agglutiniert Erythrozyten der Gruppen B und AB, nicht die der Gruppen A oder 0. Testserum der Gruppe B agglutiniert entsprechend Erythrozyten der Gruppen A und AB, nicht die der Gruppen B und 0. Testserum von Menschen der Gruppe 0 agglutiniert alle Erythrozyten außer denen der Gruppe 0. Analog kann die Blutgruppe auch unter Verwendung von Patientenserum bestimmt werden, wenn **Testerythrozyten** wenigstens der Blutgruppen A und B zur Verfügung stehen.

Kreuzprobe: Vor Bluttransfusionen wird zusätzlich zur Gruppenbestimmung bei Spender und Empfänger eine Verträglichkeitsprüfung vorgenommen. Es wird untersucht, ob die Spendererythrozyten in Empfängerplasma, dem agglutinationsförderndes Coombs-Serum zugesetzt wurde, agglutinieren. Mit dieser Probe werden auch sog. **irreguläre Antikörper**, die nicht zum AB0-System gehören und meist nicht unmittelbar agglutinieren, im Empfängerplasma erfaßt. Obwohl die Verträglichkeitsprüfung nicht mehr mit Spendererythrozyten und Empfängerplasma (Major-Test) sowie mit Empfängererythrozyten und Spenderplasma (Minor-Test), sondern nur noch als Major-Test durchge-

führt wird, hat sich die Bezeichnung »Kreuzprobe« gehalten. Auf den Minor-Test ist verzichtet worden, weil man die Eigenschaften des Spenderplasmas lange vor der Transfusion erfassen kann und weil die starke Verdünnung des Spenderplasmas im Kreislauf des Empfängers nur hochkonzentrierte Antikörper des Spenderplasmas zur Wirkung kommen läßt.

Zur Messung des Plasmavolumens wird wie zu der des Blutvolumens die **Indikatorverdünnungsmethode** eingesetzt. Vor Messung der Indikatorkonzentration müssen die zellulären Anteile des Blutes abgetrennt werden. Klassische Indikatoren mit gleichmäßiger Verteilung und langer Verweildauer im Intravaskularraum sind radioaktiv markiertes Plasmaeiweiß (^{131}J-Albumin) und der Farbstoff Evans-Blau, der von Plasmaeiweiß adsorbiert wird und eine Halbwertszeit im Intravasalraum von mehreren Stunden hat. In neuerer Zeit wird ^{131}J-Albumin wegen der Strahlenbelastung nicht mehr eingesetzt. Wenn wiederholte Messungen des Plasmavolumens in kürzeren Zeitabständen vorgenommen werden sollen, sind Farbstoffe mit relativ kurzer Verweildauer im Gefäßbett wie Indocyaningrün oder Bengalrosa (Halbwertszeiten von wenigen Minuten) vorzuziehen. Bei diesen rasch eliminierten Farbstoffen ist es notwendig, die Konzentration im Plasma mehrfach zu messen und durch Extrapolation aus dem Plasmakonzentrationsverlauf die (fiktive) Konzentration zum Injektionszeitpunkt zu bestimmen.

5 Gerinnungssystem

5.1 Primäre Hämostase

Zur orientierenden Bewertung der Blutstillung eignet sich die **Blutungszeit**. Bei der normalerweise angewandten **Methode nach Duke** wird eine Lanzette ins Ohrläppchen eingestochen, das austretende Blut alle 15 Sekunden mit Fließpapier abgetupft und die Zeit bis zum Blutungsstillstand gemessen. Der Normalwert liegt zwischen 1,5 und 3,5 Minuten.

Die **Thrombozytenzählung** kann in verdünntem Vollblut nach Hämolyse der Erythrozyten mit Hilfe einer Zählkammer und eines Phasenkontrastmikroskops durchgeführt werden. Zuverlässiger ist die Bestimmung der Thrombozytenzahl mit elektronischen Zählgeräten, aber in der Zählkammer können zusätzlich Form und Struktur der Plättchen beurteilt werden. Bei Thrombopenie kann die *Lebensdauer der Blutplättchen* über Markierung der Thrombozyten mit radioaktiven Isotopen bestimmt werden.

Globale Rückschlüsse auf die **Thrombozytenfunktion** sind aus der Rekalzifizierungszeit (s. u.) und dem **Thrombelastogramm** möglich. Beim Thrombelastogramm befindet sich ein Meßstift in einer mit dem Testblut gefüllten, auf 37° C thermostatisierten Küvette, die langsam um den Stift hin- und hergedreht wird. Wenn durch im Blut ausgefällte Fibrinfäden eine mechanische Verbindung zwischen Küvettenwand und Stift hergestellt wird, wird dieser bei der Drehung ausgelenkt. Der Beginn der registrierten Auslenkung (Verbreiterung der Kurve um 1 bis 2 mm) stellt die *Reaktionszeit r* dar (normal 12–16 Minuten nach Blutentnahme oder Rekalzifizierung). Die Zeit, in der sich die Kurve vom Meßpunkt für r auf 20 mm verbreitert (normal 5–7 Min.), wird als *Thrombusbildungszeit k* bezeichnet. Die im weiteren Meßgang erreichte *Maximalamplitude* (MA) der Auslenkung (normal 50 bis 60 mm) ist ein Maß für die Thrombusfestigkeit. Bei Thrombozytopenie oder schwerer Thrombozytenfunktionsstörung ist die Gerinnselbildung trotz normaler Latenz (r) verlangsamt (längere k-Zeit), und die Thrombusfestigkeit ist vermindert (niedriger MA-Wert).

Bei Verdacht auf Thrombozytopathie ist die **Untersuchung der Adhäsionsfähigkeit** der Blutplättchen angezeigt, die durch Messung der Retention bei standardisierter Passage durch eine mit Glaskügelchen gefüllte Säule erfaßt wird. Die **Aggregationsfähigkeit** wird photometrisch bestimmt (aggregierte Thrombozyten absorbieren durchfallendes Licht weniger stark als diffus verteilte). Der Test wird an thrombozytenreichem Plasma nach Aktivierung der Aggregation mit dem physiologischen Stimulator ADP vorgenommen. Neben der allgemeinen Aggregationsfähigkeit kann speziell geprüft werden, ob die Blutplättchen mit Hilfe des Willebrand-Faktors aggregieren können. Bei diesem Test wird nicht ADP, sondern das Antibiotikum Ristocetin als Aggregationsaktivator eingesetzt.

5.2 Sekundäre Hämostase

5.2.1 Globaltests der plasmatischen Gerinnung

Globaltests geben Auskunft über den Gesamtstatus der intrinsisch aktivierten Gerinnung, sind aber als Suchtests zur Eingrenzung der Ursache von Gerinnungsstörungen wenig geeignet. Zu ihnen zählen die **Vollblutgerinnungszeit nach Lee-White** (normal 6 – 9 Minuten) und die **Rekalzifizierungszeit von Citratplasma** (normal 2,5–4,5 Minuten).

5.2.2 Phasentests der plasmatischen Gerinnung

Als Phasentests werden die Messung der Thromboplastinzeit (Prothrombinzeit, Quick-Wert), der partiellen Thromboplastinzeit (PTT) und der Thrombinzeit angewandt.

Zur Bestimmung des **Quick-Werts** wird die Gerinnung von Citratplasma durch Zusatz von Ca⁺⁺-Ionen und Gewebsthromboplastin gestartet und die Zeit bis zum Auftreten von Fibrinfäden gemessen. Die aus Gewebe (z. B. Gehirn) gewonnenen Thromboplastinpräparate enthalten Phospholipide, so daß die Basis für die Bildung der Reaktionskomplexe auch ohne Thrombozyten gegeben ist. Mit dem Quick-Test wird die *extrinsische Gerinnung einschließlich der Gerinnungsendstrecke* erfaßt. Dieser Test ist besonders zur *Kontrolle der antikoagulatorischen Wirkung von Vitamin-K-Antagonisten* geeignet. Sein Ergebnis wird üblicherweise nicht absolut als Zeit bis zum Auftreten der Fibrinfäden, sondern als an einer Eichkurve mit zunehmend verdünntem Normalplasma abgelesener Prozentwert angegeben. Ein Quick-Wert von 20% bedeutet, daß das untersuchte Plasma so schnell gerinnt wie ein auf 20% verdünntes Normalplasma.

Auch auf der Basis des in % angegebenen Quick-Werts lassen sich die mit verschiedenen kommerziellen Thromboplastinpräparaten erhaltenen Werte nur schlecht vergleichen. Abhilfe soll ein 1985 eingeführter Standard, die **INR** (»International Normalized Ratio«), bringen. Die INR gibt den Quotienten aus der Thromboplastinzeit des Patientenplasmas und der eines Normalplasmas an, wobei die Zeiten jeweils unter Verwendung eines Referenzthromboplastins bestimmt werden. Zur Berücksichtigung des Unterschieds zwischen handelsüblichen Thromboplastinen und dem Referenzthromboplastin dient der **ISI** (»International Sensitivity Index«), der vom Thromboplastinhersteller ermittelt und angegeben wird. Die INR ergibt sich durch Potenzierung des Quotienten der mit Hilfe des handelsüblichen Thromboplastins gemessenen Prothrombinzeiten von Normal- und Patientenplasma mit ISI (INR = Quotient^{ISI}).

Die **partielle Thromboplastinzeit** (PTT) wird nach dem gleichen Prinzip bestimmt wie die Thromboplastinzeit, nur wird dem Citratplasma neben Ca⁺⁺ nicht Gewebsthromboplastin, sondern Plättchenfaktor 3 (Thrombozytenphospholipide) zugesetzt. Damit wird die Voraussetzung für die Bildung der Reaktionskomplexe der Gerinnungskaskade geschaffen. Die Aktivierung der Gerinnung wird bei der klassischen PTT durch Kontakt des Plasmas mit der Wand des Reaktionsgefäßes bewirkt (intrinsischer Gerinnungsweg). Zur Beschleunigung und Standardisierung der Aktivierung wird diese Gerinnungsprobe meist als **aktivierte partielle Thromboplastinzeit** (aPTT) unter Zusatz einer Kaolinsuspension durchgeführt, wobei das Kaolin die negativ geladene Oberfläche für die Aktivierung des Faktor-XII-Systems der intrinsischen Gerinnung liefert. Der Meßwert für die aPTT wird in Sekunden zusammen mit dem Normalwert für das verwendete aPTT-Reagens (30–50 Sekunden) angegeben. Die aPTT ist der gebräuchlichste *Suchtest bei hämorrhagischer Diathese*. Sie läßt sich daneben zur Kontrolle der Gerinnungshemmung durch Heparin verwenden.

Die **Thrombinzeit** stellt die Zeit dar, die Citratplasma nach Zusatz von Thrombin bis zur Gerinnung (Bildung von Fibrinfäden) benötigt. Bei diesem Test ist keine Rekalzifizierung erforderlich, denn Thrombin wirkt ohne Bildung eines Ca^{++}-vermittelten Reaktionskomplexes auf Fibrinogen. Die Thrombinzeit gibt selektive Informationen über die Fibrinbildungsphase. Diagnostisch wertvoll ist sie bei Verdacht auf *Störungen in der Gerinnungsendstrecke*, z. B. Fibrinogenmangel oder gesteigerter Aktivität von Antithrombin III. Wie die aPTT ist die Thrombinzeit zur Kontrolle der gerinnungshemmenden Wirkung von Heparin geeignet.

5.2.3 Bestimmung einzelner Gerinnungsfaktoren

Die Aktivitäten der an der Gerinnungskaskade beteiligten Enzyme (Faktoren II, VII, IX, X, XI und XII) und Kofaktoren (Präkallikrein, HMW-Kininogen, Faktoren V und VIII) können routinemäßig mit Ein-Phasen-Tests gemessen werden, die aus der Prothrombinzeit- und der partiellen Thromboplastinzeitmessung entwickelt und so eingestellt wurden, daß die Aktivität des gesuchten Faktors ausschlaggebend für das Meßergebnis ist. Außerdem kann die Konzentration von Regulatorproteinen (Proteine C und S, Antithrombin III) und von Fibrinogen bestimmt werden.

5.3 Thrombotische Diathese

Bei Verdacht auf verstärkte Gerinnungsneigung stehen bisher keine klinisch-chemischen Funktionsprüfungen zur Verfügung. In diesem Fall beschränken sich die Untersuchungen auf die Messung des Plasmaspiegels von Kontrollproteinen der Gerinnung (*Antithrombin III, Proteine C und S*). Für wissenschaftliche Zwecke kommt auch die Bestimmung der Konzentration von Peptiden, die bei der proteolytischen Aktivierung von Gerinnungsfaktoren abgespalten werden, in Frage.

5.4 Fibrinolyse

Die seltener benötigten Informationen über die Funktionsfähigkeit des fibrinolytischen Systems können global über die Messung der **Spontanfibrinolysezeit** erhalten werden (normal über 24 Std.). Bei Verdacht auf Hyperfibrinolyse ist die Messung der Plasmakonzentration von Fibrinogen (das wie Fibrin von Plasmin gespalten wird) und Fibrinopeptiden indiziert. Als Funktionsprüfung kann die Bestimmung der **Reptilasezeit** eingesetzt werden. Das Gift der amerikanischen Lanzenotter hat eine thrombinähnliche Wirkung, die von Fibrinspaltprodukten im Blut, nicht aber von Antithrombin III gehemmt wird. Eine verlängerte Reptilasezeit bei normaler Fibrinogenkonzentration spricht für Hyperfibrinolyse. Außerdem bietet die Reptilasezeit die Möglichkeit, die Intaktheit der Gerinnungsendstrecke auch an mit Heparin ungerinnbar gemachtem Blut zu testen.

E. Erkrankungen der Lymphknoten

1 Immundefektsyndrome

1.1 Angeborene Immundefektsyndrome

Angeborene, genetisch bedingte Immundefekte lassen sich in drei Formen (isolierte T-Zell-, isolierte B-Zell- und kombinierte Immundefekte) einteilen. Die vielen Varianten unterschiedlicher Pathogenese und klinischen Schweregrades sind insgesamt selten; sie manifestieren sich klinisch in der Regel schon in den ersten Lebenswochen oder -monaten durch eine ausgeprägte Infektneigung. Bei einer längeren Überlebenszeit werden bei diesen Patienten gehäuft maligne Lymphome beobachtet.

- Bei der **Thymusaplasie** (Di-George-Syndrom), die zu einem absoluten T-Zell-Mangel führt, tritt wegen der Beteiligung der Epithelkörperchen eine Hypokalzämie hinzu.
- Das **Wiskott-Aldrich-Syndrom** zeigt – bei normalem Thymus – neben dem Fehlen der T-Zellen eine Thrombopenie und ein Ekzem. Histologisch gehen diese isolierten T-Zell-Defekte mit einer starken Zellarmut in den parakortikalen Lymphknotenarealen und den periarteriolären Lymphscheiden der Milz einher. Infolge des Ausfalls regulatorischer T-Zell-Funktionen ist auch die humorale Immunantwort gestört.
- Bei reinen B-Zell-Immundefekten, wie der X-rezessiven **Agammaglobulinämie Bruton,** können sich aufgrund einer Reifungsstörung von B-Vorläuferzellen im lymphatischen Gewebe keine Sekundärfollikel mit Keimzentren oder Plasmazellen ausbilden, während die T-Zell-Areale intakt sind.
- Kombinierte Immundefektsyndrome, wie das **SCID-Syndrom** (*Severe Combined Immunodeficieny:* seltene angeborene Erkrankungen mit gestörter humoraler und zellulärer Immunität, Leukopenie und fehlendem oder niedrigem Antikörperspiegel), führen zu einer hochgradigen Zellarmut des lymphatischen Gewebes mit Fehlen von B- und T-Zellen. Dadurch sind Lymphknoten, Milz und Thymus stark verkleinert und zellarm.

1.2 Erworbene Immundefektsyndrome

Erworbene Immundefekte lassen sich – als sekundäre, nicht genetisch bedingte Veränderungen – prinzipiell in zwei Gruppen unterteilen. Weitaus am häufigsten sind **iatrogene Immundefekte**, wie sie bei Immunsuppression durch Pharmaka (Azathioprin oder Ciclosporin) oder durch T-Zell-Antikörper sowie nach Chemotherapie oder nach Bestrahlung maligner Tumoren hervorgerufen werden. Immundefekte werden auch durch

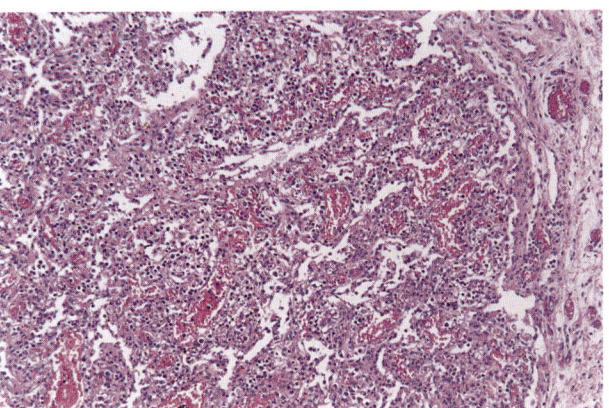

Abb. E-1: Lymphknoten bei SCID. Zellarmer Lymphknoten mit Freilegung des retikulären Grundgerüsts. HE-Fbg.

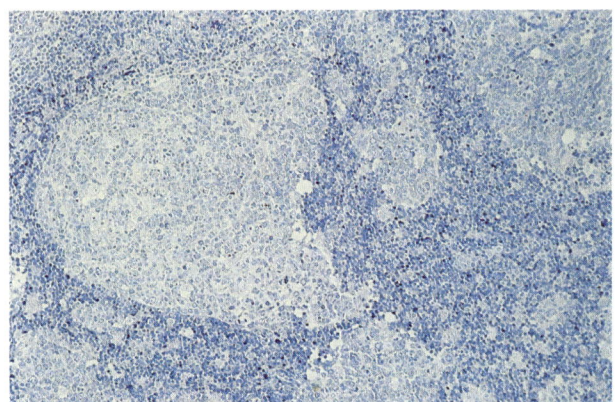

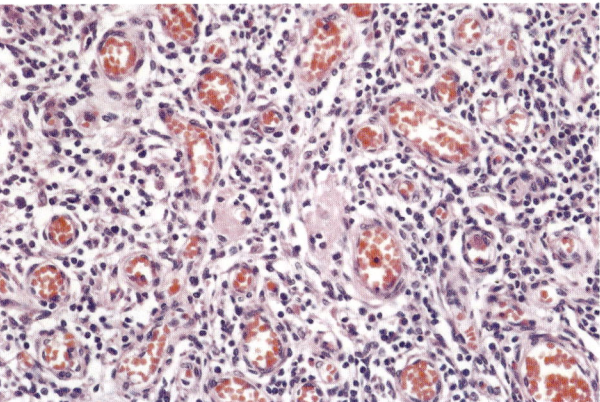

Abb. E-2: HIV-Infektion. Oben: Frühstadium mit unregelmäßiger follikulärer Hyperplasie. Giemsa-Fbg. Unten: Zellarmut und Kapillarproliferation bei AIDS. HE-Fbg.

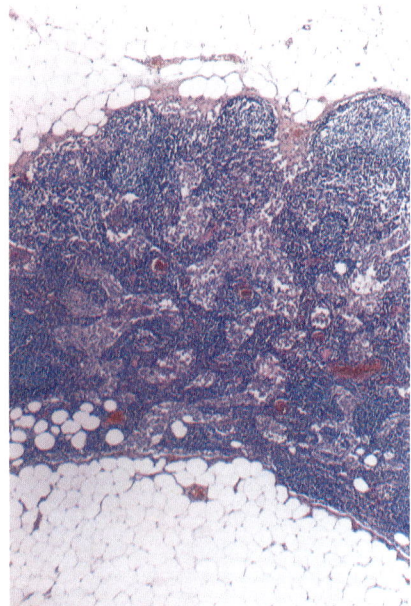

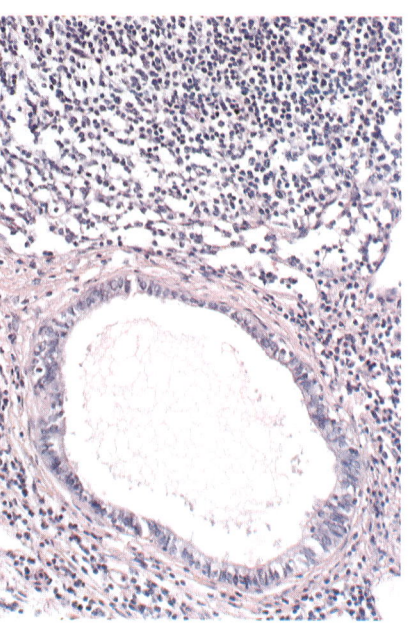

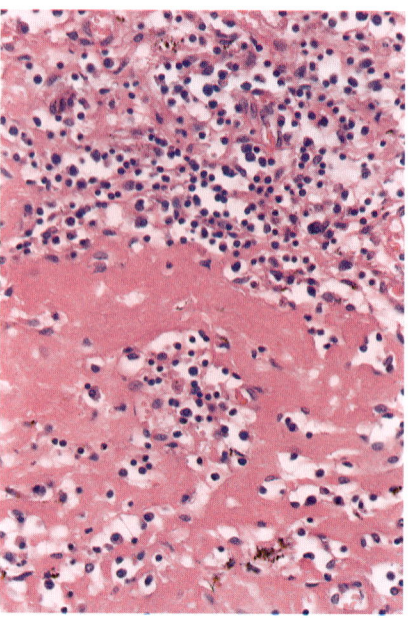

Abb. E-3: Lipomatöse Lymphknoten-atrophie. Fettzelldurchwachsung. HE-Fbg.

Abb. E-4: Ektope endometriale Drüse in einem iliakalen Lymphknoten. HE-Fbg.

Abb. E-5: Hyalinose. Eosinrote Hyalin-ablagerungen. HE-Fbg.

verschiedene Infektionen (Malaria, Kala-Azar, Lepra und Epstein-Barr-Virus-Infektionen) verursacht. Heute steht die **Infektion durch das humane Immundefizienz-Virus** (HIV) im Vordergrund; sie geht nach einer langen Latenzzeit und nach dem Durchlaufen einer Phase starker Stimulation des lymphatischen Gewebes in eine irreversible Immundefizienz (AIDS) über.

Morphologisch sind die Lymphknotenveränderungen während der *Frühphase der HIV-Infektion* durch eine irreguläre follikuläre Hyperplasie mit Ausbildung sehr großer, oft bizarrer Keimzentren gekennzeichnet. Hier befinden sich expandierte Netzwerke dendritischer Retikulumzellen, die reichlich Viruspartikel an ihren Zellfortsätzen aufweisen. Hinzu kommt meist eine Aktivierung der T-Zell-Areale, eine Plasmozytose sowie eine unreifzellige Sinushistiozytose mit einer Vermehrung monozytoider B-Zellen. Diese Veränderungen sind zwar relativ typisch, aber nicht beweisend für eine HIV-Infektion. In den *Spätstadien der HIV-Infektion* kommt es zu einer progredienten Zellverarmung der lymphatischen Gewebe mit Verlust der Follikel, Rückbildung und Vernarbung von Keimzentren und einer Atrophie der T-Areale. Zumeist besteht eine leichte Vermehrung von Plasmazellen und Makrophagen. Das Maschenwerk der Retikulinfasern wird durch den Zellverlust freigelegt und erscheint häufig wie ausgekämmt. Auch diese Veränderungen sind nicht spezifisch für die HIV-Infektion; sie finden sich auch bei angeborenen kombinierten Immundefektsyndromen sowie nach ausgeprägter Immunsuppression. Bei Bestrahlung treten meist ausgedehnte Vernarbungen des lymphoretikulären Gewebes hinzu.

2 Altersveränderungen

Die Bedeutung altersbedingter Veränderungen in Lymphknoten für immunologische Vorgänge ist bislang kaum bekannt. Die Untersuchung wird erschwert durch bestimmte, im Alter gehäuft vorkommende Veränderungen, wie etwa der Ersatz von Lymphknotenparenchym durch Fettzellen (**lipomatöse Atrophie**) oder eine **Vernarbung** inguinaler oder axillärer Lymphknotenregionen.

3 Ektopien

In Lymphknoten können vielfältige benigne, **heterotope** oder **hamartomatöse Gewebseinschlüsse** vorkommen, die gelegentlich Schwierigkeiten bei der Abgrenzung gegenüber Lymphknotenmetastasen maligner Tumoren bereiten können. Häufig sind *Nävuszellnester* zu finden. In zervikalen Lymphknoten kommt *Schilddrüsen-* (Differentialdiagnose: follikuläres Karzinom) oder *Speicheldrüsengewebe* vor, während axillär *aberrantes Mammagewebe* und intraabdominal *endometriale Drüsen* (isoliert oder mit zytogenem Stroma als *Endometriose*) beobachtet werden. Im Thymus finden sich häufig *Epithelkörperchen* (gemeinsamer embryonaler Ursprung). In der Regel besitzen diese Einschlüsse keinen Krankheitswert.

4 Stoffwechselstörungen

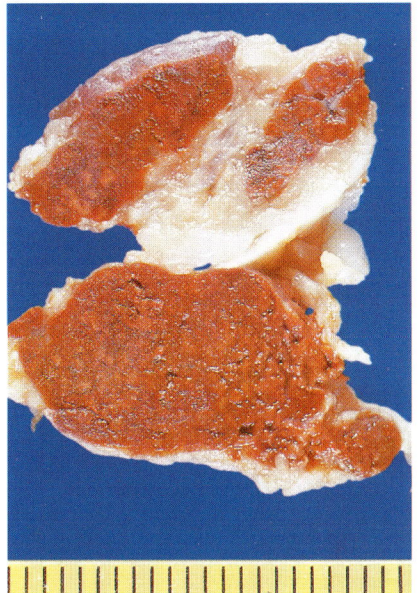 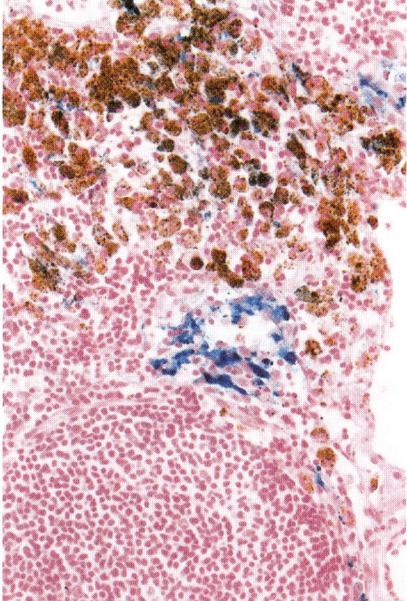 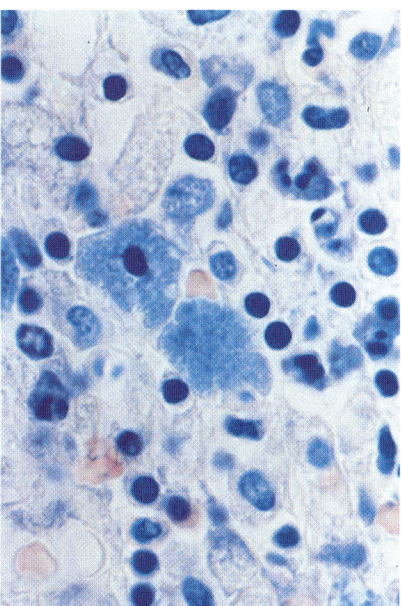

Abb. E-6: Pigmentablagerungen. Links: **Lymphknotensiderose.** Rostbraune Schnittfläche eines eisenspeichernden Lymphknotens. Rechts: **Siderose – Anthrakose.** Oben im Bild Ablagerungen von dunkelbraunem bis schwarzem Kohlepigment. In der Mitte Hämosiderinpigment. Berliner-Blau-Reaktion.

Abb. E-7: Seeblaue Histiozyten. Giemsa-Fbg.

4.1 Ablagerung endogener Substanzen

4.1.1 Proteine

Die trabekel- und/oder gefäßassoziierte Ablagerung von kondensiertem, häufig sekundär verkalktem Eiweiß wird als **Hyalinose** bezeichnet. Sie findet sich häufig in inguinalen Lymphknoten als Residuum abgelaufener Entzündungen. Aus diesem Grund sind Lymphknoten dieser Lokalisation für die morphologische Diagnostik häufig nicht geeignet. Eine Hyalinose besitzt keinen Krankheitswert. Abzugrenzen ist das **Amyloid**, das sich durch ein typisches färberisches (Kongorot-positiv) und immunhistochemisches Verhalten identifizieren läßt. Amyloid kann lokal in bestimmten Non-Hodgkin-Lymphomen (Immunozytomen) oder als Amyloidtumor abgelagert werden. Ferner ist eine Lymphknotenbeteiligung bei generalisierten Amyloidosen möglich. Das histologische Bild ist sehr unterschiedlich. Neben perivaskulären sind auch diffuse Amyloidniederschläge möglich; sie gehen häufig mit einer Fremdkörperreaktion mit entsprechenden Riesenzellen einher. Die Prognose einer Lymphknotenamyloidose hängt von der Grunderkrankung ab.

4.1.2 Pigmente

Verschiedene Pigmente werden überwiegend von phagozytierenden Makrophagen gespeichert. Das von kutanen Melanozyten gebildete **Melanin** findet sich in Lymphknoten – als *dermopathische Lymphadenopathie* – vorwiegend bei Hauterkrankungen mit Pigmentinkontinenz oder bei großen pigmentierten Hauttumoren. **Zeroid** stellt ein Abbauprodukt von Zellmembranbestandteilen dar und kommt bei einer Vielzahl von Erkrankungen vor, z. B. bei Hyperlipoproteinämien, beim gesteigerten Zellabbau, bei der infantil-septischen Granulomatose und idiopathisch als *Syndrom der seeblauen Histiozytose*. Dieser Name leitet sich von den in der Giemsa-Färbung grünblauen, PAS-positiven Makrophagen ab. Eine spezielle Form der Zeroidablagerungen stellen sog. *Hamazaki-Wesenberg-Körperchen* dar, die intra- und extrazellulär in den Sinus vorkommen. Darüber hinaus sind die phagozytierenden Zellen aller lymphoretikulären Organe bei den auf Stoffwechseldefekten beruhenden Speicherkrankheiten gleichermaßen betroffen. In Lymphknoten und Milz werden ferner gelegentlich auch andere Pigmente, wie **Eisen-** oder **Malariapigment** – als Hinweis auf abgelaufene Blutungen bzw. eine Malariainfektion –, nachgewiesen.

4.2 Ablagerung exogener Substanzen

Schwarzes **anthrakotisches Pigment** (Ruß) findet sich in den bronchopulmonalen und mediastinalen, selten auch in axillären und paraaortalen Lymphknoten. Es besitzt keinen Krankheitswert, zeigt aber eine starke Rußbelastung der Lunge an. Die meisten anderen exogenen Substanzen rufen eine histiozytäre Fremdkörperreaktion hervor. Hier ist besonders die Silikose zu nennen.

5 Kreislaufstörungen

5.1 Lymphknoteninfarkt

Klinisch führt dieses seltene Ereignis zu einer plötzlichen, schmerzhaften Schwellung eines meist peripheren Lymphknotens, die häufig mit Fieber und einer leichten Beeinträchtigung des Allgemeinbefindens einhergeht. **Blande Lymphknoteninfarkte** beruhen auf arteriellen Gefäßverschlüssen, meist durch Embolien oder Vaskulitiden (Polyarteriitis nodosa, Riesenzellenarteriitis, Wegener-Granulomatose). Gelegentlich kann es auch in Tumormetastasen oder Lymphominfiltraten zu unterschiedlich ausgedehnten Nekrosen kommen (Virusinfekte, nekrotisierende Lymphadenitis Kikuchi, systemischer Lupus erythematodes u. a.). Morphologisch findet sich eine totale oder subtotale Nekrose, in der mit Versilberungsmethoden entweder eine intakte Grundstruktur (blande Nekrose) oder aber zumindest noch schattenhaft Reste von Infiltraten erkennbar sind.

5.2 Vaskuläre Sinustransformation

Bei dieser auf einer Abflußstörung von Lymphe und Blut beruhenden reaktiven Veränderung, die sowohl asymptomatisch sein als auch eine schmerzhafte Lymphknotenschwellung hervorrufen kann, sind meist zervikale, inguinale oder abdominale Lymphknoten betroffen. Die Sinus werden von einer Proliferation miteinander anastomosierender Gefäßräume aufgeweitet und von geschwollenen Endothelien begrenzt. Zwischen diesen Arealen kann es zu Vernarbungen kommen.

6 Reaktive Lymphknotenveränderungen

6.1 Unspezifische Lymphadenitis

Entzündlich-reaktive Veränderungen des Lymphknotens werden als **Lymphadenitis** bezeichnet. Häufig ist

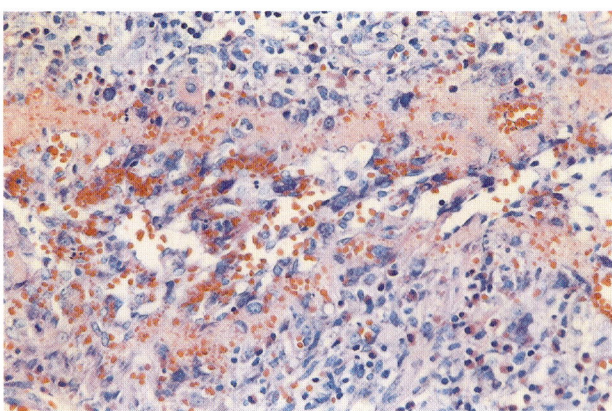

Abb. E-8: Vaskuläre Sinustransformation. Angiomatöser Umbau eines Randsinus mit orangeroten Erythrozyten in der Lichtung. Giemsa-Fbg.

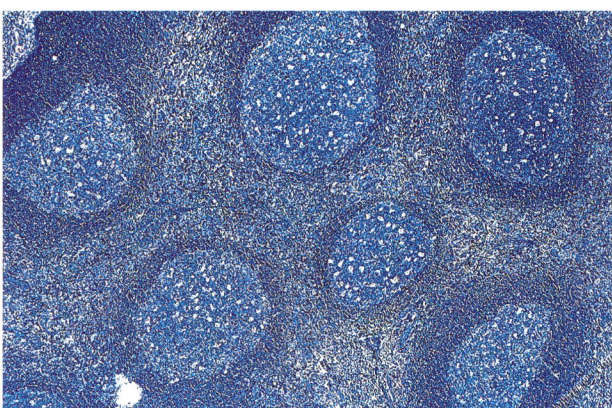

Abb. E-9: Follikuläre lymphatische Hyperplasie. Sekundärfollikel mit hellen Keimzentren, die von einer dunklen Lymphozytenkorona umgeben sind. Giemsa-Fbg.

eine ätiologische Zuordnung nicht möglich *(unspezifische Lymphadenitis)*, in anderen Fällen erlauben Morphologie oder der Erregernachweis eine Klärung der Ursache. Im folgenden sollen die Grundmuster der reaktiven Lymphknotenveränderungen besprochen werden.

6.1.1 Follikuläre lymphatische Hyperplasie

Eine Stimulation der humoralen (B-Zell-vermittelten) Immunantwort läßt in den ruhenden Primärfollikeln aus kleinen Lymphozyten helle Keimzentren entstehen (Sekundärfollikel). Dort proliferieren und differenzieren sich die Vorläuferzellen der Plasmazellen (Zentroblasten, Zentrozyten und Immunoblasten). Hier werden auch Antigene und Immunkomplexe durch dendritische Retikulumzellen präsentiert. Eine Follikelhyperplasie wird bei vielen Erkrankungen, z. B. bei den meisten Virusinfektionen, im Abflußgebiet von Entzündungen und Tumoren, bei Kollagenosen (rheumatoide Ar-

Lymphknotenveränderungen bei ausgewählten Erkrankungen

Erkrankung	Follikel-hyperplasie	Pulpa-hyperplasie	Sinus-histiozytose	Epitheloidzellen/ Sonstiges
Unspezifische Lymphadenitis	+++	+	+	(+)
Akute EBV-Infektion	+	+++	+ (unreif)	+
Maserninfektion	+	+		Riesenzellen
HIV-Infektion (Frühstadium)	+++	+/+	++ (unreif)	(+)
Toxoplasmose	+++	+++	++ (unreif)	Plasmozytose
Lues	+++	+++		
Eitrige Entzündungen	+	+	+++	Abszesse
Salmonellosen	-	+	++ (unreif)	+++ (Typhusknötchen)
Yersiniose				
Y. pseudotuberculosis	+++		+	+++ (abszedierend)
Y. enterocolica	+	++	+ (unreif)	+ (nicht abszedierend)
Rheumatoide Arthritis	+++	+		

thritis) und bei Syphilis beobachtet. Sehr große und unregelmäßige Follikel lassen sich in Frühstadien der HIV-Infektion nachweisen. Differentialdiagnostisch müssen unter Berücksichtigung zytologischer und immunhistochemischer Kriterien (Poly- bzw. Monoklonalität der lymphatischen Zellen bei reaktiven bzw. neoplastischen Veränderungen) vor allem Keimzentrumslymphome, wie das zentroblastisch-zentrozytische Non-Hodgkin-Lymphom, abgegrenzt werden. Auch die angiofollikuläre Lymphknotenhyperplasie Castleman ist zu berücksichtigen. Besonders problematisch kann die Unterscheidung von sog. progressiv transformierten Keimzentren sein, die häufig die Entstehung eines Hodgkin-Lymphoms (noduläres Paragranulom) anzeigen. Weitere Lymphknotenveränderungen, z. B. eine unreife Sinushistiozytose oder eine Epitheloidzellreaktion, ermöglichen die genauere Zuordnung zu einer bestimmten Erkrankung.

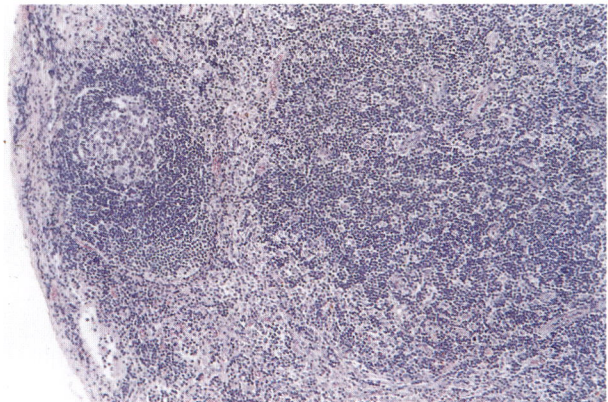

Abb. E-10: Tertiärknötchen mit nodulärer Proliferation von T-Lymphozyten (linke Bildhälfte). PAS-Fbg.

6.1.2 Noduläre und diffuse parakortikale Lymphknotenhyperplasie

Eine überwiegende Stimulation der T-Zell-vermittelten Immunantwort führt zu einer Zunahme der Zellzahl in den Parakortikalzonen, wo sich hauptsächlich T-Lymphozyten und ihre akzessorischen Zellen befinden. Hier kann es zu einer knotenförmigen, seltener diffusen Proliferation dieser Zellen kommen. Die noduläre Zusammenlagerung von T-Zellen und interdigitierenden Retikulumzellen wird als **T-** oder **Tertiärknötchen** bezeichnet; sie findet sich vorwiegend bei der dermatopathischen Lymphadenitis. Bei der diffusen Form treten zu den T-Zellen häufig bestimmte Monozyten (plasmozytoide T-Zellen) hinzu, die aufgrund ihrer Größe und ihres blassen Zytoplasmas das helle, gesprenkelte Bild des Parakortex hervorrufen.

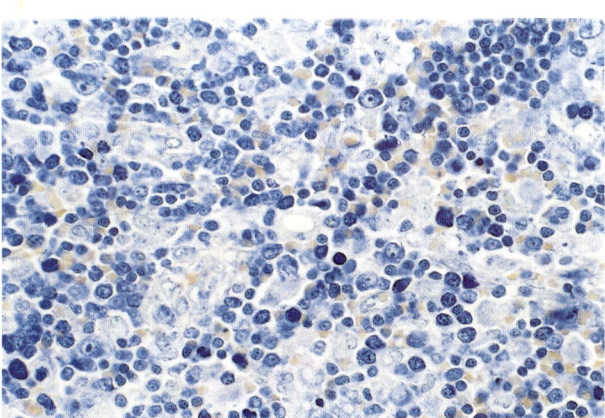

Abb. E-11: Bunte Pulpahyperplasie mit gemischtzelliger Proliferation in der Lymphknotenpulpa. Giemsa-Fbg.

6.1.3 Bunte Pulpahyperplasie

Diese Reaktionsform der T-Areale ist recht häufig und kann mit einer Follikelhyperplasie vergesellschaftet sein. Es findet sich eine diffuse Zellvermehrung in der Parakortikalzone mit Auftreten sowohl von kleinen Lymphozyten als auch von blastären Zellelementen, die insgesamt ein buntes zytologisches Bild hervorrufen. Dabei kommen – neben Lymphozyten – gelegentlich mehrkernige Immunoblasten (Differentialdiagnose: Hodgkin- und Sternberg-Reed-Zellen) und im späteren Verlauf reife Plasmazellen vor. Die Zahl der Retikulumzellen ist erhöht, die epitheloiden Venolen können vermehrt sein. Die bunte Pulpahyperplasie ist Bestandteil vieler reaktiver Lymphknotenveränderungen, z. B. bei Virusinfektionen (infektiöse Mononukleose), Toxoplasmose oder bei der Reaktion auf das Antiepileptikum Hydantoin. Differentialdiagnostisch muß ein Hodgkin-Lymphom abgegrenzt werden (Nachweis des Ki-1-Antigens [CD 30] in den Blasten sowie eine typische Zellzusammensetzung).

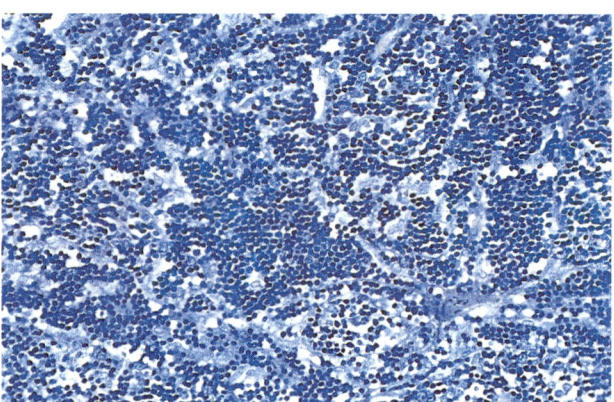

Abb. E-12: Unreife Sinushistiozytose. Monozytoide B-Zellen mit dunklem Kern in den Lymphknotensinus. Giemsa-Fbg.

6.1.4 Unreife Sinushistiozytose

Diese Reaktionsform des Lymphknotens wurde früher als intrasinusoidale Proliferation von Makrophagen bzw. Monozyten angesehen. Heute steht fest, daß es sich um Ansammlungen von stimulierten B-Zellen handelt, die in enger Beziehung zu Keimzentrumszellen stehen. Sie finden sich als dicht zusammenliegende Zellen mit dunklen Kernen bevorzugt in den Marginal- und den Intermediärsinus und kommen bei einer Vielzahl von Erkrankungen (Toxoplasmose, akute EBV-Infektion und Yersiniose) vor.

6.2 Histiozytäre Lymphknotenreaktionen

6.2.1 Sinushistiozytose

Als Ausdruck einer gesteigerten Aktivität der unspezifischen Immunabwehr wird in Lymphknoten häufig eine intrasinusoidale Vermehrung von aktivierten Makrophagen (Histiozyten) beobachtet. Diese sind bevorzugt in den Marksinus nachweisbar, die sie stark aufweiten können. Eine Sinushistiozytose (Sinuskatarrh) tritt immer dann auf, wenn die Lymphknoten über afferente Lymphgefäße vermehrt Antigene bzw. Fremdsubstanzen resorbieren. Die Antigene werden dann von den Sinushistiozyten phagozytiert und mit Hilfe hydrolytischer Enzyme abgebaut. So ergibt sich, daß eine Sinushistiozytose bei zahlreichen Krankheitsbildern, speziell im Abflußgebiet von Entzündungen oder Tumoren, auftreten kann.

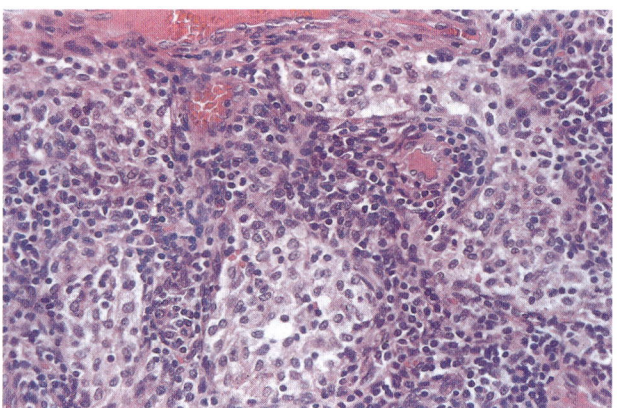

Abb. E-13: Sinushistiozytose (Sinuskatarrh). Intrasinusoidale Proliferation von Makrophagen in den Lymphknotensinus. HE-Fbg.

6.2.2 Kleinherdige Epitheloidzellreaktionen

Nicht nur die in den Sinus vorhandenen, sondern auch in der Lymphknotenpulpa gelegene Makrophagen können durch geeignete, meist aus T-Lymphozyten stammende Substanzen (z. B. Gamma-Interferon) stimuliert

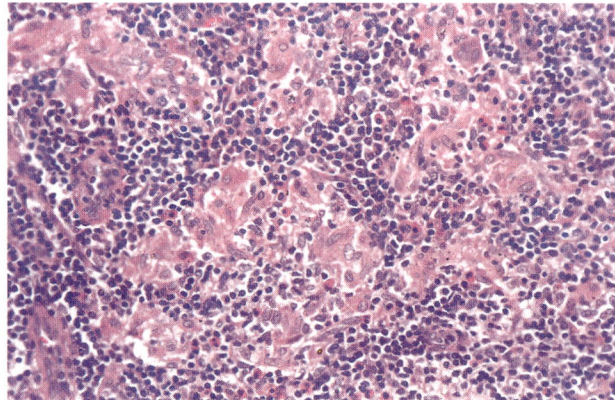

Abb. E-14: Kleinherdige Epitheloidzellreaktion. Knotenförmige Ansammlungen von länglichen Zellen mit hellem Kern. HE-Fbg.

werden. Dabei kann eine Transformation in Epitheloid-zellen erfolgen, die ein helles Zytoplasma um einen meist längsovalen Kern mit großem Nukleolus aufwei-sen. Eine gruppenförmige Zusammenlagerung von we-nigen Epitheloidzellen – meist in den Parakortikalzo-nen – wird als **kleinherdige Epitheloidzellreaktion** be-zeichnet. Sie tritt im Rahmen einer T-Zell-Stimulation bei reaktiven, teilweise auch bei neoplastischen Pro-zessen (Non-Hodgkin-Lymphome) auf.

7 Lymphadenitiden bekannter Ätiologie

In vielen Fällen erlauben Morphologie, serologische Befunde sowie der Erregernachweis eine ätiologische Zuordnung entzündlicher Lymphadenitiden. Im folgen-den sollen einige wichtige, ätiologisch näher bestimm-te Lymphadenitiden beschrieben werden.

7.1 Eitrige Lymphadenitis

Eine eitrige Lymphadenitis, die durch eine massive An-sammlung von Granulozyten in den Lymphknotensinus oder abszeßartig im Lymphknotenparenchym gekenn-zeichnet ist, wird durch pyogene Erreger (Staphylo-oder Streptokokken, gelegentlich auch durch Pilze) hervorgerufen. Betroffen sind die Lymphknoten im Ab-flußgebiet eitriger Entzündungen, von denen die Erre-ger über afferente Lymphbahnen *(Lymphangiitis)* die Lymphknoten erreichen. Bestimmte Erreger (z. B. *Acti-nomyces israelii)* neigen zu ausgedehnten Gewebsein-schmelzungen mit Übergreifen auf das benachbarte Weichgewebe und Fistelbildungen zur Hautoberfläche.

7.2 Retikulohistiozytär-abszedierende Lymphadenitiden

Kennzeichnendes Merkmal dieser Veränderungen ist die Entstehung von abszeßartigen Ansammlungen neu-trophiler Granulozyten, die von einem Randwall aus histiozytären Zellen begrenzt werden und vornehmlich in rindennahen Abschnitten des Lymphknotens vor-kommen. Meist treten noch eine Follikel- und eine bun-te Pulpahyperplasie als Zeichen einer B- und T-Zell-Sti-mulation hinzu. Ätiologisch kommt ein weites Erreger-spektrum in Betracht, wobei sowohl die betroffene Kör-perregion der klinisch führenden Lymphknotenschwel-lung als auch mikrobiologische Untersuchungen Hin-weise geben bzw. diagnostisch ausschlaggebend sind. Sehr häufig ist die **Katzenkratzkrankheit**, meist in axillären und zervikalen Lymphknoten. In den Abszes-sen lassen sich mit Hilfe der Versilberung nach Wart-hin-Starry plumpe Stäbchenbakterien nachweisen.

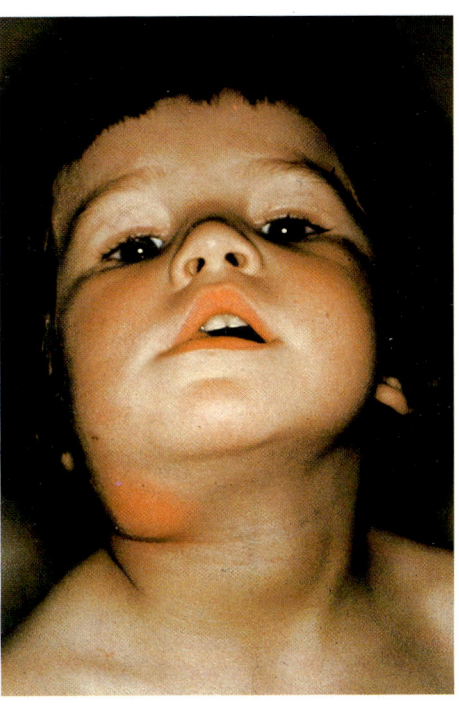

Abb. E-15: Eitrige Lymphadenitis. Rötung der Haut oberhalb eines akut eitrig entzündeten Halslymphknotens.

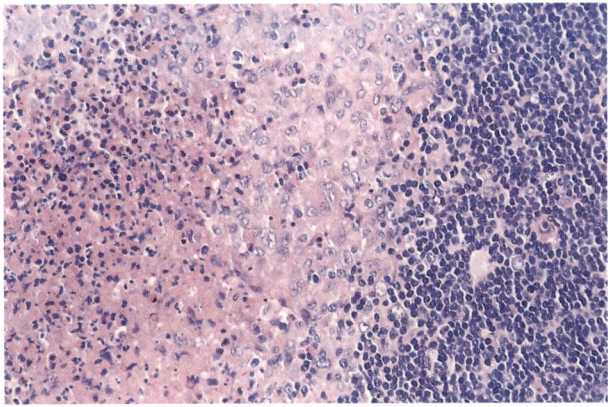

Abb. E-16: Retikulozytär-abszedierende Lymphadenitis. Zentrale leukozytenreiche Nekrose (links im Bild), die von ei-nem histiozytären Wall begrenzt wird. HE-Fbg.

Bei einem mesenterialen Befall ist in erster Linie an eine **Yersiniose** *(Y. pseudotuberculosis)* zu denken. In-guinal kann – besonders bei einer ausgeprägten Plas-mozytose – ein **Lymphogranuloma inguinale** vorlie-gen, das durch sexuell übertragene Chlamydien her-vorgerufen wird und zu ausgedehnten Narben- und Ge-schwürsbildungen führen kann.

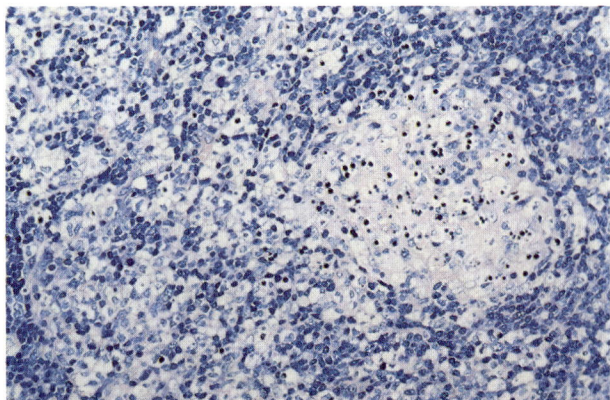

Abb. E-17: Kikuchi-Lymphadenitis. Zentrale Nekrose ohne Granulozyten. Giemsa-Fbg.

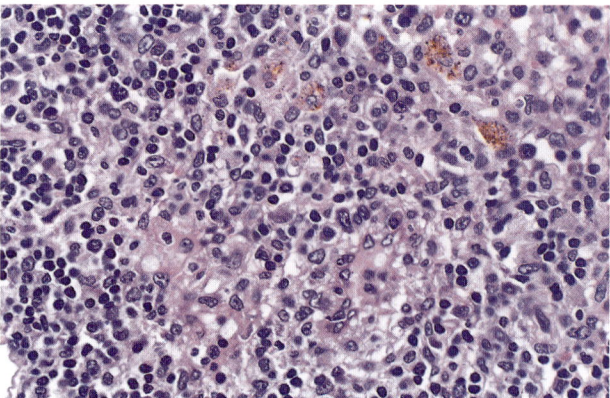

Abb. E-18: Typhusknötchen. Granulom in einem mesenterialen Lymphknoten bei Salmonellose. HE-Fbg.

Seltener ist die durch Wildtiere übertragene **Tularämie**, aber auch eine **Listerieninfektion** ruft gelegentlich ähnliche Veränderungen hervor. Wichtig ist die Abgrenzung von mischinfizierten Tuberkulosen und bestimmten Pilzinfektionen, so daß auf jeden Fall bei dem vieldeutigen Bild einer retikulohistiozytär abszedierenden Lymphadenitis ein histologischer und mikrobiologischer Erregernachweis anzustreben ist.

7.3 Nekrotisierende Lymphadenitis Kikuchi

Diese ätiologisch ungeklärte Lymphadenitis ist in Westeuropa und in den USA selten, im Fernen Osten etwas häufiger. Klinisch ruft sie eine meist schmerzhafte, überwiegend zervikal lokalisierte Lymphknotenschwellung hervor, die mit Fieber und allgemeinem Krankheitsgefühl einhergeht und meist nach wenigen Wochen spontan abheilt. Morphologisch wird das Bild einer retikulohistiozytär-abszedierenden Lymphadenitis vorgetäuscht, da bei der Kikuchi-Lymphadenitis ebenfalls unregelmäßig konfigurierte und unterschiedlich große Nekrosezonen vorliegen, die jedoch keine Granulozyten enthalten. In der Umgebung der Nekrosen liegen saumförmig angeordnete Histiozyten; außerdem besteht eine stark stimulierte T-Zone (bunte Pulpahyperplasie) mit reichlich interdigitierenden Retikulumzellen und plasmozytoiden Monozyten. Ferner treten häufig eine unreifzellige Sinushistiozytose und eine leichte Perilymphadenitis hinzu.

7.4 Yersinien-Lymphadenitis

Infektionen durch die gramnegativen Stäbchenbakterien *Y. enterocolitica* bzw. *pseudotuberculosis* rufen eine akut bis subakut verlaufende, spontan abheilende Enterokolitis mit Beteiligung regionärer (mesenterialer) Lymphknoten hervor. Appendizitisartige Beschwerden führen gelegentlich zu einer Appendektomie. Im Gefolge der Infektion können sich immunologisch vermittelte extraenterale Komplikationen (z. B. Arthritis, Erythema nodosum) entwickeln. Die Morphologie der Lymphknotenveränderungen erlaubt bereits gewisse Rückschlüsse auf den Erregertyp: Während *Y. pseudotuberculosis* meist retikulohistiozytär-abszedierende Veränderungen mit ausgeprägter Perilymphadenitis hervorruft, geht die *Y. enterocolitica*-Infektion in der Regel mit einer kräftigen Lymphknotenschwellung einher. Dieser liegen sowohl eine entzündliche Reaktion im Kapsel- und Trabekelbereich als auch durch eine bunte zelluläre Reaktion ausgeweitete Sinus zugrunde, zu der meist eine bunte Pulpahyperplasie und eine unreife Sinushistiozytose hinzutreten.

7.5 Lymphadenitis bei Salmonellose

Salmonellen rufen Darmerkrankungen hervor, die von durch Endotoxine bedingten, leichten bis schweren, stadienhaft ablaufenden nekrotisierenden Enterokolitiden mit Allgemeininfektionen bei *S. typhi* und *S. enteritidis* reichen. Bei den enteroinvasiven Salmonellosen, besonders beim Typhus, kommt es über eine primär lymphogene Ausbreitung über mesenteriale Lymphknoten mit entsprechenden Gewebsveränderungen und über den Ductus thoracicus meist zu einer hämatogenen Aussaat der gramnegativen Keime. Später können in praktisch allen Organen salmonellenbedingte eitrige Entzündungen (z. B. Osteomyelitiden) entstehen. Kennzeichnendes histologisches Merkmal im Lymphknoten (und anderen Organen) der praktisch immer serologisch oder durch Blutkultur diagnostizierten Erkrankung sind kleine Granulome aus aktivierten Makrophagen (sog. *Typhusknötchen*), die meist eine Hämophagozytose aufweisen *(von Rindfleisch-Zellen)* und zu denen kleinherdige Nekrosezonen hinzukommen.

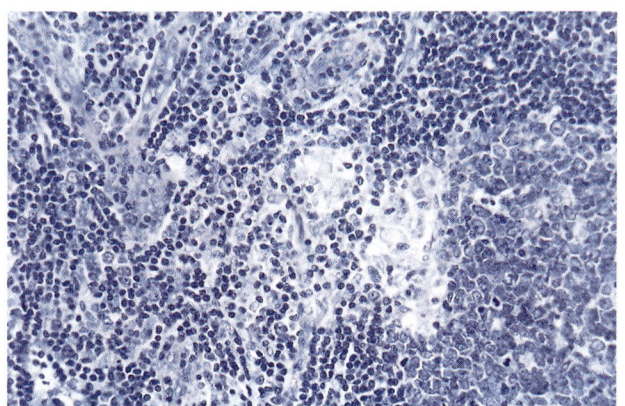

Abb. E-19: Piringer-Kuchinka-Lymphadenitis in einem nuchalen Lymphknoten bei Toxoplasmose. Giemsa-Fbg.

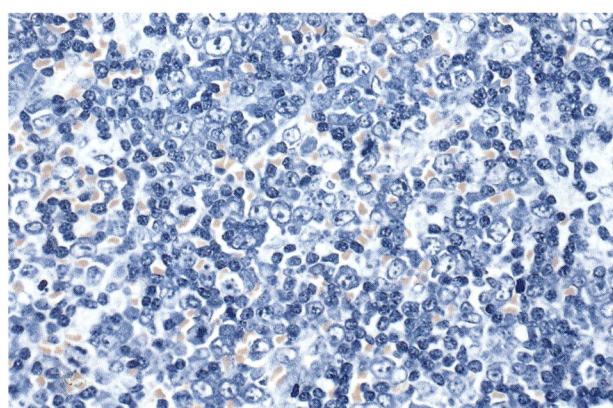

Abb. E-20: EBV-Lymphadenitis. Bunte Pulpahyperplasie mit Blasten und beginnendem Verlust der Grundstruktur. Giemsa-Fbg.

7.6 Lymphadenitis bei Toxoplasmose

Typisches Merkmal der Lymphknotenreaktion bei der Infektion durch das Protozoon *Toxoplasma gondii* ist die **Lymphadenitis Piringer-Kuchinka**. Diese Form der Lymphknotenentzündung wird zwar auch bei anderen Erkrankungen angetroffen (infektiöse Mononukleose, Bruzellose), ist aber recht spezifisch für die Toxoplasmose. Die Infektion ruft bei Immunkompetenten kaum Krankheitssymptome, gelegentlich eine vor allem nuchale Lymphknotenschwellung hervor. Bei Immundefekten führen sowohl primäre als auch endogene Reinfektionen zu schweren generalisierten Toxoplasmosen unter Beteiligung des ZNS. Die Piringer-Kuchinka-Lymphadenitis zeigt eine klassische Befundkonstellation aus Follikelhyperplasie, kleinherdiger Epitheloidzellreaktion und unreifzelliger Sinushistiozytose, zu der eine bunte Pulpahyperplasie sowie eine Perilymphadenitis hinzutreten können. Diese Befunde sind serologisch zu bestätigen.

7.7 Infektiöse Mononukleose und andere Viruserkrankungen

Die **infektiöse Mononukleose** wird durch das Epstein-Barr-Virus (EBV) hervorgerufen und geht mit allgemeinem Krankheitsgefühl, Fieber, Lymphknotenschwellung und Splenomegalie einher. Im Blut lassen sich reichlich lymphatische Reizformen nachweisen, die nicht mit leukämischen Blasten zu verwechseln sind. Lymphknoten- und Milzschwellung beruhen auf einer starken polyklonalen Proliferation von B-Zellen, die durch das lymphotrope EBV induziert wird. Durch die Einwirkung von zytotoxischen und Suppressor-T-Zellen wird das Wachstum der EBV-Klone schließlich unterdrückt, was zur klinischen Heilung führt. Allerdings bleibt eine lebenslange latente EBV-Infektion zurück,

die ätiologisch mit der Entstehung von Hodgkin- und Non-Hodgkin-Lymphomen in Verbindung gebracht wird. Bei Immundefekten kann eine EBV-Infektion (vor allem im Kindesalter) unmittelbar tödlich verlaufen oder (z. B. bei angeborenen Immundefekten, Transplantations- oder HIV-Patienten) über eine chronische Form in ein malignes Lymphom übergehen.

Morphologisch sind die Lymphknotenveränderungen durch eine starke bunte Pulpahyperplasie gekennzeichnet, zu der eine Follikelhyperplasie, Nekrosen unterschiedlicher Ausprägung, eine kleinherdige Epitheloidzellreaktion und eine unreife Sinushistiozytose hinzutreten können. Die bunte Pulpahyperplasie zeigt reichlich immunoblastenähnliche Zellen, die für ein immunoblastisches oder ein Hodgkin-Lymphom gehalten werden können, jedoch ein polytypisches Immunglobulin-Muster aufweisen. Für die EBV-Infektion ist ferner der Nachweis von Zelluntergängen (Apoptosen) charakteristisch, die bei den malignen Lymphomen seltener vorkommen. Daneben sind aufgrund der relativ unspezifischen Natur der Lymphknotenveränderungen durch serologische Untersuchungen andere Infektionen auszuschließen. Dabei handelt es sich vorwiegend um Infektionen mit Viren der Herpes-Gruppe (Herpes simplex bzw. Varicella-Zoster) oder um Röteln. Gelegentlich ruft die EBV-Infektion auch eine Piringer-Kuchinka-Lymphadenitis hervor, so daß eine Toxoplasmose auszuschließen ist.

Die **Masern-Lymphadenitis** zeigt in ihren Frühstadien pathognomonische mehrkernige Riesenzellen *(Finkeldey-Zellen)* mit traubenförmigen Kernen.

8 Granulomatöse Lymphknotenveränderungen

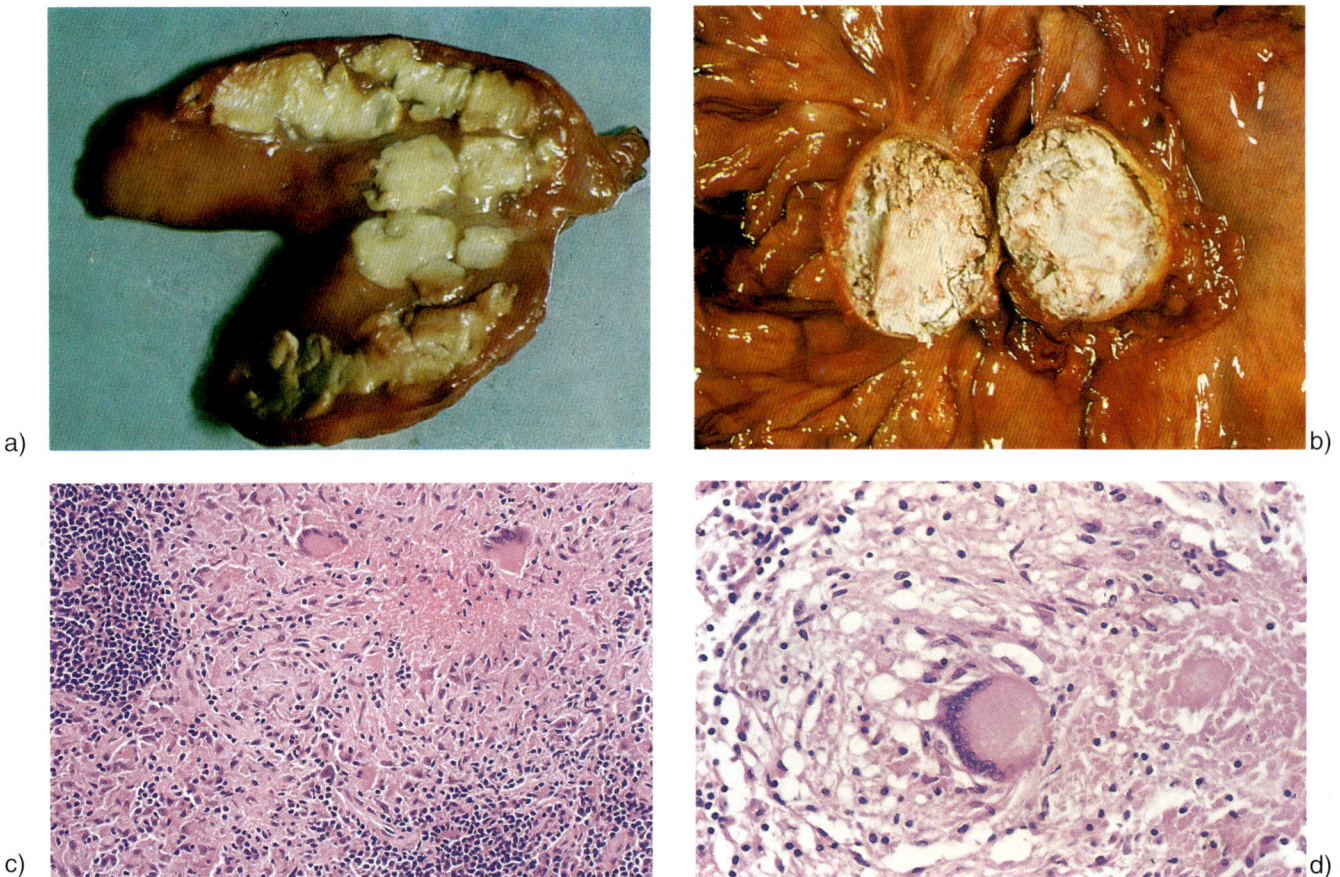

a)

b)

c)

d)

Abb. E-21: Lymphknotentuberkulose. a) Verkäsende Lymphknotentuberkulose. b) Alte verkreidete und abgekapselte Tuberkulose im Mesenterium. c) Mischtuberkulose mit produktiver Reaktion in der Umgebung einer verkäsenden Nekrose. HE-Fbg.
d) Mehrkernige Langhans-Riesenzellen mit hufeisenförmig angeordneten Kernen. HE-Fbg.

8.1 Mykobakterielle Infektionen

8.1.1 Tuberkulose

Die Tuberkulose wird in mehr als 95% der Fälle durch
Mycobacterium tuberculosis hervorgerufen. Es handelt
sich dabei um einen intrazellulären Aerobier mit einer
säurefesten, lipidhaltigen Hülle. Meist stellt die Lunge
die Eintrittspforte dar, gelegentlich (besonders bei
M. bovis) wird die Infektion auch primär im Darm manifest. Die Tuberkulose breitet sich zunächst lymphogen in regionäre Lymphknoten (lungenhilär, zervikal
bzw. mesenterial) aus (Primärkomplex = Primäraffekt
+ Lymphangitis + Lymphadenitis). Unabhängig vom
befallenen Organ ist die Tuberkulose histologisch
durch das Auftreten epitheloidzelliger Granulome gekennzeichnet *(produktive Tuberkulose).* Diese bestehen
aus transformierten Makrophagen (Epitheloidzellen),
mehrkernigen Riesenzellen vom Langhans-Typ und
T-Lymphozyten. Bei der *exsudativen, verkäsenden
Tuberkulose* treten zentrale Nekrosen hinzu, die wall-
artig von palisadenartig angeordneten Epitheloidzellen

mit länglichem Kern umgeben sind. Derartige Käse-
massen können unter Fistelbildung in die Umgebung
einbrechen. Der Nachweis der Mykobakterien gelingt
mit Hilfe der Ziehl-Neelsen- oder fluoreszenzmikrosko-
pisch mit der Rhodamin-Auramin-Färbung. Beweisend
sind zusätzlich die kulturelle Anzüchtung und/oder der
Tierversuch.

Bei schlechter Abwehrlage (reduzierter Allgemein-
zustand, Diabetes mellitus, Immunsuppression, chronische lymphoproliferative Erkrankungen, HIV-Infektion) kann es nach durchgemachter Erstinfektion zu
einer *Exazerbation der Tuberkulose mit endogener
Reinfektion* kommen. Dabei sind bevorzugt zervikale
und supraklavikuläre Lymphknoten befallen, aber
auch eine hämatogene Streuung *(Miliartuberkulose)*
bis zur *tuberkulösen Landouzy-Sepsis* ist möglich. Morphologisch spiegelt sich ein Immundefekt in einer
gestörten Granulombildung mit wenigen Epitheloid-
und Riesenzellen, aber reichlich Erregern wider
(areaktive Tuberkulose); gelegentlich sind lediglich

Schaumzellen (siehe »Mykobakterielle Histiozytose«), aber keine Granulome vorhanden.

8.1.2 Atypische Mykobakteriosen

Bei diesen Erregern, die als ubiquitär vorkommende Mykobakterien bezeichnet werden, handelt es sich um für den Menschen normalerweise apathogene Keime. Bei Resistenzminderung bzw. fehlender Immunität im Kindesalter, besonders bei angeborenen Immundefekten, kann eine Reihe tuberkuloseähnlicher Krankheitsbilder entstehen. Eintrittspforte ist im Kindesalter häufig der Oropharynx. Es resultiert eine rasch progrediente zervikale Lymphknotenschwellung, die gelegentlich – unter Fistelbildung zur Haut – einschmilzt. Eine Sonderform stellt die nach Impfung durch das *Mycobacterium Calmette-Guérin* (BCG) hervorgerufene Erkrankung dar. Bei Erwachsenen ließen sich früher häufig chronische Lungenerkrankungen nachweisen, bei denen es zu einer Superinfektion durch atypische Mykobakterien kam. Heute liegt einer atypischen Mykobakteriose häufig eine HIV-Infektion zugrunde, häufigster Erreger ist *M. avium intracellulare*.

Etwa 70% der Fälle lassen sich morphologisch nicht von einer Tuberkulose abgrenzen, während in 10% retikulohistiozytär-abszedierende Lymphknotenläsionen vorliegen. Bei sehr schlechter Abwehrlage, d. h. besonders bei HIV-Infizierten, sind die Makrophagen aufgrund eines Mangels an von CD4-positiven T-Zellen gebildetem Gamma-Interferon nicht mehr in der Lage, sich zu Epitheloidzellen zu transformieren. Daher werden die Erreger zwar phagozytiert, können sich jedoch intrazellulär ungehindert vermehren. Es kommt zu einer starken Infiltration in Lymphknoten, Milz, Leber und Knochenmark durch geschwollene Histiozyten mit massenhaft PAS-positiven Erregern im Zytoplasma *(mykobakterielle Histiozytose)*.

8.2 Sarkoidose

Die Sarkoidose (Morbus Boeck) stellt eine granulomatöse Systemerkrankung unbekannter Ätiologie dar (Hypersensitivitätsgranulomatose), die durch das Auftreten von nicht verkäsenden Epitheloidzellgranulomen in zahlreichen Organen (Lunge, Lymphknoten, Milz, Leber, Haut) gekennzeichnet ist. Meist sind junge Erwachsene betroffen. Die Erkrankung kann asymptomatisch verlaufen, häufig stehen aber respiratorische Symptome im Vordergrund. In der Regel verläuft die Erkrankung blande; die Mortalität beträgt etwa 4%. Bevorzugt werden mediastinale Lymphknoten befallen (bilaterale symmetrische Hiluslymphknotenvergrößerung). Histologisch liegen zunächst kleine Ansammlungen saftiger Epitheloidzellen in den T-Regionen vor, die sich zu teilweise konfluierenden Epitheloidzellgranulomen mit unterschiedlich vielen Riesenzellen entwickeln. Häufig, aber nicht obligat vorhanden sind intrazytoplasmatische Einschlußkörper (*Asteroid*- oder

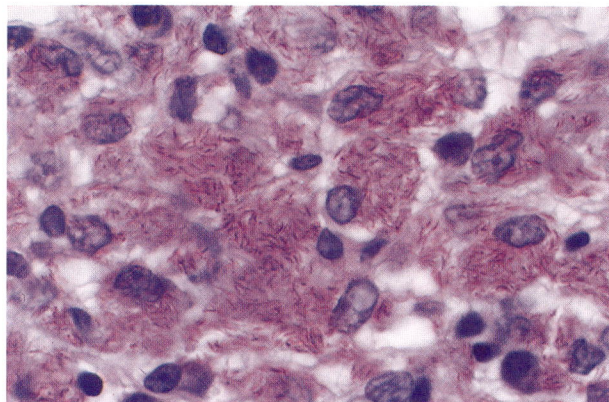

Abb. E-22: Mykobakterielle Histiozytose. Massive intrazelluläre Vermehrung von säurefesten Stäbchen in Histiozyten. PAS-Fbg.

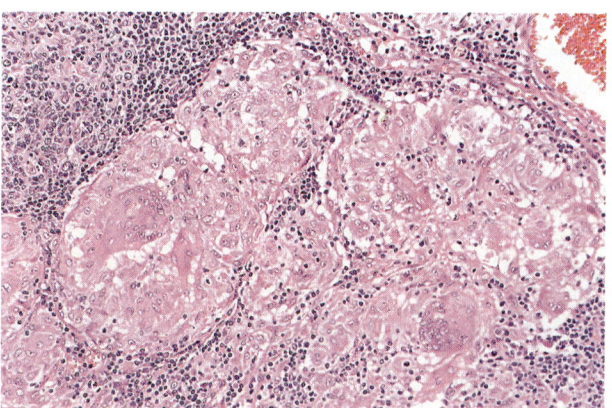

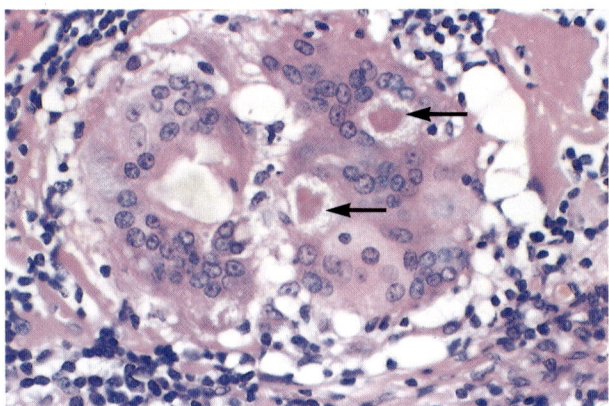

Abb. E-23: Sarkoidose. Oben: Epitheloidzellgranulome mit mehrkernigen Riesenzellen vom Langhans-Typ. HE-Fbg. Unten: Asteroid-Bodies in Riesenzellen (←). HE-Fbg.

Schaumann-Körperchen), die sekundär verkalken können. Im Randbereich sind viele CD4-positive T-Lymphozyten vorhanden, die über die Sekretion von Zytokinen sowohl die Transformation von Makrophagen zu Epitheloidzellen als auch die Aktivierung von Fibroblasten induzieren. Ältere Sarkoidosegranulome sind daher vielfach durch eine perifokale Fibrose gekennzeichnet, die zu einem vollständigen Umbau des betroffenen Organs – z. B. Lymphknoten, krankheitsrelevant besonders die Lunge – führen kann.

8.3 Morbus Whipple

Es handelt sich um eine bakterielle Infektionskrankheit mit wechselnder Symptomatik (Fieber, Arthralgien, Gewichtsverlust und andere Befunden), die sich vorwiegend intestinal und in abdominalen Lymphknoten (bei längerer Krankheitsdauer auch extraabdominal, z. B. im ZNS) manifestiert. Der Erreger konnte noch nicht eindeutig identifiziert werden. Pathogenetisch besteht eine Unfähigkeit zur Erregerabtötung durch Makrophagen. Kennzeichnend sind sowohl in den Dünndarmzotten als auch im Parenchym anderer betroffener Organe und in den Lymphknotensinus gelegene Ansammlungen von Makrophagen mit einem breiten, PAS-positiven Zytoplasma. Dieses enthält elektronenmikroskopisch reichlich Bakterien und Bakterienreste. Es können ferner Riesenzellen, gelegentlich auch Epitheloidzellansammlungen hinzutreten. Differentialdiagnostisch kommt eine atypische Mykobakteriose in Frage.

8.4 Malakoplakie

An der Pathogenese dieser Veränderung ist eine Infektion beteiligt, da es sich um eine Abbaustörung koliartiger Bakterien in Makrophagen handelt, welche eine histiozytäre Entzündungsreaktion hervorruft. Die gelblichen Herde finden sich vorwiegend im Urogenital-, aber auch im unteren Gastrointestinaltrakt und in den zugehörigen regionären Lymphknoten. Es werden dichte Ansammlungen von geschwollenen Makrophagen mit einem PAS-positiven Zytoplasma beobachtet. Typisch für die Erkrankung sind konzentrisch geschichtete Einschlußkörperchen *(Michaelis-Gutmann-Körper)*, die Eisen und Kalk enthalten.

8.5 Granulomatöse Reaktionen durch Fremdkörper

Hierbei handelt es sich um eine histiozytäre, meist riesenzellhaltige Lymphknotenreaktion, die durch exogene, im Lymphknoten zurückgehaltene Fremdstoffe ausgelöst wird (z. B. Fette, Öle, Silikon, Polyvinylpyrrolidon, mineralische Fremdstoffe). In erster Linie gelangen Öle und Fette iatrogen (z. B. durch eine Lymphangiographie oder durch Injektion bestimmter Medikamente) in den Lymphknoten. Des weiteren führt die parenterale Zufuhr eines nicht resorbierbaren Materials (pflanzliche oder mineralische Zuschlagstoffe bei i. v. applizierten Drogen) zu entsprechenden

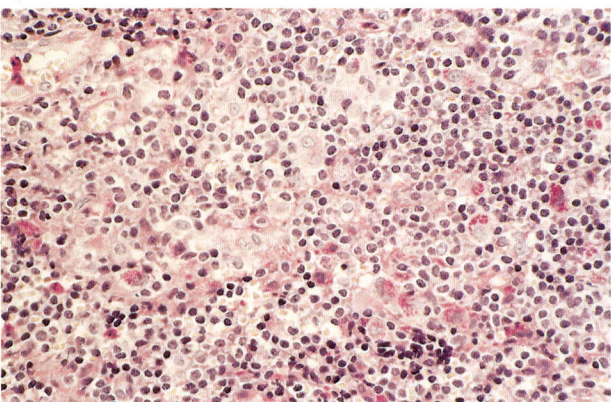

Abb. E-24: Morbus Whipple. PAS-positive Makrophagen.

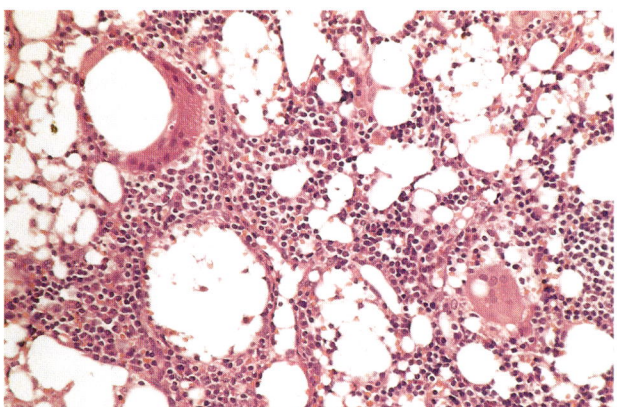

Abb. E-25: Zustand nach Lymphangiographie. Fremdkörperriesenzellen in der Umgebung von Ölzysten (herausgelöstes Kontrastmittel). HE-Fbg.

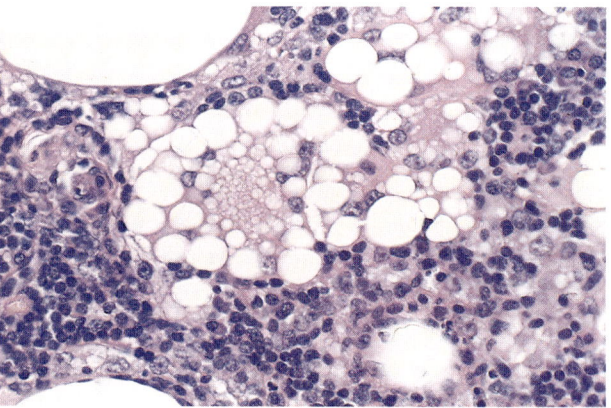

Abb. E-26: Silikon-Lymphadenopathie. Histiozytäre Fremdkörperreaktion in der Umgebung eines amorphen Materials. HE-Fbg.

Veränderungen. Ferner sind bestimmte, als **Lipogra-nulomatosen** bezeichnete Erkrankungen zu nennen, die ähnliche Gewebsreaktionen verursachen.

Das bei der Darstellung von Lymphknoten im Rahmen des Stagings von malignen Tumoren verwendete ölhaltige Röntgenkontrastmittel lagert sich in Form disperser Tröpfchen in den erweiterten Lymphknotensinus ab. Die Tropfen werden von intrasinusoidalen Makrophagen und Riesenzellen vom Fremdkörpertyp phagozytiert und langsam resorbiert. In der Pulpa kann eine Eosinophilie bestehen. Innerhalb von Wochen bis Monaten kommt es zu einer Rückbildung der Fremdkörperreaktion, die als Fibrose zurückbleiben kann.

8.5.1 Silikon- und PVC-Lymphadenopathie

Die exogene Zufuhr von **Silikonpartikeln** (z. B. aus Mammaprothesen oder aus Schlauchsystemen bei chronischer Hämodialyse) führt zu lokalisierten Fremdkörperreaktionen in regionären Lymphknoten, bzw. nach parenteraler Zufuhr zu systemischen Silikonablagerungen in Milz, Leber und Knochenmark. Morphologisch findet man Ansammlungen von Makrophagen und Riesenzellen mit einem vakuolisierten Zytoplasma, das ein farbloses amorphes, teilweise feingranuläres Material enthält. Ähnliche Veränderungen finden sich gelegentlich in regionären Lymphknoten nach Einlage von Gelenkendoprothesen mit **PVC-Kapseln,** deren Abrieb lymphogen verschleppt wird. Derartige Ablagerungen lassen sich bei entsprechender Anamnese durch die charakteristische Doppelbrechung des Materials identifizieren.

8.5.2 Polyvinylpyrrolidon-Lymphadenopathie

Polyvinylpyrrolidon (PVP) wird als synthetischer Lösungsvermittler bzw. Medikamententräger eingesetzt und führt bei parenteraler Gabe zu einer histiozytären Fremdkörperreaktion. In den betroffenen, vergrößerten Lymphknoten finden sich PVP-Granulome, die aus Makrophagen, Epitheloid- und Fremdkörperriesenzellen bestehen. Diese enthalten ein schaumiges, gelegentlich braunes Material, das sich durch eine Kongorot-Färbung darstellen läßt.

8.5.3 Lymphadenopathie durch mineralische Fremdstoffe

Die parenterale Zufuhr von unlöslichem Material, etwa von Talkum, Mineralien (Asbest) oder Thorium/Thorotrast ruft in den Lymphknoten granulomatöse Reaktionen hervor. Es finden sich Ansammlungen von Makrophagen und Riesenzellen mit phagozytiertem Fremdmaterial, welches sich durch Doppelbrechung (Talkum) bzw. durch Gestalt und färberische Reaktion (Asbest oder Thorotrast) identifizieren läßt. Der Krankheitswert hängt von der auslösenden Noxe ab, die Diagnose ist aber wegen ihrer Indikatorfunktion für

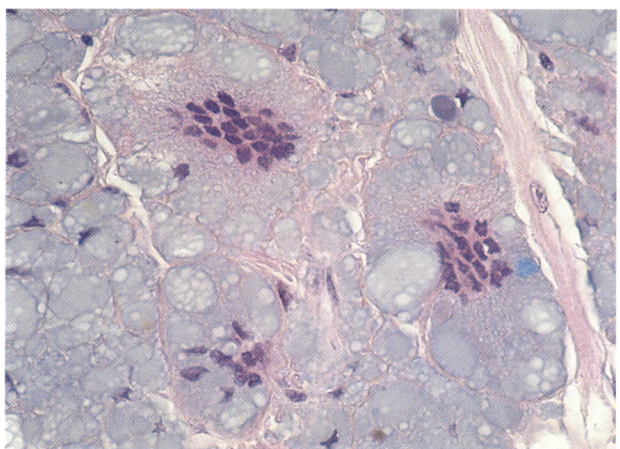

Abb. E-27: Polyvinylpyrrolidon-Ablagerungen. Wabige Histiozyten mit einem gespeicherten, leicht basophilen Material. HE-Fbg.

das Grundleiden von Bedeutung. So kann Thorotrast durch seine starke Alpha-Strahlung maligne Tumoren (Angiosarkome in Leber oder Milz) hervorrufen.

8.5.4 Lymphadenopathie durch Gasbildung

Besonders mesenteriale und retroperitoneale, gelegentlich auch mediastinale Lymphknoten zeigen bei der **Pneumatosis cystoides intestini** bzw. beim interstitiellen Lungenemphysem histiozytär-riesenzellig demarkierte Gasbläschen. Diese Veränderungen können sehr ausgeprägt sein und dem Lymphknoten eine knisternde Schnittfläche und eine wabige Struktur verleihen.

9 Lymphknotenveränderungen bei Kollagenosen

9.1 Rheumatoide Arthritis

Bei der rheumatoiden Arthritis imponiert gelegentlich eine generalisierte Lymphknotenschwellung, die als Ausdruck des Autoimmunprozesses den Gelenkmanifestationen vorauseilen kann. Die Kombination aus rheumatoider Arthritis, Splenomegalie und Granulozytopenie, bei der eine Lymphadenopathie häufig auftritt, wird als **Felty-Syndrom** bezeichnet. Morphologisch findet sich eine massive follikuläre lymphatische Hyperplasie bei erhaltener Grundstruktur der Lymphknoten.

9.2 Systemischer Lupus erythematodes

Bei Patienten mit einem systemischen Lupus erythematodes (SLE) bestehen nicht selten vergrößerte Lymphknoten. Diese gehen meist auf eine reaktive Vermehrung stimulierter lymphatischer Zellen zurück, die
an Immunoblasten erinnern. Dabei sind ausgedehnte
Nekrosen häufig, die sich durch die Ablagerung eines
grobscholligen hämatoxiphilen Materials (DNA-Präzi-
pitate) im Stroma sowie an Sinus- und Gefäßwänden
auszeichnen.

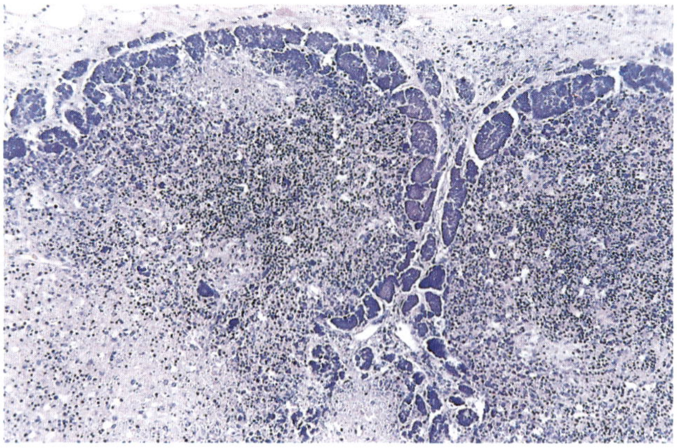

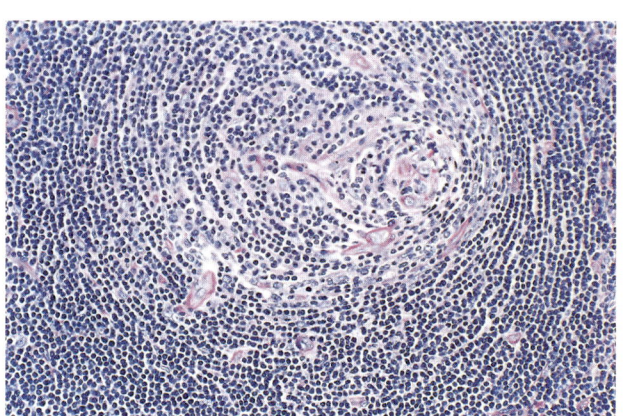

Abb. E-28: Systemischer Lupus erythematodes. Grobschol-
lige hämatoxiphile DNA-Ablagerungen. HE-Fbg.

10 Primäre Lymphknoten-
tumoren

Im Lymphknoten kommen außer malignen Lymphomen eine ganze Reihe seltener, teils reaktiv/hamarto-
matöser (angiofollikuläre lymphatische Hyperplasie
Castleman), teils neoplastischer Tumoren vor. Letztere
gehen von nichtlymphatischen Zellen aus und repräsentieren verschiedene Entitäten. So gibt es Tumoren
der dendritischen und interdigitierenden Retikulumzellen, einen Tumor der Myofibroblasten (Myofibro-
blastom), eine Läsion, die sich von histiozytären
Zellelementen mit assoziierter entzündlicher Reaktion
ableitet (inflammatorischer Pseudotumor) und eine
ganze Reihe von vaskulären Neubildungen (Hämangiom, Angiolymphoide Hyperplasie mit Eosinophilie
[M. Kimura], Angiomatose des Lymphknotens,
vaskuläre Sinustransformation und Lymphangiom).
Am häufigsten sind – neben der Castleman-Erkrankung
– der inflammatorische Pseudotumor und das Kaposi-
Sarkom des Lymphknotens.

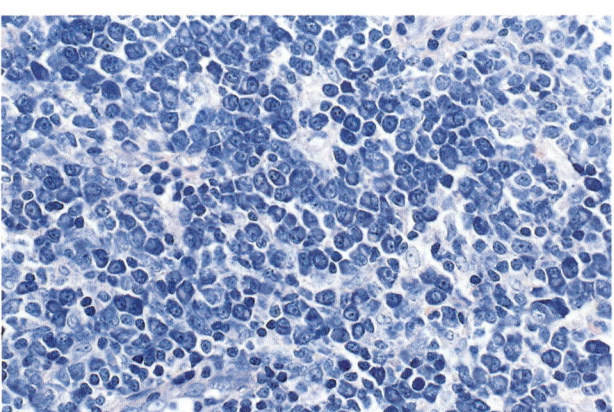

Abb. E-29: Castleman-Erkrankung. Angiofollikuläre Hyperplasie mit konzentrischer Zellschichtung. PAS-Fbg.

10.1 Angiofollikuläre lymphatische
Hyperplasie

Die angiofollikuläre lymphatische Hyperplasie (Castleman-Erkrankung) stellt eine seltene Lymphknotenveränderung dar. Ein Teil der Fälle ist als gutartige
hamartomatöse bzw. reaktive Veränderung, ein Teil
als prognostisch ungünstigere Manifestation einer Im-
mundysregulation anzusehen. Die Erkrankung kommt
meist bei jüngeren Menschen vor; sie zeigt eine leichte
Bevorzugung des weiblichen Geschlechts. Klinisch liegt
eine isolierte, häufig mediastinale oder zervikale
Lymphknotenschwellung vor, die meist gut auf eine
Steroidtherapie anspricht und einen benignen Verlauf
nimmt. Sie kann mit Allgemeinsymptomen, wie Fieber,
Anämie, Paraproteinämie und anderen Befunden
einhergehen. Die Kombination aus M. Castleman, Poly-
neuropathie, Organomegalie, Endokrinopathie, M-Pro-
tein (Paraproteinämie) und Haut(Skin)-Veränderungen

Abb. E-30: Castleman-Erkrankung. Plasmazellreiche Form.
Giemsa-Fbg.

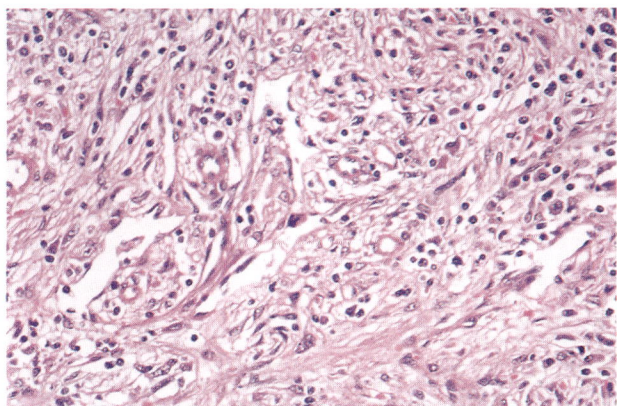

Abb. E-31: Inflammatorischer Pseudotumor. Dichtzellige gemischte Infiltration, die die normale Lymphknotenstruktur weitgehend ersetzt. HE-Fbg.

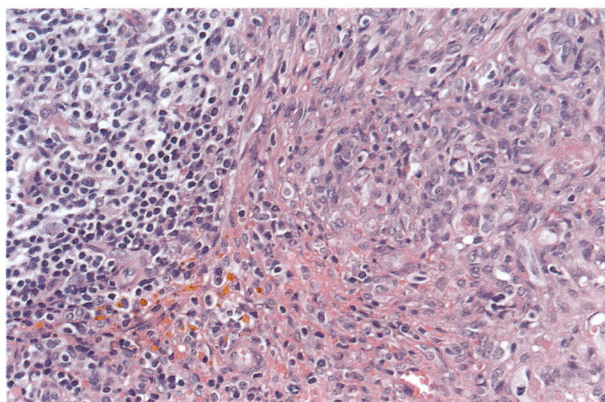

Abb. E-32: Kaposi-Sarkom. Proliferation von spindeligen Zellen in der Umgebung von neugebildeten Spalträumen. HE-Fbg.

wird als **POEMS-Syndrom** bezeichnet und zeigt eine starke Vermehrung häufig monoklonaler Plasmazellen in Lymphknoten und Knochenmark. Davon abzugrenzen ist die **multizentrische Variante des M. Castleman**, die einen Befall mehrerer Organe, darunter auch Leber und Milz, aufweist, sich häufig therapieresistent verhält und durch opportunistische Infektionen oder durch die Entwicklung von Gefäßtumoren (Kaposi-Sarkom) ungünstig verläuft.

Histologisch werden zwei Subtypen unterschieden.

– Der sog. **hyalinvaskuläre Typ** zeigt charakteristischerweise follikelartige Strukturen mit regressiven Keimzentren, die von ringförmig angeordneten Lymphozyten umgeben werden und inmitten stark proliferierter und hyalinisierter kleiner Blutgefäße liegen. Es können großflächige Ablagerungen hyalinen Materials vorkommen, während Plasmazellen spärlich sind. Der hyalinvaskuläre Typ ist nur selten mit Allgemeinsymptomen assoziiert.

– Dagegen zeigt die **plasmazellreiche Variante** – als Ausdruck einer gestörten Immunreaktion – teils floride, teils regressive Keimzentren mit den erwähnten eigenartigen Lymphozytenwällen sowie interfollikulär eine massive Plasmazellvermehrung, die monotypisch sein kann. Kombinationsbefunde aus Angioproliferation und Plasmozytose kommen vor **(Intermediärtyp)**. Differentialdiagnostisch sind vor allem die angioimmunoblastische Lymphadenopathie sowie das extramedulläre Lymphknotenplasmozytom auszuschließen, die beide keine floriden Keimzentren aufweisen.

10.2 Inflammatorischer Pseudotumor des Lymphknotens

Bei dieser reaktiven Läsion, die in jedem Lebensalter auftreten kann, führt klinisch eine lokalisierte Lymph-

knotenschwellung, die – besonders retroperitoneal – erhebliche Ausmaße annehmen und mit Symptomen, wie Fieber, Anämie und Blutsenkungsbeschleunigung, assoziiert sein kann. Die Lymphknotenbiopsie erfolgt zumeist unter dem Verdacht auf ein malignes Lymphom. Die Ätiologie ist unbekannt; die Läsion entsteht aufgrund einer überstarken lokalen Bildung von Mediatoren der Entzündungsreaktion (Interleukin 6). Morphologisch findet sich eine meist vom Hilusbereich ausgehende, peritrabekulär und in der Kapsel auftretende Läsion, die in die Pulpa und das umgebende Gewebe vordringen kann. Hier dominieren zellreiche Areale, die von histiozytären Spindelzellen, Lymphozyten, Plasmazellen, Makrophagen und Granulozyten gebildet werden. Narbenfelder oder abszeßartige Formationen kommen vor. Ähnliche Läsionen finden sich selten in der Milz, wo sie den Verdacht auf ein NHL wecken, während im Lymphknoten vor allem die Metastase eines malignen fibrösen Histiozytoms (inflammatorischer Subtyp) ausgeschlossen werden muß.

10.3 Kaposi-Sarkom des Lymphknotens

Im Rahmen der HIV-Infektion treten **primär nodale Kaposi-Sarkome** nicht nur bei afrikanischen Kindern auf. Gelegentlich wird das Krankheitsbild auch bei Patienten mit einer angiofollikulären lymphatischen Hyperplasie (Castleman) sowie nach Immunsuppression beobachtet. Der klinische Verdacht bei entsprechender Anamnese wird durch eine lokalisierte Lymphknotenschwellung geweckt. Die Morphologie ist durch eine Formenvielfalt geprägt, da das Kaposi-Sarkom sowohl im Hilum- als auch im Kapselbereich sowie in der Pulpa als diffuse oder auch als noduläre Infiltration imponieren kann. Meist findet sich eine Proliferation irregulärer englumiger Gefäßräume mit Spindelzellen, aber auch hämangiomartige oder solide spindelzellige Tumoren werden beobachtet. Die Tumorzellen leiten sich von Gefäßendothelien ab und exprimieren daher entsprechende Marker (Willebrand-Faktor, Faktor-VIII-assoziiertes Antigen). Differential-diagnostisch muß bei entsprechender Morphologie neben Metastasen maligner spindelzelliger Tumoren vor allem die vaskuläre Sinustransformation des Lymphknotens abgegrenzt werden. Im Unterschied zum Kaposi-Sarkom fehlen hier zytologische Atypien sowie solide und spindelzellige Areale.

11 Lymphknotenmetastasen

Tumormetastasen in Lymphknoten entstehen durch lymphogene Ausbreitung von Tumorzellen bzw. Tumorzellkomplexen meist über afferente Lymphgefäße in die Lymphknoten. Aufgrund der Lymphgefäßversorgung werden bestimmte regionäre Lymphknoten im Bereich eines malignen Tumors in der Mehrzahl der Fälle primär befallen. Der Nachweis einer derartigen Metastasierung ist von prognostischer und therapeutischer Relevanz und kann durch das TNM-System (N-Kategorien) quantifiziert werden.

Bei einem bekannten malignen Tumor wird eine lokalisierte, derbe Lymphknotenschwellung den Verdacht auf eine Lymphknotenmetastase wecken. Die Diagnose bereitet in der Regel keine Schwierigkeiten, da bei manifester Lymphknotenvergrößerung meist große Tumorverbände nachweisbar sind. Im frühesten Stadium der *Ausschwemmung von Tumorzellen* sind diese nur in den Sinus, besonders in den Randsinus, nachweisbar. Hier sind sie manchmal nur nach Anwendung besonderer Untersuchungsmethoden (PAS-Färbung, epitheliale Marker) sicher zu identifizieren. Später greifen die Tumorzellen auf das eigentliche Parenchym über und finden – als *Metastasen* – Anschluß an das örtliche Gefäßsystem. Unter 2 mm große Karzinomverbände werden als *Mikrometastasen*, die größeren als *Makrometastasen* bezeichnet. Bei entsprechender Wachstumstendenz durchbrechen die Metastasen die Lymphknotenkapsel; man spricht dann von einem *perinodalen Tumorwachstum*. Dieses Verhalten ist (z. B. beim Mammakarzinom) mit einer besonders schlechten Prognose verknüpft. Weitere prognostisch relevante Parameter sind die genaue Lokalisation (Topographie) und die Zahl der befallenen Lymphknoten sowie die Unterscheidung von Mikro- und Makrometastasen.

Im Quellgebiet eines Karzinoms kann es zu einer *reaktiven Lymphadenopathie* kommen. Sie geht meist mit einer follikulären Hyperplasie oder einer Sinushistiozytose einher. Sehr charakteristisch ist die granulomatöse sarkoide Reaktion mit Epitheloidzellen und Riesenzellen vom Langhans-Typ, die auch im Karzinomstroma beobachtet wird. Nicht selten ist der **Nachweis einer Lymphknotenmetastase** der erste Hinweis auf ein Tumorleiden. In diesen Fällen liegt ein *okkultes Karzinom* vor. Von einem *latenten* (in der Pro-

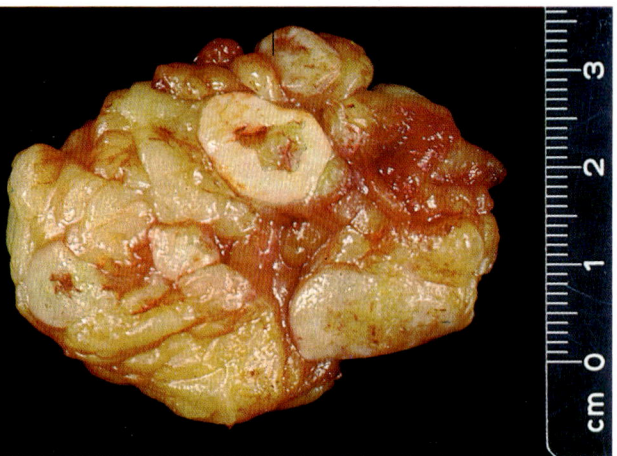

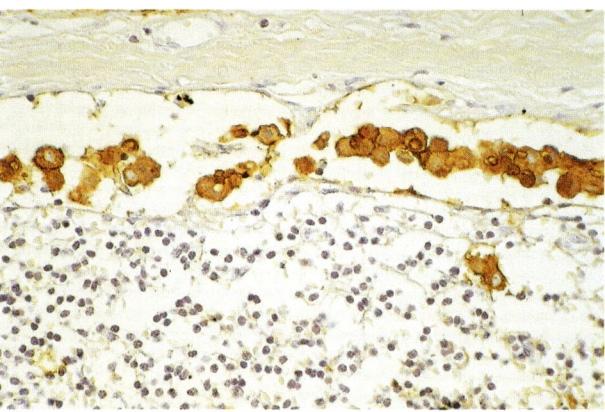

Abb. E-33: Lymphknotenmetastasen. Oben: Grauweiße Metastasen in Lymphknoten im axillären Fettgewebe. Unten: Ansammlung von TPA-positiven Karzinomzellen im Randsinus des Lymphknotens. Immunhistochemische Reaktion.

Lokalisation der Metastasen okkulter Primärtumoren	
Abdominale Lymphknoten	18,5%
Leber	16,5%
Halslymphknoten	15,2%
Knochen	7,6%
Peritoneum	6,8%
Supraklavikuläre Lymphknoten	6,7%
Haut	6,3%
Axilläre Lymphknoten	5,8%
Inguinale Lymphknoten	3,9%
Mediastinale Lymphknoten	3,7%
Zentralnervensystem	3,2%
Weichteilgewebe	2,5%
Pleura	1,2%
Lunge	0,5%
Keine Lokalisationsangaben	1,6%

Systematik der Hodgkin-Lymphome (Rye-Klassifikation nach morphologischen Kriterien)			
Typ	**Wachstumsmuster**	**Zytologie**	**Immunhistochemie**
Paragranulom	nodulär/diffus	L & H-Zellen B-Lymphozyten	B-Zell-Marker (CD20)
Noduläre Sklerose	nodulär mit Sklerosezonen Angioproliferation	Lakunenzellen, Makrophagen, Eosinophile, T-Zellen	CD15/CD30, B-/T-Zell-Marker
Mischtyp	Frühstadien: interfollikulär, später konfluierend nodulär	Hodgkin-, Sternberg-Reed-Zellen, Epitheloidzellen, Eosinophile	
Lymphozytenarme Form	nodulär und diffus, häufig diffuse Sklerose	Hodgkin- und Sternberg-Reed-Zellen vermehrt, geringes Begleitinfiltrat	

stata: *inzidenten*) *Karzinom* spricht man, wenn der Primärtumor zufällig im Rahmen einer Obduktion oder eines operativen Eingriffs diagnostiziert wird (Beispiele: Rektum-, Prostata-, Nierenkarzinome u.a.).

In ca. 8% der malignen Neubildungen insgesamt liegt ein okkulter Tumor vor, der durch eine Metastase manifest wird (siehe Tabelle). Alters- und Geschlechtsverteilung dieser Patienten mit einem okkulten Karzinom stimmen weitgehend mit einem unausgewählten Tumorkollektiv überein. Bei einem Teil der Fälle von okkulten Primärtumoren erlauben die Lokalisation des untersuchten Lymphknotens, die Morphologie der Tumorzellen und/oder der immunhistochemische Befund eine Zuordnung zu einem bestimmten Ursprungsorgan bzw. Gewebe. Die Rate der nachgewiesenen Primärtumoren hängt vom Patientenalter (und von den diagnostischen Anstrengungen) ab. Vor dem 50. Lebensjahr beträgt sie über 30%, bei älteren Patienten geht sie auf 17% zurück. Die häufigsten malignen Organtumoren, die sich zunächst durch eine Metastase manifestieren, sind in Lunge, Mamma, Schilddrüse, Magen-Darm-Trakt, Niere, Ovar, Nasen-Rachen-Raum oder Pankreas lokalisiert.

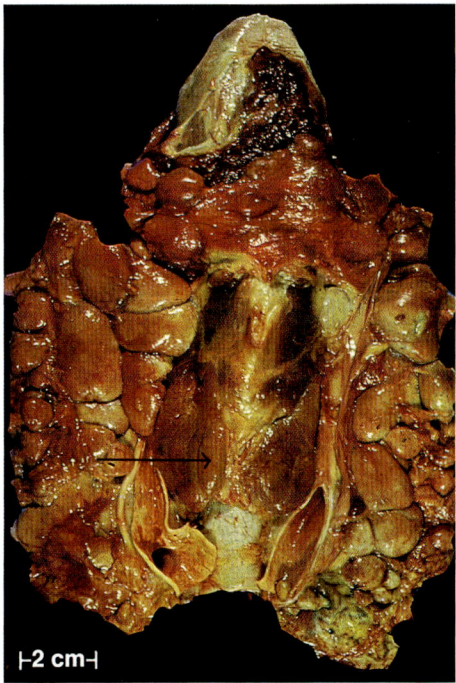

Abb. E-34: Hodgkin-Lymphom. Zungen-Hals-Paket mit großen Lymphknotenpaketen entlang der Halsgefäße. (→ Schilddrüse)

12 Maligne Lymphome

12.1 Hodgkin-Lymphome

Hodgkin-Lymphome (HL), die auch als Morbus Hodgkin oder als Lymphogranulomatose bezeichnet werden, stellen neoplastische Erkrankungen unbekannter Histogenese dar. Sie machen etwa die Hälfte aller malignen Lymphome aus. Die Inzidenz liegt bei 2 bis 4 Fäl-len pro 100 000 Einwohner und Jahr. Hodgkin-Lymphome besitzen unterschiedliche Häufigkeitsgipfel, die das Auftreten der verschiedenen Subtypen darstellen; sie liegen zwischen dem 25. und 30. Lebensjahr sowie in der 4. und in der 6. Lebensdekade. Es lassen sich mehrere Sonderformen unterscheiden, die durch das Auftreten neoplastischer Hodgkin- und Sternberg-Reed-Zellen (mit ihren Varianten) auf einem wechsel-

haft zusammengesetzten zellulären Hintergrund gekennzeichnet sind. Letzterer wird von nichtneo-
plastischen Zellen, wie Lymphozyten, Makrophagen,
Retikulumzellen, Neutrophile und Eosinophile, gebildet
und ist – ebenso wie die HL-assoziierten Angioproliferation und Sklerose – das Ergebnis der Sekretion von
Zytokinen durch die **neoplastischen Zellen.**

Die **Ätiologie der Hodgkin-Lymphome** ist unbekannt;
sowohl epidemiologische als auch subtile molekularbiologische Untersuchungen deuten jedoch – wie bei
bestimmten Non-Hodgkin-Lymphomen – auf eine
Beteiligung des Epstein-Barr-Virus an der kausalen
Genese hin. Auch die Histogenese der neoplastischen
Zellen ist bislang nicht eindeutig geklärt worden; sie
zeichnen sich – mit Ausnahme der L & H-Zellen – dadurch aus, daß sie in der Regel nicht mit Antikörpern
gegen das Common-Leucocyte-Antigen (CD45) und
B- oder T-Zell-assoziierte Antigene reagieren, dafür
aber myeloische Marker (CD15) und Aktivierungsanti-
gene (Ki-1 bzw. CD30) exprimieren. Dieses Antigenpro-
fil ist bei immunhistochemischen Untersuchungen an
Tumorgewebe von erheblicher differentialdiagnosti-
scher Bedeutung. Andererseits läßt sich bei einem Teil
der Hodgkin-Lymphome mit molekulargenetischen
Methoden ein Rearrangement der Immunglobulingene
– teilweise auch der T-Zell-Rezeptorgene – nachweisen.
Somit ist die einst strenge Trennung zwischen Hodg-
kin- und Non-Hodgkin-Lymphomen zumindest in Hin-
blick auf die auf molekulargenetischer Ebene ablaufenden Veränderungen nicht mehr aufrechtzuerhalten.

Das **klinische Bild** ist durch schmerzlose Lymphknotenschwellungen und fakultativ durch Symptome,
wie Pruritus, Fieber und Nachtschweiß sowie Gewichtsabnahme (sog. B-Symptome) gekennzeichnet.
Die Lymphknotenvergrößerung ist zunächst lokalisiert.
Im weiteren Krankheitsverlauf breitet sich das
Lymphom auf benachbarte Lymphknotenstationen und
auch auf Milz, Leber, Knochenmark sowie andere
Organe aus. Voraussetzung für eine adäquate Therapie der Erkrankung ist zum einen eine histologische
Sicherung des Hodgkin-Typs, zum anderen eine exakte Stadieneinteilung durch klinische (Röntgen, CT,
Ultraschall, Lymphangiographie) und bioptische Me-
thoden (Lymphknoten- und Leberbiopsie, explorative
Laparotomie mit Splenektomie). Die Ausbreitung wird,
wie bei den Non-Hodgkin-Lymphomen, durch die
Stadien I bis IV (Klassifikation nach Ann Arbor) angegeben und ist – wahrscheinlich über die Tumormasse –
in erster Linie für die Prognose verantwortlich.

Interessanterweise sind die HL mit einem nicht auf
therapeutische Maßnahmen zurückzuführenden Immundefekt assoziiert, der bei einem Teil der Patienten
zum Auftreten opportunistischer Infektionen (Pilze,
Mykobakterien, Viren der Herpes-Gruppe) führt. Davon
zu unterscheiden sind therapiebedingte Zweit-
neoplasien, die besonders nach Strahlenbehandlung
und nach Gabe alkylierender Chemotherapeutika auf-

Stadieneinteilung* nach Ann Arbor	
Stadium I	Befall einer Lymphknotenregion (I) oder eines extralymphatischen Organs bzw. Ortes (I_E)
Stadium II	Befall zweier oder mehrerer Lymph-knotenregionen auf einer Seite des Zwerchfells (II) oder lokalisierter Befall eines extralymphatischen Organs und die Lymphknoten-regionen auf einer Seite des Zwerch-fells (II_E)
Stadium III	Befall von Lymphknotenregionen auf beiden Seiten des Zwerchfells (III), der von einem Befall eines extralym-phatischen Organs (III_E) und/oder der Milz (III_S bzw. III_{ES}) begleitet werden kann
Stadium IV	Diffuser oder disseminierter Befall einer oder mehrerer extralympha-tischer Organe (z. B. Knochenmark) mit oder ohne Lymphphknotenbetei-ligung

* Zusatz: **CS:** klinisches Staging (Laboruntersuchungen, bildgebende Verfahren). **PS:** pathologisch-anatomisches Staging
(Biopsie)

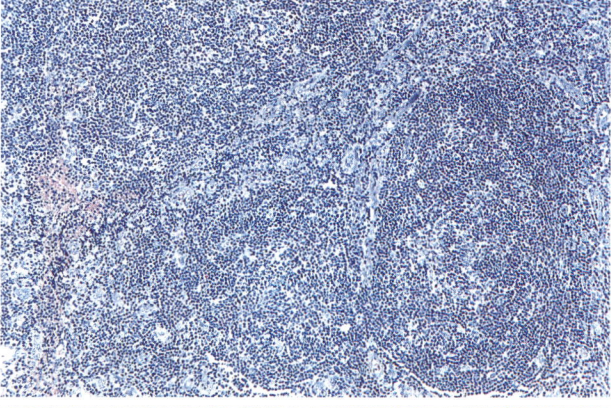

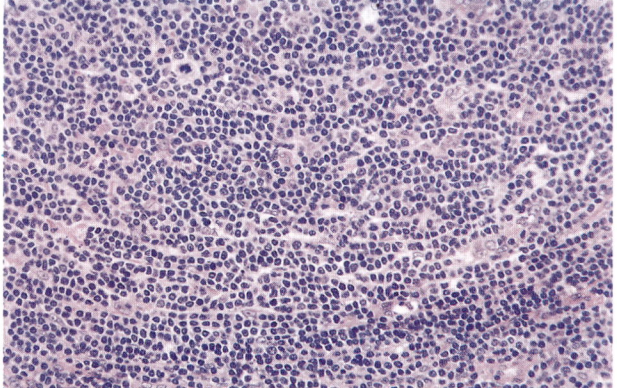

Abb. E-35: Hodgkin-Lymphom. Oben: Progressive Keimzentrumstransformation mit großen Keimzentren, aber keine
L&H-Zellen. Giemsa-Fbg. Unten: Noduläres Paragranulom mit
typischem knotigem Infiltrat. PAS-Fbg.

treten und meist akute myeloische Leukämien darstellen. Auch über die Entwicklung anderer maligner Lymphome im Gefolge der HL ist berichtet worden.

Systematik: Die heute gebräuchlichen histologischen Klassifikationen der Hodgkin-Lymphome unterscheiden vier Subtypen, die je nach Definition ihrerseits wechselnd viele Untergruppen enthalten. Die prognostische Wertigkeit der histologischen Subtypen ist nicht abschließend geklärt.

12.1.1 Lymphozytenreicher Typ (noduläres und diffuses Paragranulom)

Dieses Hodgkin-Lymphom nimmt eine Sonderstellung ein: Es ist insgesamt selten, besitzt eine günstige Prognose (5-Jahres-Überlebensrate von über 90%) und stellt – im Gegensatz zu den anderen Hodgkin-Lymphomen – ein B-Zell-Lymphom dar, das in die Gruppe der Keimzentrumszelltumoren einzuordnen ist. Speziell das **noduläre Paragranulom** entwickelt sich meist aus progressiv transformierten Keimzentren, die neben dem Paragranulom im gleichen Lymphknoten vorliegen können. Morphologisch finden sich knotenförmige Infiltrate überwiegend aus kleinen Lymphozyten sowie eingestreute Retikulumzellen, Epitheloidzellen und immunoblastenähnliche Zellen. Charakteristisch sind sog. L & H-Zellen, die in wechselnder Anzahl vorkommen. Sie sind relativ groß, besitzen ein mittelbreites Zytoplasma und große, meist lobulierte und gefältelte Kerne *(Popcorn-Zellen)* mit kleinen Nukleolen. Als Hinweis für die histogenetische Beziehung zu B-Lymphozyten exprimieren sie B-Zell-Antigene (z. B. CD20) und zeigen ein mit molekularbiologischen Methoden nachweisbares Rearrangement der Immunglobingene. Sternberg-Reed-Zellen sowie Eosinophile gehören nicht zu dem Bild der Paragranulome, während das Auftreten häufig ringförmig um die Infiltrate angeordneter Epitheloidzellen und -granulome nicht selten ist. Das **diffuse Paragranulom** bietet einen gleichartigen zytologischen Befund.

Differentialdiagnostisch kommen vor allem reaktive Lymphknotenveränderungen mit follikulärer Hyperplasie sowie andere Subtypen des Morbus Hodgkin in Frage. Eine *follikuläre lymphatische Hyperplasie* ist durch das Vorkommen typischer Keimzentrumszellen sowie von Makrophagen und das Fehlen von L & H-Zellen gekennzeichnet; letzteres erlaubt die Abgrenzung zwischen einem nodulären Paragranulom und einer progressiven Keimzentrumstransformation. Andere Hodgkin-Lymphome enthalten – im Gegensatz zu den Paragranulomen – typische Sternberg-Reed-Zellen und zeigen meist eine deutliche Gewebseosinophilie. Bei einem Wiederauftreten einer Lymphknotenschwellung unter oder nach Therapie kommt – neben einem Rezidiv des Paragranuloms – auch ein *sekundäres hochmalignes B-Zell-Lymphom* in Frage (zentroblastisches oder immunoblastisches Non-Hodgkin-Lymphom). Diese sekundären Lymphome sind ein weiterer Hinweis auf die Entstehung der Paragranulome aus B-Zellen.

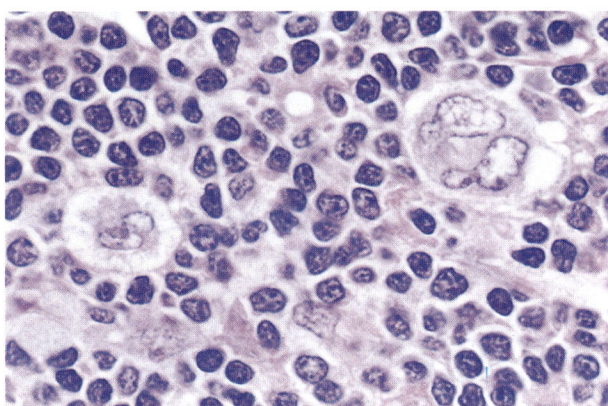

Abb. E-36: Hodgkin-Paragranulom. L & H-Zellen. HE-Fbg.

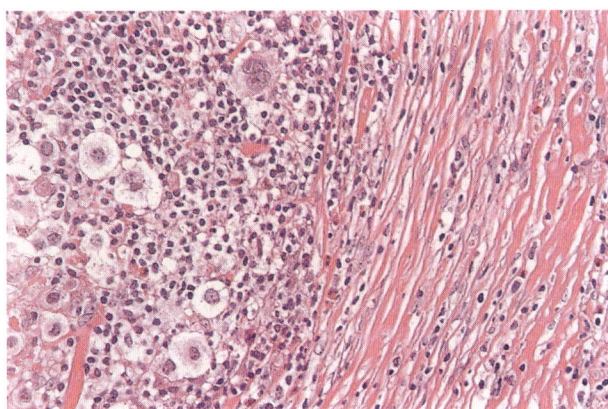

Abb. E-37: Hodgkin-Lymphom vom nodulär-sklerosierenden Typ. Breite Bindegewebsstreifen (rechts im Bild) durchsetzen das Infiltrat mit reichlich Lakunenzellen. HE-Fbg.

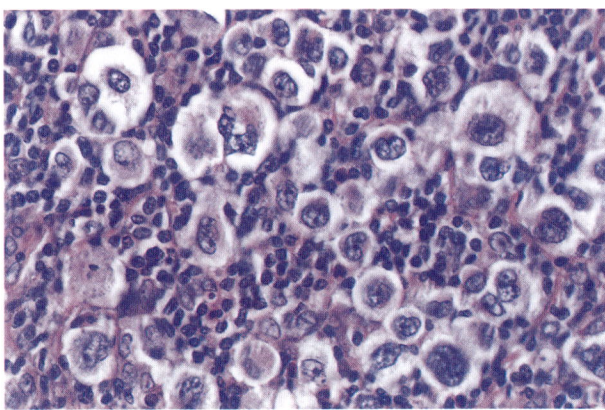

Abb. E-38: Lakunenzellen. Durch eine artefaktbedingte Zytoplasmaretraktion erscheint die Umgebung der Zellen optisch leer. HE-Fbg.

12.1.2 Nodulär-sklerosierender Typ

Diese Form eines Hodgkin-Lymphoms ist recht häufig (30 bis 70% aller Lymphogranulomatosen) und zeigt einen Häufigkeitsgipfel in der 3. Lebensdekade. Klinisch liegt häufig ein primärer Befall der mediastinalen Lymphknoten mit sekundärer Beteiligung von Lymphknoten der Axillar- und Skalenusregion vor. Wie bei den anderen Hodgkin-Typen ist die Prognose in erster Linie vom Ausbreitungsstadium abhängig (5-Jahres-Überlebensrate etwa 70 bis 80%). Ein Übergang in andere Hodgkin-Lymphome wird selten beobachtet.

Morphologisch werden die von der nodulären Sklerose infiltrierten Lymphknoten meist durch aus der Kapsel einstrahlende Kollagenfaserbündel durchzogen, zwischen denen sich knotige neoplastische Infiltrate befinden. Dazwischen liegen zellreiche Areale mit den für dieses Hodgkin-Lymphom typischen *Lakunenzellen*, deren Zytoplasma aufgrund eines Artefakts nach Formalin-, nicht jedoch nach B5-Fixation retrahiert ist und optisch leer erscheint. Die Kerne sind meist blaß, die Nukleolen indistinkt. Die Lakunenzellen exprimieren die für Hodgkin-Lymphome charakteristischen Antigene (CD15, CD30), in typischen Fällen jedoch weder LCA (allgemeines Lymphozytenantigen, CD45) noch B- oder T-Zell-assoziierte Marker. Der zelluläre Hintergrund des Infiltrats kann in seiner Zusammensetzung stark wechseln: Neben Lymphozyten und Eosinophilen können atypische lymphatische oder histiozytäre Zellen vorkommen. Je nach Anzahl der neoplastischen Zellen werden die **Typen NS1** und **NS2** mit unterschiedlicher Prognose unterschieden. Liegen Lakunenzellen, aber keine nennenswerte Faservermehrung vor, so spricht man von einer **zellulären Phase**. Unterschiedlich große Nekrosen können vorhanden sein und sollten bei Vorliegen von bandförmigen Sklerosierungen immer den Verdacht auf ein Morbus Hodgkin wecken. **Differentialdiagnostisch** ist vor allem ein *Hodgkin-Lymphom vom Mischtyp*, besonders während der zellulären Phase der nodulär-sklerosierenden Form, abzugrenzen. Daneben können die ebenfalls *mediastinal*, besonders aber auch *retroperitoneal auftretenden sklerosierenden Keimzentrumstumoren*, eine besondere Variante von B-Zell-Lymphomen, diagnostische Probleme aufwerfen, da auch hier große, helle Zellen vorherrschen. Der immunhistochemische Nachweis von B-Zell-Antigenen gestattet jedoch eine sichere Diagnose dieser Entität.

12.1.3 Hodgkin-Lymphom vom Mischtyp

Dieses Hodgkin-Lymphom ist neben dem nodulär-sklerosierenden Typ häufig; es zeigt einen Inzidenzgipfel in der 6. Lebensdekade, wobei Männer wesentlich häufiger betroffen sind als Frauen. Zum Zeitpunkt der Diagnosestellung liegen bei mehr als einem Drittel der Patienten die »klassischen« B-Symptome vor. Die Prognose ist insgesamt schlechter als bei den Paragranulomen und der nodulären Sklerose; dies ist wahrscheinlich auf das in der Regel bereits fortgeschrittene Krankheitsstadium zurückzuführen.

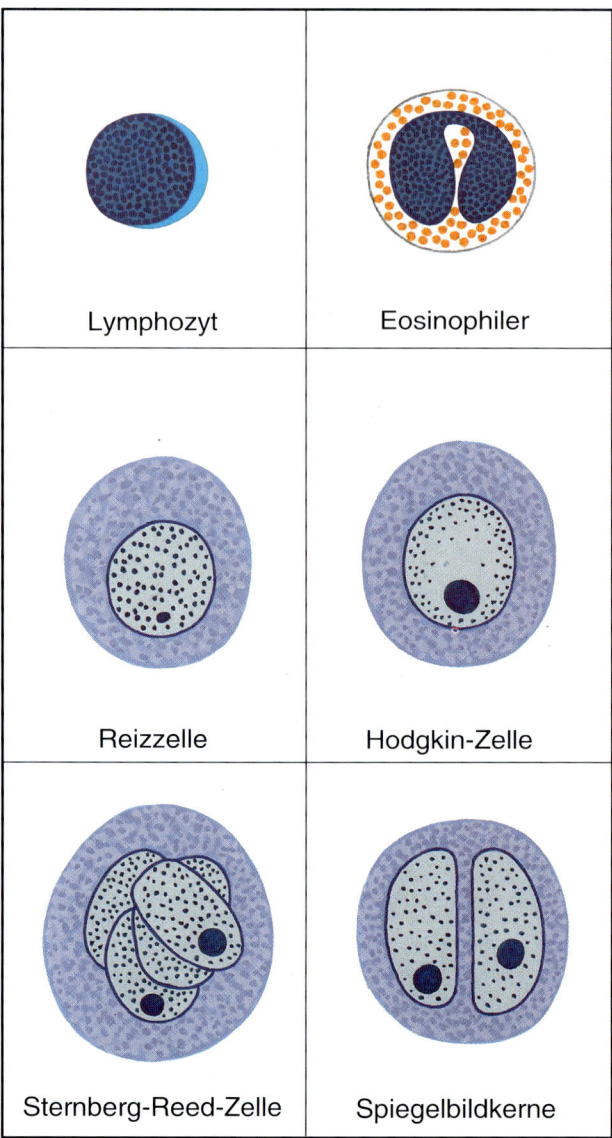

Abb. E-39: Hodgkin-Lymphom vom Mischtyp. Schematische Darstellung der Zellen des Hodgkin-Infiltrats. Giemsa-Fbg.

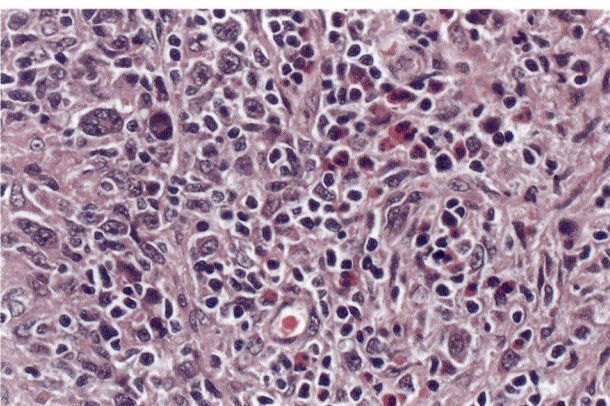

Abb. E-40: Hodgkin-Lymphom vom Mischtyp. Buntes zytologisches Bild mit reichlich eosinophilen Granulozyten, Hodgkin- und Sternberg-Reed-Zellen. HE-Fbg.

Morphologisch findet sich ein buntes, gemischtzelliges Infiltrat mit Gefäßproliferation, Nekrosezonen und Vernarbungen. Zytologisch kommen wechselnd viele Lymphozyten, Makrophagen, neutro- und eosinophile Granulozyten sowie Plasmazellen und die eigentlichen neoplastischen Zellen vor. Bei sehr zahlreichem Vorkommen von epitheloidzellig transformierten Makrophagen wird von einem **epitheloidzellreichen Hodgkin-Lymphom** gesprochen. Bei den neoplastischen Zellen handelt es sich um immunoblastenähnliche einkernige Blasten mit großen Nukleolen (Hodgkin-Zellen) und die aus ihnen entstehenden mehrkernigen Sternberg-Reed-Zellen. Diese sind – gemeinsam mit dem typischen zellulären Hintergrund – für die Erkrankung typisch und für die Diagnose erforderlich, aber nicht unbedingt spezifisch. Die Sternberg-Reed-Zellen zeigen eine erhebliche Variationsbreite: Gemeinsam ist ihnen das Vorhandensein mehrerer großer, heller Kerne mit prominenten Nukleolen in einem meist schwach basophilen Zytoplasma. Diese Zellen können pyknotisch verändert sein (sog. *Mumienzellen*) und exprimieren die Hodgkin-assoziierten Antigene CD15 und CD30 bei Negativität für CD45. In Frühstadien ist das Infiltrat zunächst in den T-Regionen der Lymphknoten nachweisbar **(interfollikuläres HL)**, später wird die Grundstruktur der befallenen Lymphknoten vollständig aufgehoben. **Differentialdiagnostisch** kommen beim Mischtyp vor allem *reaktive Lymphknotenveränderungen* in Frage, bei denen Sternberg-Reed-Zell-ähnliche Elemente sowie an Hodgkin-Zellen erinnernde Immunoblasten auftreten können. An erster Stelle steht hier die *akute Epstein-Barr-Virusinfektion* (infektiöse Mononukleose), die jedoch unter Berücksichtigung der typischen klinischen Befunde einschließlich des Blutbildes sowie aufgrund histologischer Kriterien meist eindeutig von einem HL unterschieden werden kann. Daneben müssen andere maligne Lymphome, speziell periphere *T-Zell-Lymphome* (lymphoepitheloides Lennert-Lymphom, Lymphom vom AILD-Typ und T-Zonen-Lymphom), vom Mischtyp des Hodgkin-Lymphoms abgegrenzt werden. Dies kann, besonders beim frühen, interfollikulären Befall, ausgesprochen schwierig sein und ggf. eine Zweitbiopsie erforderlich machen.

12.1.4 Lymphozytenarmer Typ

Die Häufigkeit dieses Hodgkin-Lymphoms liegt zwischen 1 und 10% aller HL und ist eher selten. Betroffen sind vorwiegend ältere Menschen (Häufigkeitsgipfel um das 70. Lebensjahr). Bei einem Teil der Patienten ist die lymphozytenarme Form aus einem anderen Subtyp, besonders aus dem Mischtyp, hervorgegangen.

Klinisch bestehen ein häufig primärer Befall intraabdominaler Lymphknoten und das nahezu konstante Vorliegen einer B-Symptomatik. Bei den meisten Patienten liegt zum Zeitpunkt der Diagnosestellung bereits ein fortgeschrittenes Krankheitsstadium (Knochenmarkbefall ist häufig) mit entsprechend schlechter Prognose vor.

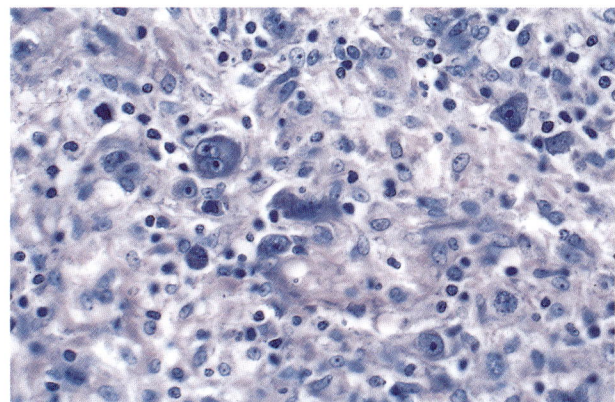

Abb. E-41: **Lymphozytenarmes Hodgkin-Lymphom.** Zahlreiche Sternberg-Reed-Zellen, aber nur vereinzelte Lymphozyten. Giemsa-Fbg.

Morphologisch lassen sich zwei Unterformen unterscheiden. Zum einen können die befallenen Lymphknoten eine ausgeprägte Vernarbung mit hochgradiger Zellverarmung und nur wenigen neoplastischen Hodgkin- und Sternberg-Reed-Zellen aufweisen. Diese Form wird als »diffuse Fibrose« bezeichnet. Bei der »retikulären Form« treten dichte Rasen vielgestaltiger neoplastischer Zellen auf, die teilweise bizarre Kernformen aufweisen und an Hodgkin- und Sternberg-Reed-Zellen erinnern sowie deren Immunphänotyp besitzen. Eine nennenswerte Fibrose findet sich nicht. **Differentialdiagnostisch** müssen bei den lymphozytenarmen HL andere hochmaligne Lymphome, speziell *immunoblastische* und *großzellig-anaplastische Non-Hodgkin-Lymphome*, eine maligne *Histiozytose* sowie *Karzinommetastasen* abgegrenzt werden.

12.2 Non-Hodgkin-Lymphome

Non-Hodgkin-Lymphome (NHL) stellen maligne klonale Neoplasien lymphatischer Zellen dar, die sich von den Hodgkin-Lymphomen morphologisch und immunphänotypisch unterscheiden. NHL entstehen meist in Lymphknoten, können aber auch in sekundären lymphatischen Organen und in jeder anderen Körperregion, d. h. extranodal, auftreten und sind ganz allgemein als die malignen Neubildungen des Immunsystems anzusehen. Nach unterschiedlich langen Zeiträumen kommt es zur lymphogenen und/oder hämatogenen Dissemination. Bei bestimmten NHL steht – im Rahmen einer lymphatischen Leukämie – die primäre Ausschwemmung neoplastischer Zellen in das Blut im Vordergrund.

Non-Hodgkin-Lymphome sind insgesamt recht selten. Die Inzidenz beträgt etwa 1 bis 2 Fälle unter 100 000 Einwohnern pro Jahr, wobei erhebliche geographische Variationen bestehen. In den westlichen Ländern wer-

Kiel-Systematik der Non-Hodgkin-Lymphome (NHL)

B-Zell-Lymphome	T-Zell-Lymphome
Lymphome von niedrigem Malignitätsgrad	
Chronische lymphatische Leukämie	Chronische lymphatische Leukämie
Prolymphozytenleukämie	Prolymphozytenleukämie
Haarzellenleukämie	Kleinzellig-zerebriformes Lymphom
Lymphoplasmozytisches/-zytoides Lymphom	(Mycosis fungoides, Sézary-Syndrom)
Plasmozytisches Lymphom	Lymphoepitheloides Lennert-Lymphom
Zentroblastisch/zentrozytisches Lymphom	Angioimmunoblastisches Lymphom
Zentrozytisches Lymphom (Mantelzonenlymphom)	T-Zonen-Lymphom
Monozytoides Lymphom (einschl. Marginalzonen-	Kleinzellig-pleomorphes Lymphom
zellen-Lymphom)	
Lymphome von hohem Malignitätsgrad	
Zentroblastisches Lymphom	Pleomorphes, mittelgroß- und großzelliges Lymphom
Immunoblastisches B-Zell-Lymphom	Immunoblastisches T-Zell-Lymphom
Burkitt-Lymphom	
Großzellig-anaplastisches Lymphom (B-Ki-1-Lymphom)	Großzellig-anaplastisches Lymphom (Ki-1-Lymphom)
Lymphoblastisches B-Zell-Lymphom	Lymphoblastisches T-Zell-Lymphom
Seltene Lymphomformen	Seltene Lymphomformen

Nach Lennert und Feller, 1990

den bevorzugt niedrigmaligne B-Zell-Lymphome diagnostiziert, in Japan dagegen T-Zell-Lymphome. In Zentralafrika kommt das Burkitt-Lymphom endemisch und sehr viel häufiger als in den westlichen Ländern vor. NHL werden in allen Altersklassen beobachtet; niedrigmaligne Varianten sind vor dem 20. Lebensjahr selten.

Kiel-Klassifikation der Non-Hodgkin-Lymphome

NHL können nach verschiedenen Klassifikationssystemen eingeordnet und diagnostiziert werden. In Europa hat sich die histogenetisch orientierte **Kiel-Klassifikation** durchgesetzt. In diesem System wird davon ausgegangen, daß die neoplastischen Zellen jeder NHL-Entität das neoplastische Äquivalent einer bestimmten physiologischen Differenzierungsstufe lymphatischer Zellen repräsentieren. Dabei muß unterstrichen werden, daß die Einteilung in hoch- und niedrigmaligne NHL in dieser Klassifikation aufgrund zytologischer, nicht aber klinischer Kriterien vorgenommen wird, d. h., daß auch ein (histologisch) niedrigmalignes NHL, wie etwa das zentrozytische Non-Hodgkin-Lymphom, eine schlechte Prognose besitzen kann, oder daß das hochmaligne großzellig-anaplastische Lymphom bei adäquater Therapie einen günstigen Verlauf zeigt. In den USA wird meist die klinikbezogene **Working Formulation** benutzt. Die Entitäten der beiden Einteilungsschemata sind nicht ohne weiteres miteinander

vergleichbar: Während die Kiel-Klassifikation zwei morphologisch definierte Malignitätsgrade unterscheidet, enthält die »Working Formulation« drei klinisch festgelegte Grade.

Das prognostisch und therapeutisch relevante Ausbreitungsstadium der NHL wird durch klinische und pathologische Verfahren (Staging) festgelegt und ebenso wie bei den Hodgkin-Lymphomen nach der Ann-Arbor-Klassifikation eingeordnet. Dabei wird zwischen **nodalen** und **extranodalen NHL** unterschieden. Bei den mit etwa 10% aller NHL selteneren extranodalen NHL stehen die Lymphome des Gastrointestinaltrakts (meist B-Zell-) sowie der Haut (meist T-Zell-Lymphome) im Vordergrund, sie können aber in jedem Organ (auch im ZNS) auftreten. Bestimmte, in den Klassifikationssystemen nicht berücksichtigte Lymphomtypen (z. B. das **MALT-Lymphom**) kommen gehäuft im Gastrointestinaltrakt sowie in der Speichel- und Schilddrüse vor.

Ätiologisch sind verschiedene Faktoren diskutiert worden. In vielen Fällen bleibt aber die Ursache unbekannt. Dem Epstein-Barr-Virus (EBV) und dem humanen lymphotropen Virus Typ I (HTLV 1) kommen als Initiatoren einer zunächst polyklonalen B- bzw. T-Zell-Proliferation mit nachfolgender Transformation in monoklonale maligne Lymphome eine besondere Bedeutung zu. Bei diesen neoplastischen Transformationen finden auf chromosomaler Ebene Deletionen,

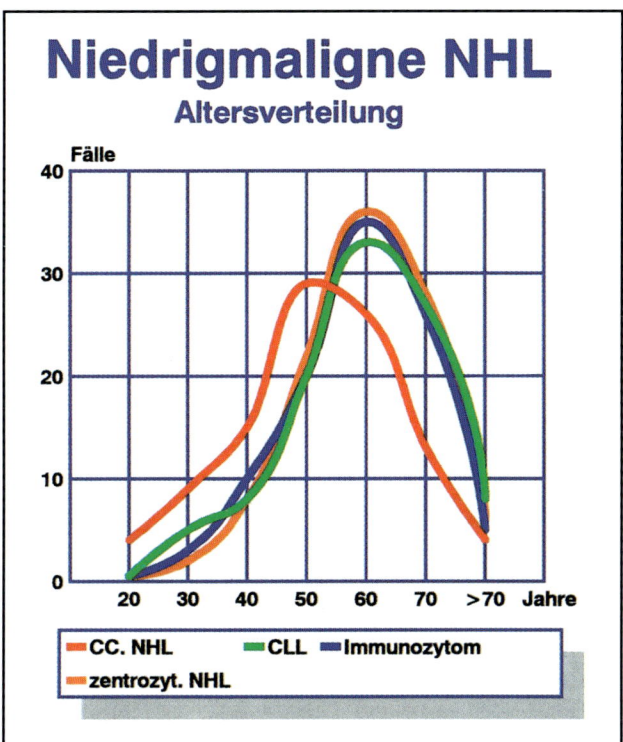

Abb. E-42: Altersverteilung der niedrigmalignen Non-Hodgkin-Lymphome

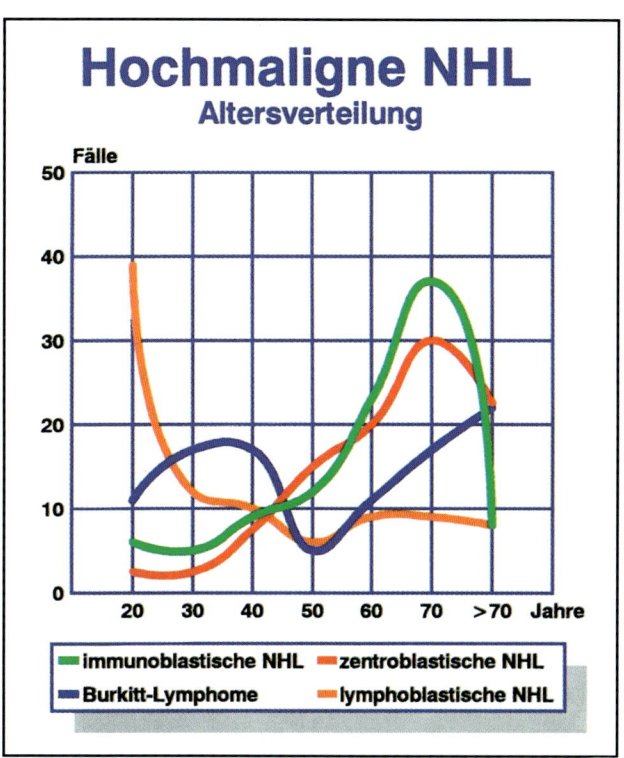

Abb. E-43: Altersverteilung der hochmalignen Non-Hodgkin-Lymphome

Transpositionen und andere Alterationen statt, durch die es zu Onkogenaktivierungen und zur genetischen Fixierung der neoplastischen Transformation kommt. Zum anderen findet ein Rearrangement der Gene für Immunglobuline (in B-Zellen) bzw. der T-Zell-Rezeptorgene (in T-Zellen) statt, das sich diagnostisch nutzen läßt. Gleichzeitig begründet die in allen von der neoplastisch transformierten Zelle abstammenden Zellen (Klon) nachweisbare Veränderung etwa von Immunglobulingenen die Produktion und auch Sekretion identischer (monoklonaler oder monotypischer) Immunglobuline durch diese Zellen, die sich immunhistochemisch nachweisen läßt und diagnostisch ebenfalls relevant ist. Der molekulargenetische und immunhistochemische Nachweis eines Genrearrangements bzw. von monotypischen Immunglobulinen ist ein nahezu zwingender Beweis für das Vorliegen einer klonalen Erkrankung und damit zumeist eines NHL. Zugleich erlaubt der Nachweis den Ausschluß der differentialdiagnostisch wichtigen reaktiven, hyperplastischen Läsion. Patienten mit bestimmten Vorerkrankungen (Autoimmunerkrankungen und Immundefekten) oder einer iatrogenen Immunsuppression nach Transplantation weisen ein erhöhtes Risiko auf, an einem malignen Lymphom zu erkranken.

Die Prognose der NHL ist, abgesehen vom histologischen Typ, in erster Linie vom Ausbreitungsstadium zum Zeitpunkt der Diagnosestellung und damit von der Tumormasse, aber auch vom Manifestationsort und vom Ansprechen auf die Therapie abhängig. Als Regel kann gelten, daß **lokalisierte NHL** kurativ therapierbar sind, während **disseminierte NHL** meist nicht heilbar, sondern nur einer palliativen, aber zu einer erheblichen Lebensverlängerung führenden Therapie zugänglich sind.

Allgemeinsymptome: Jedes Stadium wird in A- und B-Kategorien unterteilt, wobei B das Vorhandensein bestimmter Symptome berücksichtigt:
– Gewichtsverlust von mehr als 10% in den vorangegangenen 6 Monaten
– Fieber über 38° C
– Nachtschweiß.

12.2.1 Chronische lymphatische Leukämie vom B-Zell-Typ

Die chronische lymphatische B-Zell-Leukämie (CLL) ist eine Neoplasie reifer B-Lymphozyten. Sie tragen auf ihrer Zellmembran monotypische Oberflächen-Immunglobuline (sIg) und exprimieren B-Zell-Antigene (CD20, CD22 und CD23), enthalten aber keine zytoplasmatischen Immunglobuline (cIg). In der Regel geht dieses lymphozytische NHL primär mit einer leukämischen Ausschwemmung (> 4000 Lymphozyten/µl) einher, die zu einem disseminierten Befall vieler Organe

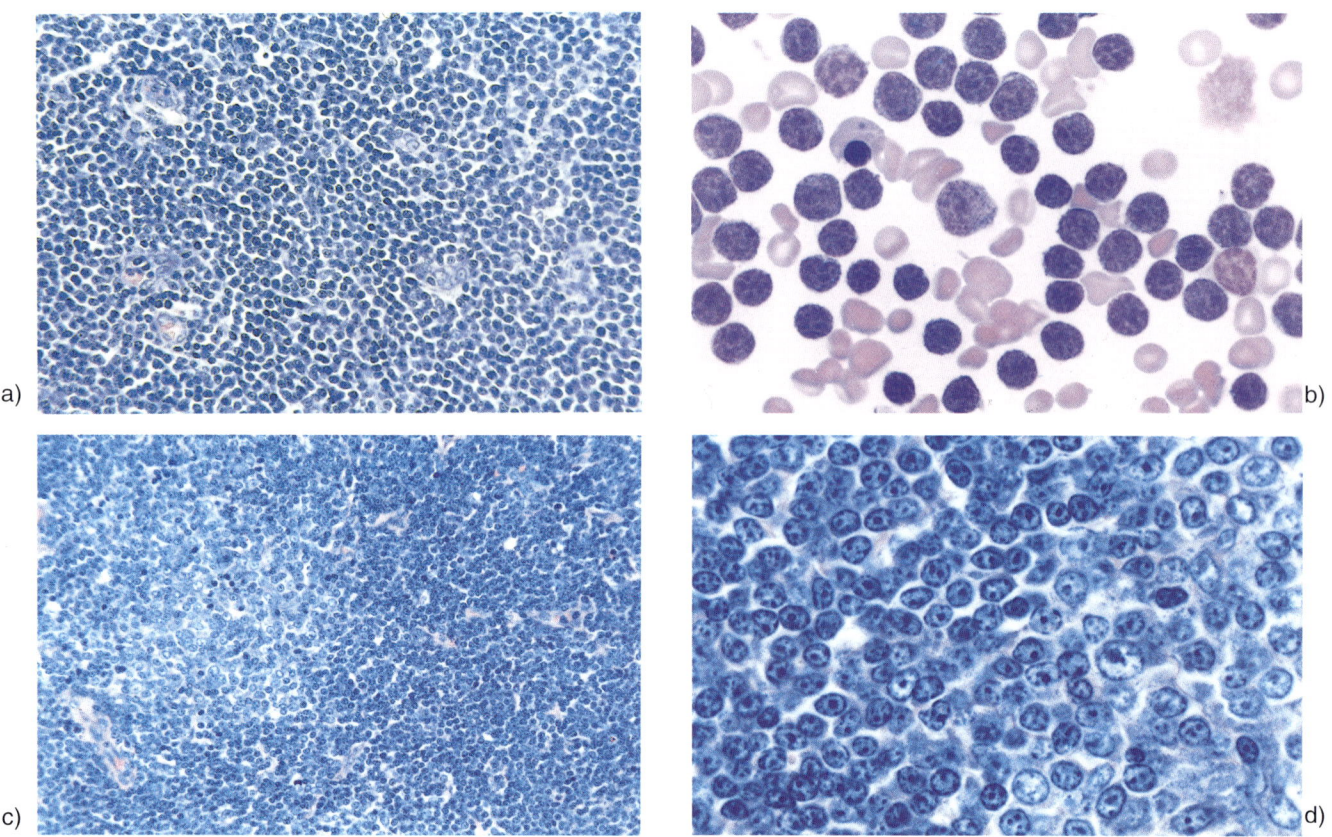

Abb. E-44: Chronische lymphatische Leukämie vom B-Zell-Typ. a) Diffuse Lymphknoteninfiltration mit einem in der Übersicht monotonen Zellbild. Differenzierte Lymphknotenstrukturen (Follikel und Sinus) sind nicht mehr erkennbar. Giemsa-Fbg. b) Massive Lymphozytenausschwemmung im peripheren Blut. Giemsa-Fbg. c) Pseudofollikuläres Wachstum im Lymphknoten bei CLL. Giemsa-Fbg. d) Zytologischer Befund im Lymphknoten bei stärkerer Vergrößerung: Neben kleinen Lymphozyten kommen auch Paraimmunoblasten und Prolymphozyten vor. Giemsa-Fbg.

einschließlich des Knochenmarks führt. Neben der Ann-Arbor-Klassifikation wird aus therapeutisch-prognostischen Gründen bei der B-CLL auch die Rye-Klassifikation angewandt.

Angaben zur Häufigkeit der B-CLL schwanken, da zur Diagnose unterschiedliche Methoden eingesetzt werden (Lymphknotenbiopsie versus Diagnose am Blut- bzw. Knochenmarkausstrich). Der Altersgipfel liegt um das 70. Lebensjahr, vor dem 20. Lebensjahr kommt die B-CLL praktisch nicht vor. Männer sind häufiger betroffen als Frauen.

Klinisch äußert sich diese Leukämie aufgrund der Knochenmarkinfiltration stadienabhängig in einer Anämie und in einer generalisierten Lymphknotenschwellung, die von einer Hepatosplenomegalie begleitet oder gefolgt werden kann. Kennzeichnend ist ferner eine Hypogammaglobulinämie, während eine Paraprotein-ämie (Differentialdiagnose: lymphoplasmozytoides Lymphom/Immunozytom) nicht vorkommt. Die Erkrankung verläuft in der Mehrzahl der Fälle langsam und chronisch progredient. Bei nur wenigen Patienten wird eine rasch fortschreitende Erkrankung mit kurzer

Überlebenszeit beobachtet. Im Mittel beträgt diese – bezogen auf 5 Jahre – etwa 50%. Eine mögliche Komplikation ist der Übergang in ein sekundäres, hochmalignes Lymphom, das als immunoblastisches NHL imponiert **(Richter-Syndrom).** Es kann auch zu einer prolymphozytären Transformation, d. h. einem Vorherrschen von Prolymphozyten mit einer höheren Proliferationsfraktion und einem rascheren Verlauf kommen (Differentialdiagnose: genuine Prolymphozytenleukämie).

Histologisch ist die Grundstruktur des Lymphknotens aufgehoben. Es finden sich flächige Infiltrate aus leicht vergrößert erscheinenden Lymphozyten mit rundlichen Kernen. Bei über 90% kommen sog. Pseudofollikel vor, die Proliferationszentren entsprechen und herdförmige Ansammlungen von Prolymphozyten und Paraimmunoblasten darstellen. Dabei handelt es sich um größere lymphozytäre Zellelemente mit recht breitem Zytoplasma und hellen Kernen sowie um Blasten mit großen Nukleolen in den ovalen Kernen, die in ein mäßig basophiles Zytoplasma eingebettet sind. Die Zahl der Mitosen ist recht niedrig (Proliferationsfraktion meist um 5%). Ein diffuser Subtyp der CLL wird diagnostiziert,

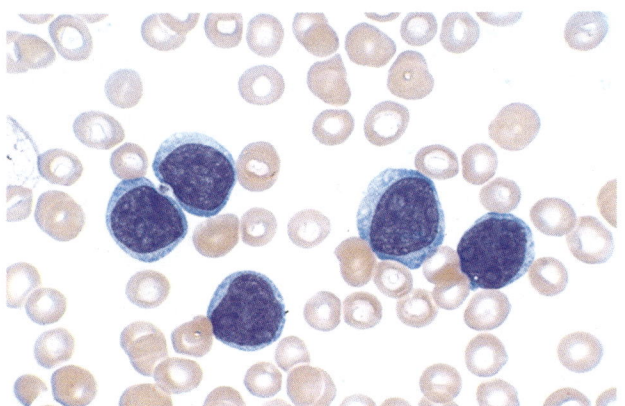

Abb. E-45: Prolymphozytenleukämie. Große Prolymphozyten mit prominenten Nukleolen im peripheren Blut. Giemsa-Fbg.

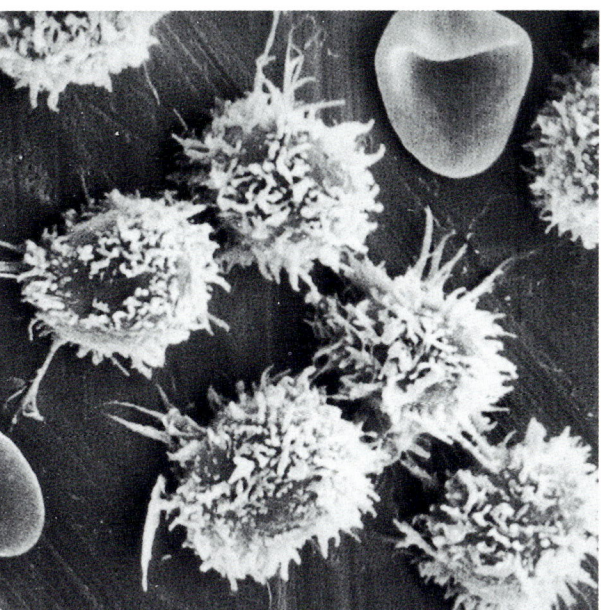

Abb. E-46: Haarzellenleukämie. »Haarzellen« im rasterelektronenmikroskopischen Bild. Oben rechts ein Erythrozyt.

wenn eine niedrige Zahl von diffus verteilten Prolymphozyten und Paraimmunoblasten vorliegt. Größere Ansammlungen dieser Zellen weisen dagegen auf den **tumorbildenden Subtyp** hin, der vor allem postmortal beobachtet wird. Im Knochenmark sind die Infiltrate typischerweise nodulär konfiguriert und können ebenfalls pseudofollikulären Charakter besitzen. Die Blut- und Knochenmarkausstriche zeigen regelmäßig eine starke Vermehrung kleiner lymphoider Zellen, die sehr fragil sind und daher Quetschartefakte aufweisen *(Gumprecht-Kernschatten)*.

Differentialdiagnostisch kommen vor allem eine diffuse *lymphatische Hyperplasie* und andere NHL in Frage. Bleibt bei der reaktiven Veränderung die Lymphknoten-Grundstruktur erhalten und zeigen sich lymphatische Zellen vorwiegend in prall gefüllten Sinus, so gehen die anderen Lymphome mit einer Zerstörung der Lymphknoten-Architektur einher. Wichtige Differentialdiagnosen sind auch die *Paragranulome* (Nachweis von L & H-Zellen), die *Haarzellenleukämie* (meist partieller Lymphknotenbefall durch Zellen mit breitem, hellem Zytoplasma), die *chronische lymphatische T-Zell-Leukämie* (Venolenproliferation), das *Immunozytom* (plasmozytoide Differenzierung) sowie das *zentrozytische Lymphom* (unregelmäßige Kernform, keine Proliferationszentren).

12.2.2 Prolymphozytenleukämie

Bei dieser Erkrankung handelt es sich um eine unreife Variante der chronischen lymphatischen B-Zell-Leukämie, deren kennzeichnende Zelle nicht der Lymphozyt, sondern der Prolymphozyt ist. Die genuine Prolymphozytenleukämie ist von einer prolymphozytischen Transformation einer CLL vom B-Zell-Typ im Rahmen eines akzelerierten Krankheitsverlaufs abzugrenzen. Die Prolymphozytenleukämie tritt überwiegend im höheren Lebensalter (Gipfel um das 65. Lebensjahr) und häufiger bei Männern auf. Die Prognose ist bei relativ kurzem Verlauf schlecht.

Klinisch äußert sich dieses seltene NHL in einer erheblichen Splenomegalie bei fehlender oder nur mäßiger Lymphknotenschwellung. Typisch ist eine ausgeprägte Lymphozytose im peripheren Blut, die aus zahlreichen großen lymphoiden Zellen mit prominenten Nukleolen besteht. Neben B-Zell-Antigenen werden sIg sowie häufig die tartratresistente saure Phosphatase exprimiert.

Pathologie: Lymphknoten und Milz zeigen zunächst eine angedeutet noduläre, später diffuse Infiltration durch Prolymphozyten. Diese besitzen ein lockeres Kernchromatin, in das Nukleolen eingelagert sind. Das Zytoplasma ist mittelbreit und leicht basophil, Mitosen sind häufig. Paraimmunoblasten kommen dagegen kaum vor. Im Knochenmark imponiert eine diffuse Infiltration. Diese Leukämieform sollte histologisch nur unter Kenntnis des peripheren Blutbildes diagnostiziert werden. Differentialdiagnostisch kommen die *T-Zell-Variante der Prolymphozytenleukämie*, die diffuse Form einer *chronischen lymphatischen B-Zell-Leukämie* sowie das *zentrozytische NHL* in Frage. Gelegentlich muß eine *akute lymphatische Leukämie* abgegrenzt werden.

12.2.3 Haarzellenleukämie

Die Haarzellenleukämie (HZL) stellt ein ausgesprochen chronisch verlaufendes, lymphozytisches Non-Hodgkin-Lymphom mit leukämischer Ausschwemmung der neoplastischen Zellen dar, wobei zumindest ein Teil primär in der Milz entsteht. Der Häufigkeitsgipfel liegt in der 6. Lebensdekade. Die HZL kann aber schon im 3. Lebensjahrzehnt auftreten. Durch adäquate Therapie sind langanhaltende Remissionen möglich.

Klinisch stehen eine meist ausgeprägte Splenomegalie und eine Panzytopenie mit infektiösen oder Blutungskomplikationen im Vordergrund, während Lymphknotenschwellungen seltener beobachtet werden. Extranodale Infiltrate sind – mit Ausnahme der Leber – selten.

Die **Morphologie** der neoplastischen Zellen ist durch das Vorhandensein der namensgebenden haarähnlichen Zytoplasmafortsätze gekennzeichnet, die sich am besten elektronenoptisch darstellen lassen. Die »Haarzellen« leiten sich von B-Zellen ab, tragen entsprechende Marker (sIg, CD19, CD20, CD22) und zeigen ein Rearrangement der Immunglobulingene. Allerdings werden zusätzlich noch Antigene – wie der Interleukin-2-Rezeptor (CD25) und das myelomonozytäre CD11c-Molekül – exprimiert. Daneben enthalten sie die durch Tartrat nicht hemmbare (tartratresistente) saure Phosphatase (TRAP). Ein TRAP-Nachweis ist mit gewissen Einschränkungen auch am Paraffinmaterial möglich.

In der Milz findet sich eine hochgradige diffuse Infiltration des Organs, die mit der Bildung von Pseudosinus einhergeht, die von neoplastischen Zellen ausgekleidet werden. Gleichartige Pseudosinus können in der Leber, seltener auch im Knochenmark vorkommen. Im Lymphknoten treten die Haarzellen, die charakteristischerweise leicht pleomorphe bohnenförmige Kerne und ein helles Zytoplasma besitzen, diffus verteilt auf und liegen relativ weit auseinander. Hier werden zunächst die B-Regionen infiltriert, gelegentlich kann ein Mantelzonen-Typ vorgetäuscht werden. Im Knochenmark besteht ebenfalls eine diffuse Infiltration, wobei es früh zu einer Vermehrung argyrophiler Fasern kommt (häufig Punctio sicca). Die bei vielen Patienten vorhandene Panzytopenie ist als Konsequenz sowohl einer durch Infiltration und Sklerose bedingten myeloischen Insuffizienz als auch eines Hyperspleniesyndroms mit Sequestration von Blutzellen in der stark vergrößerten Milz anzusehen.

Differentialdiagnostisch stehen in erster Linie *Immunozytome* und *Mantelzonenlymphome* zur Debatte. Erstere zeichnen sich – im Gegensatz zur Haarzellenleukämie – durch eine plasmozytoide Differenzierung aus und enthalten cIg. Bei partiellem Lymphknotenbefall um die B-Zell-Areale kann die Unterscheidung von einem Mantelzonenlymphom schwierig sein; meist erlaubt die Zytomorphologie der Haarzellen die richtige Einordnung. Es sind auch Fälle anderer niedrigmaligner NHL mit zirkulierenden Haarzellen beschrieben worden. Daneben können bei vielen Non-Hodgkin-Lymphomen TRAP-positive Zellen vorkommen, so daß das Vorhandensein dieses Enzyms nicht pathognomonisch für eine Haarzellenleukämie ist.

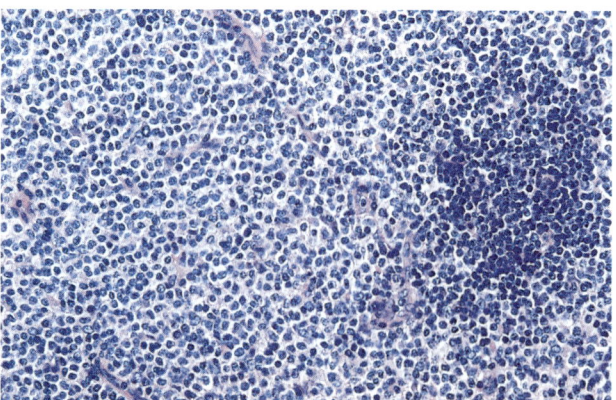

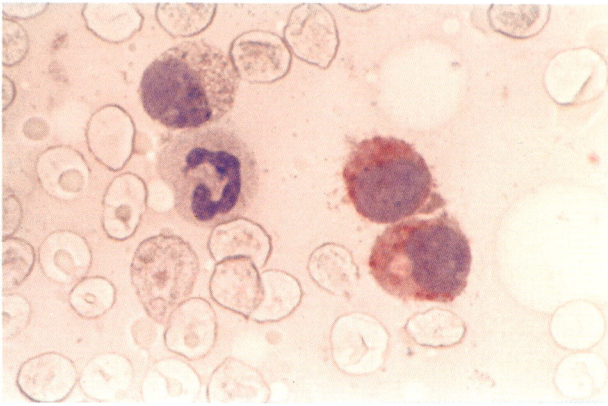

Abb. E-47: Haarzellenleukämie. Oben: Helle perifollikuläre Infiltrate. Giemsa-Fbg. Unten: Enzymhistochemischer Nachweis von TRAP im Zytoplasma der »Haarzellen«.

12.2.4 Lymphoplasmozytoides/-zytisches Lymphom (Immunozytom)

Bei diesem niedrigmalignen NHL handelt es sich um eine monoklonale Proliferation von B-Lymphozyten, die unterschiedlich stark plasmozytoid differenziert (ausgereift) sind und daher neben Oberflächen- auch zytoplasmatische Immunglobuline besitzen. Die neoplastischen Zellen der Immunozytome exprimieren B-Zell-Antigene, wie CD19, CD20 und CD23, und zeigen ein Immunglobulingen-Rearrangement. Das Immunozytom tritt mit einer der chronischen lymphatischen B-Zellenleukämie vergleichbaren relativen Häufigkeit von 5 bis 20% aller NHL (erhebliche geographische Variationen) auf. Der Häufigkeitsgipfel liegt im 6. Lebensjahrzehnt, Erkrankungen im Jugendalter sind sehr selten. Die Prognose ist, wie bei anderen niedrigmalignen NHL, in erster Linie vom Ausbreitungsstadium des Tumors, vielleicht auch vom histologischen Subtyp abhängig. Sie ist etwas schlechter als bei der chronischen lymphatischen Leukämie (5-Jahres-Überlebensrate ca. 35%).

Klinisch manifestiert sich das Immunozytom zumeist durch eine langsam zunehmende, später generalisierte Lymphknotenschwellung. Gelegentlich fällt zuerst auch eine erhebliche Splenomegalie auf, bei einigen dieser Patienten kann die Lymphadenopathie fehlen **(Immunozytom vom splenomegalen Typ)**. Eine extranodale Entstehung in nichtlymphatischen Organen (Orbita, ZNS, Gastrointestinaltrakt) ist nicht selten; siegeht gehäuft mit vorbestehenden Autoimmunerkrankungen einher. Bei mehr als einem Drittel der Patienten ist eine monoklonale Gammopathie mit Bildung eines Paraproteins nachweisbar, das von den neoplastischen Zellen sezerniert wird. Autoantikörper, die typischerweise eine hämolytische Anämie hervorrufen, werden in 15% der Fälle beobachtet, eine leukämische Ausschwemmung in mehr als 50% (erschwert die Differentialdiagnose gegenüber der B-CLL). Etwa 5% der Immunozytome gehen im weiteren Krankheitsverlauf in ein sekundäres hochmalignes B-Zell-Lymphom über, das meist als immunoblastisches NHL zu klassifizieren ist.

Pathologie: Die Lymphknoten sind meist diffus infiltriert, wobei die Infiltration – wie in der Milz – in den B-Arealen, d. h. in den Follikeln beginnt. In einem Teil der Fälle zeigt sich jedoch ein typisches Mantelzonen-Muster: Die neoplastischen Zellen liegen bandförmig um ein reaktives, nichtneoplastisches Keimzentrum. Im Knochenmark finden sich zumeist herdförmige, häufig pseudofollikuläre Infiltrate, die die normale Blutbildung verdrängen. Eine diffuse Infiltration wird nur in fortgeschrittenen Fällen beobachtet. Zytologisch lassen sich drei Subtypen unterscheiden, denen das Vorherrschen kleiner Lymphozyten gemeinsam ist. Diese machen zwischen 50 und 90% des Infiltrats aus.

– Beim **lymphoplasmozytischen Immunozytom** (früher Waldenström-Erkrankung) kommen diffus verteilte Lymphozyten und reife, in kleinen Ansammlungen liegende Plasmazellen vor. In letzteren sind gelegentlich kugelige PAS-positive Kern- *(Dutcher-Bodies)* bzw. Zytoplasmaeinschlüsse *(Russel-Bodies)* nachweisbar, die aus Immunglobulinen bestehen. In vielen Fällen sind auch die Gewebemastzellen vermehrt.

– **Lymphoplasmozytoide Immunozytome** zeigen eine dichte lymphoidzellige Infiltration, in die hellere Proliferationszentren eingestreut sein können, so daß ein pseudofollikuläres Bild – wie bei der B-CLL – entstehen kann. Daneben kommen die namensgebenden plasmozytoiden Zellen vor: lymphozytenähnliche Zellen mit breiterem, basophilem Zytoplasma, die Dutcher-Bodies enthalten können. Es können einige Immunoblasten mit basophilem Zytoplasma und bläschenförmigem Kern und einem zentralen großen Nukleolus vorkommen. Eine Basophilenvermehrung liegt meist nicht vor, gelegentlich ist aber eine recht ausgeprägte Epitheloidzellreaktion zu beobachten.

– Der **polymorphe Subtyp eines Immunozytoms** liegt vor, wenn das Infiltrat vermehrt Immunoblasten, Zentroblasten und Zentrozyten enthält. Da auch Lymphozyten und plasmozytoide Zellen vorliegen, ergibt sich ein buntes Zellbild. Dieser Subtyp soll eine schlechtere Prognose besitzen.

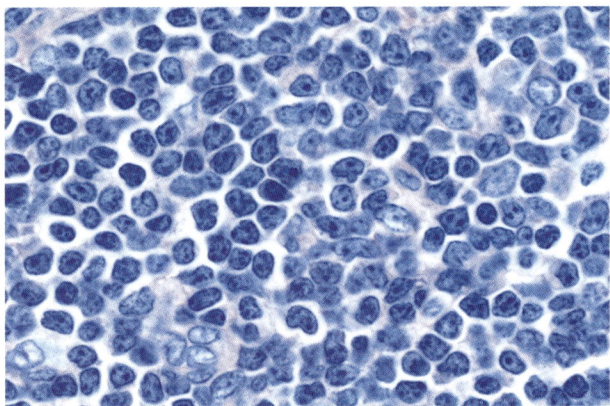

Abb. E-48: Immunozytom. Diffuses Infiltrat, bestehend aus Lymphozyten und Plasmazellen. Giemsa-Fbg.

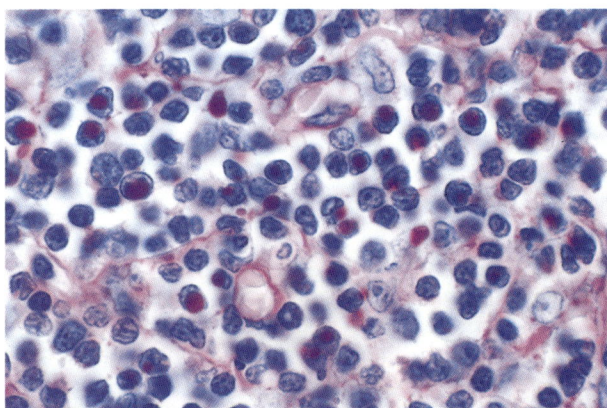

Abb. E-49: Dutcher-Bodies bei Immunozytom. Intranukleäre, PAS-positive Einschlüsse.

Differentialdiagnostisch kommt vor allem die *B-CLL* in Frage. Neben dem morphologischen Nachweis plasmozytoid oder -zytisch differenzierter Zellen erlaubt vor allem die Darstellung von cIg die Diagnose eines Immunozytoms. Dabei sichert der Nachweis einer Leichtkettenrestriktion, d. h. der alleinigen (monoklonalen) Bildung von Kappa- oder Lambda-Ketten, gleichzeitig die maligne Natur des Prozesses. Dieses Verfahren gestattet auch die Abgrenzung von gelegentlich täuschend ähnlichen reaktiven Prozessen, wie etwa einer *bunten Pulpahyperplasie* des Lymphknotens oder (selten) einer *angiofollikulären lymphatischen Hyperplasie Castleman*. Andere maligne Lymphome, wie etwa *Hodgkin-* und *Keimzentrumslymphome,* können mit einem Immunozytom verwechselt werden. Dies trifft besonders zu, wenn Reed-Sternberg-artige mehrkernige Immunoblasten *(immunoblastisches NHL)* vorkommen oder eine plasmozytoide Differenzierung von neoplastischen Keimzentrumszellen *(zentroblastisch-zentrozytisches NHL)* vorliegt.

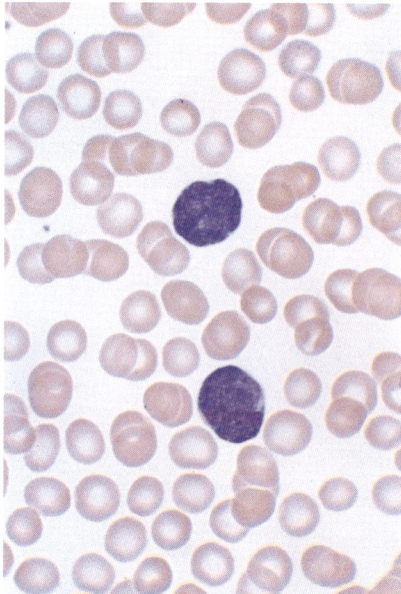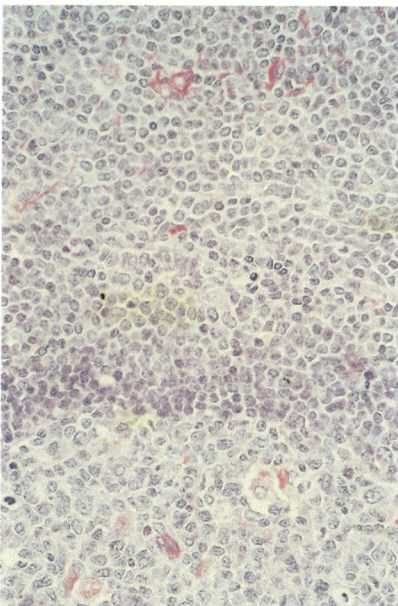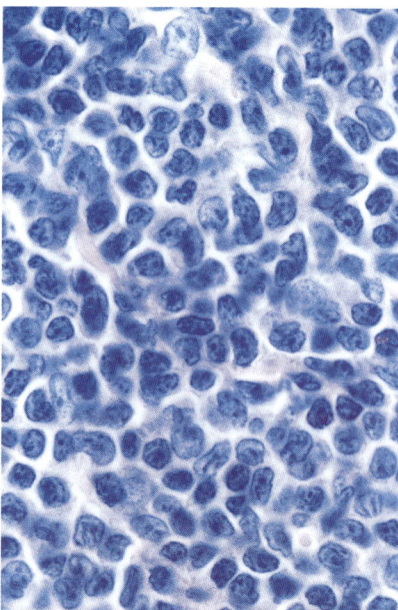

Abb. E-50: Mantelzonenlymphom (zentrozytisches Lymphom). Links: Neoplastische Zentrozyten mit gekerbtem Kern im peripheren Blut. Giemsa-Fbg. Mitte: Zentrozytisches Lymphom mit Infiltration der Mantelzone. PAS-Fbg. Rechts: Zentrozyten bei stärkerer Vergrößerung. Giemsa-Fbg.

12.2.5 Malignes plasmozytisches Lymphom
(Plasmozytom)

Das Plasmozytom des Lymphknotens **(extramedulläres Plasmozytom)** ist außerordentlich selten. Es handelt sich um eine neoplastische Proliferation monoklonaler reifer Plasmazellen vom Marschalkó-Typ, die monotypisches cIg enthalten. Die neoplastischen Zellen exprimieren typischerweise bestimmte B-Zell-Antigene (CD19, CD20, CD23) nicht, während die Reaktion mit Antikörpern gegen CD30 und CD38 positiv ausfällt.

Klinisch manifestiert sich die Erkrankung in der Regel zwischen dem 40. und 60. Lebensjahr und führt zu einer progredienten, häufig lokalisierten Schwellung bevorzugt zervikaler und axillärer Lymphknoten. Die Prognose ist nach vollständiger chirurgischer Entfernung – wie bei den isomorphen extramedullären Plasmozytomen des oberen Respirationstraktes – recht gut, da die Erkrankung selten und erst spät disseminiert.

Morphologisch finden sich im Lymphknoten dichte Rasen reifer Plasmazellen, die von verdickten Gitterfasern in alveolären Mustern umgeben sind. Selten ist Amyloid im Tumor oder in der Umgebung nachweisbar. Falls Lymphozyten vorkommen, ist ein Immunozytom zu diagnostizieren.

Differentialdiagnostisch muß vor allem eine Lymphknotenbeteiligung im Rahmen eines *disseminierten Plasmozytoms* (multiples Myelom) ausgeschlossen werden, die häufig ein bunteres Zellbild mit weniger differenzierten Plasmazellen und Blasten hervorruft. *Reak-*

tive Plasmazellvermehrungen im Rahmen entzündlicher Prozesse (Lues, rheumatoide Arthritis) enthalten neben anderen lymphatischen Zellen immer einige Plasmazellvorstufen und sind in der Regel polyklonal. Schwierigkeiten kann die Abgrenzung zu einer *angiofollikulären lymphatischen Hyperplasie Castleman vom plasmazellreichen Typ* bereiten, zumal deren Plasmazellen ebenfalls monotypische Immunglobuline enthalten können.

12.2.6 Mantelzonenzellen-Lymphom
(Zentrozytisches NHL)

Bei diesem niedrigmalignen NHL handelt es sich um eine Neoplasie mit zentrozytenartigen Zellen, die sich von Mantelzonenzellen ableiten. Das zentrozytische Lymphom stellt somit eine eigenständige Entität und nicht etwa ein zentroblastisch-zentrozytisches NHL ohne Zentroblasten dar.

Klinisch macht es zwischen 5 und 8% aller NHL aus und manifestiert sich jenseits des 60. Lebensjahres, wobei Männer wesentlich häufiger betroffen sind als Frauen. Meist führt eine rasch aufschießende Lymphknotenschwellung den Kranken zum Arzt. Bei mehr als 70% der Patienten liegt bereits ein NHL im Stadium IV mit Knochenmarkbefall vor. Das zentrozytische Lymphom kann leukämisch ausschwemmen **(Lymphosarkomleukämie)**. Die Neigung zur frühen hämatogenen Generalisierung überschattet die Prognose, die mit einer 5-Jahres-Heilungsrate von etwa 15% und einer mittleren Überlebenszeit von 35 Monaten schlecht ist.

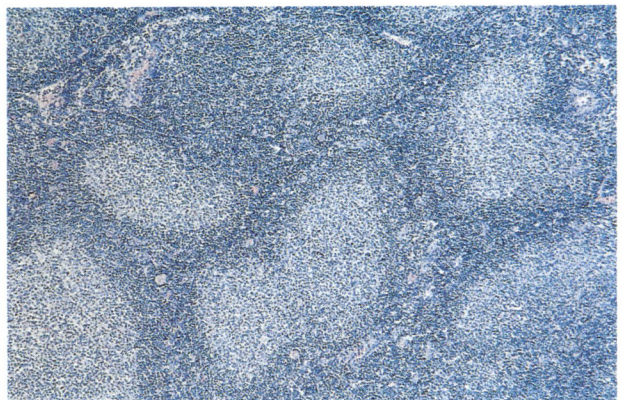

Abb. E-51: Zentroblastisch-zentrozytisches Lymphom. Übersichtsbild mit follikulärer Differenzierung. Giemsa-Fbg.

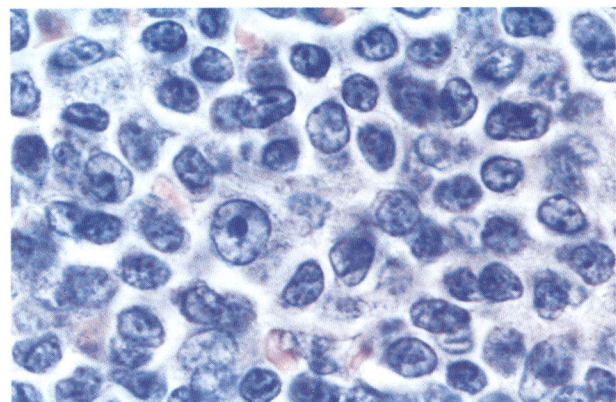

Abb. E-52: Zentroblastisch-zentrozytisches Lymphom. Zentrozyten und Zentroblasten bei stärkerer Vergrößerung. Giemsa-Fbg.

Zentrozytische Lymphome stellen zwar morphologisch niedrigmaligne NHL dar (da sie nach der Definition der Kiel-Klassifikation keine Blasten enthalten), bei einer Dissemination ist die Prognose jedoch infaust. Diese hängt auch vom histologischen Subtyp ab. Übergänge in hochmaligne NHL sind – im Gegensatz zur chronischen lymphatischen Leukämie – selten.

Morphologisch findet sich im Lymphknoten eine monotone rasenartige, gelegentlich auch knotige Infiltration durch zentrozytenartige Zellen mit sIg und B-Zell-Antigenen. Diese können in zwei Varianten, einem kleinzelligen (60%) und einem großzelligen Typ, vorliegen. Der **kleinzellige Typ** zeigt Zellen mit einem unregelmäßigen, häufig gekerbten oder polygonalen Kern mit kleinen Nukleolen bei sehr schmalem Zytoplasmasaum. Der **großzellige Subtyp** zeichnet sich durch einen höheren Mitosereichtum aus; im Mittel beträgt die Proliferationsfraktion aller zentrozytischen Lymphome etwa 20%. Zwischen den Tumorzellen kommen charakteristischerweise dendritische Retikulumzellen vor, ferner läßt sich häufig eine grob alveoläre Sklerose nachweisen. In der Milz besteht gelegentlich ein Mantelzoneninfiltrat um erhaltene nichtneoplastische Keimzentren, während im Knochenmark ein eher diffuser, peritrabekulärer Tumorbefall auftritt.

Differentialdiagnostisch kommen vor allem lymphoblastische Lymphome, speziell vom Convoluted-T-Zell-Typ, in Frage. Hier führen immun- und enzymhistochemische Untersuchungen (Nachweis saurer Phosphatase) sowie klinische Parameter (früheres Auftreten) weiter. Daneben müssen eine CLL (Pseudofollikel, runde Kerne), ein pleomorphes T-Zell-Lymphom vom kleinzelligen Typ (T-Zell-Marker) sowie eine Monozytenleukämie (unspezifische Esterase, Lysozym) abgegrenzt werden.

12.2.7 Zentroblastisch-zentrozytisches Lymphom

Das zentroblastisch-zentrozytische Lymphom stellt ein niedrigmalignes NHL dar, das sowohl zytologisch als auch in bezug auf das Wachstumsmuster Keimzentren nachahmt und dadurch seine Histogenese als Keimzentrumszelltumor zu erkennen gibt. Es ist mit 15 bis 20% (Europa) bzw. bis zu 50% (USA) eines der häufigsten NHL.

Klinisch manifestiert es sich vorwiegend im mittleren Alter (Altersgipfel im 55. Lebensjahr); Frauen sind etwas häufiger betroffen als Männer. Die Kranken berichten meist über eine langsam progrediente Schwellung häufig axillärer oder inguinaler Lymphknoten, während B-Symptome nur bei einem Drittel der Fälle vorliegen. Eine leukämische Ausschwemmung ist selten, kann aber vorkommen. Die Prognose ist relativ günstig, da es von allen NHL die längste Überlebenszeit (55% der Erkrankten leben länger als 5 Jahre) aufweist, abhängig vom Stadium zu Therapiebeginn und vom histologischen Subtyp, wobei follikuläre Formen einen günstigeren Verlauf nehmen. Zentrozytisch-zentroblastische Lymphome gehen am häufigsten von allen NHL in hochmaligne Tumoren, speziell in sekundäre zentroblastische NHL, seltener auch in immunoblastische oder anaplastische zentrozytische NHL über. In diesen Fällen ist die Prognose infaust.

Morphologisch zeigen die Lymphknoten in etwa 50 bis 70% der Fälle eine follikuläre Differenzierung, d. h. neoplastische Zentrozyten und Zentroblasten sowie dendritische Retikulumzellen ahmen in ihrer nodulären Anordnung Keimzentren nach. Die neoplastischen Zellen exprimieren monoklonale Immunglobuline sowie B-Zell-Marker (CD19, 20 und 22). Zumindest die Zentroblasten sind positiv für CALLA (Common-ALL-

Antigen, CD10). Im Randbereich der Infiltrate kommen reichlich T-Lymphozyten (meist CD4-positiv) sowie interdigitierende Retikulumzellen vor, die eine Abwehrreaktion des Organismus darstellen und möglicherweise für die gute Prognose dieses NHL verantwortlich sind. Gelegentlich kann eine plasmozytische Differenzierung mit Ausbildung immunglobulinspeichernder vakuolisierter Zellen (sog. Siegelringzellen) als **Siegelringzellenlymphom** vorliegen. Daneben kommen follikulär und diffus wachsende sowie rein diffus proliferierende Varianten vor, bei denen die Diagnose unter Verwendung zytologischer Kriterien (Nachweis von Zentroblasten auf einem Hintergrund zahlreicher Zentrozyten) gestellt wird. Eine Sklerose kann, muß aber nicht vorhanden sein. In der Milz liegt meist ein gleichartiges Muster mit multiplen follikulären Infiltraten vor; im Knochenmark fallen überwiegend peritrabekuläre noduläre Infiltrate auf.

Differentialdiagnostisch ist die *reaktive follikuläre lymphatische Hyperplasie* abzugrenzen, die sich durch eine erhaltene Schichtung der Follikel bei bunterem zytologischem Bild und fehlender Monoklonalität der Zellen auszeichnet. Außerdem kommen meist Sternhimmelzellen (Makrophagen mit phagozytierten Kerntrümmern) vor. Daneben muß auch ein (prognostisch ungünstigeres) *zentrozytisches NHL* berücksichtigt werden, bei dem sich allerdings keine Blasten nachweisen lassen. Das *sekundäre zentroblastische NHL* enthält zumindest in umschriebenen Herden Reinkulturen von Zentroblasten.

12.2.8 Zentroblastisches NHL

Beim zentroblastischen Lymphom handelt es sich um das häufigste hochmaligne NHL. Dieser Keimzentrumszelltumor kommt in verschiedenen – nach zytologischen Kriterien definierten – Varianten vor und kann *primär*, d. h. de novo (70%), aber auch *sekundär* (hochmalignes NHL auf dem Boden einer chronischen lymphatischen B-Zellenleukämie, eines Immunozytoms oder eines nodulären Paragranuloms) auftreten.

Klinik: Diese Lymphomart tritt in jedem Lebensalter, gehäuft aber nach dem 60. Lebensjahr auf und führt klinisch meist zu einer rasch progredienten Lymphknotenschwellung, die von B-Symptomen begleitet sein kann. Ohne Therapie kommt es zur raschen Generalisation; ein initialer Knochenmarkbefall bzw. eine leukämische Ausschwemmung wird relativ selten beobachtet. Extranodale zentroblastische Lymphome finden sich bevorzugt im Magen. Die Prognose ist dann besser als die der anderen hochmalignen zentroblastischen Lymphome und vom Ausbreitungsstadium sowie vom Subtyp abhängig (mittlere Überlebenszeit: 30 Monate). Dies gilt nicht für die sekundären Formen und für diejenigen Tumoren mit einer initialen B-Symptomatik, die einen raschen, therapeutisch schlecht beeinflußbaren Verlauf zeigen.

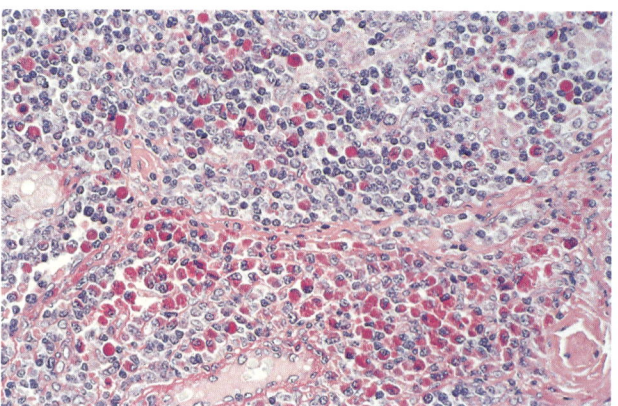

Abb. E-53: Siegelringzellenlymphom. Kleine rundliche PAS-positive Zellen. PAS-Fbg.

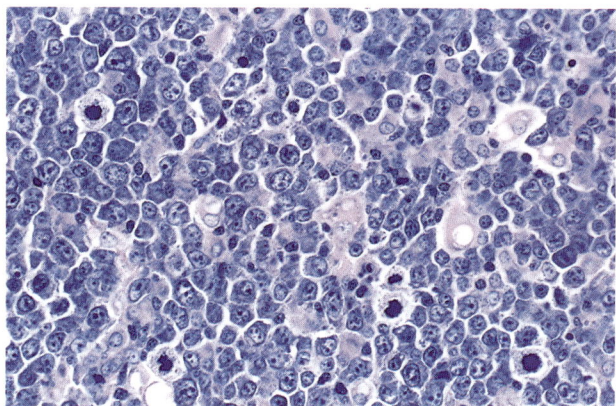

Abb. E-54: Zentroblastisches NHL. Diffuse Lymphknoteninfiltration. Giemsa-Fbg.

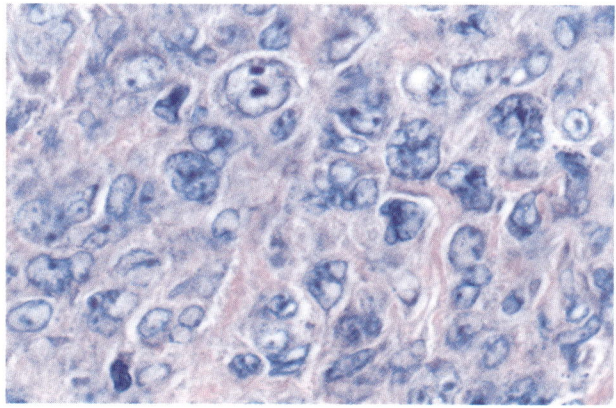

Abb. E-55: Zentroblastisches NHL vom multilobulierten Typ. Zentroblasten mit lobuliertem Kern. Giemsa-Fbg.

Morphologisch lassen die meisten zentroblastischen Lymphome ein diffuses Wachstumsmuster mit früher Zerstörung der Grundstruktur von Lymphknoten oder Milz erkennen. Follikuläre (noduläre) Wachstumsformen sind möglich (10%). Im Knochenmark liegt häufig eine diffuse peritrabekuläre, gelegentlich auch noduläre Infiltration vor. Zytologisch werden mehrere Subtypen unterschieden, von denen der **monomorphe Typ** den günstigsten Verlauf zeigt. Hier liegen mehr als 80% Zentroblasten vor, die sich durch große vesikuläre Kerne mit randständigen Nukleolen in einem mittelbreiten, gering basophilen Zytoplasma auszeichnen. Der **polymorphe Typ**, bei dem im Infiltrat auch anaplastische Zentrozyten sowie Immunoblasten mit großen zentralen Nukleolen beigemischt sind und nicht mehr als 10% Zentroblasten vorliegen müssen, ist der häufigste Subtyp. Als weitere Varianten werden heute der **multilobulierte Typ** mit stark gelappten Kernen in den neoplastischen Zellen sowie das sog. **zentrozytoide zentroblastische Lymphom** abgegrenzt. Die zytologischen Subtypen verdeutlichen das breite Differenzierungsspektrum der Keimzentrumszellen. In allen Fällen tragen die neoplastischen Zellen B-Zell-Antigene, wie CD19, CD20 und CD22, während CD10 (CALLA) nur in 25% der Fälle exprimiert wird. Die Proliferationsfraktion schwankt zwischen 25 und 80%.

Differentialdiagnostisch sind das *zentrozytisch-zentroblastische Lymphom* und das *immunoblastische NHL* abzugrenzen. Das zentroblastische Lymphom ist nur dann zu diagnostizieren, wenn zumindest umschriebene Bezirke vorliegen, die ausschließlich aus Zentroblasten bestehen, andererseits kann die Grenze zum immunoblastischen NHL schwer zu ziehen sein. Gelegentlich muß auch ein *Burkitt-Lymphom* ausgeschlossen werden.

12.2.9 Burkitt-Lymphom

Das Burkitt-Lymphom (BL) stellt ein hochmalignes NHL dar, das sich von B-Zellen ableitet, dessen exakte Histogenese aber noch nicht abschließend geklärt ist. Aus diesem Grund ist es das einzige NHL, das in der Kiel-Klassifikation mit dem Namen des Erstbeschreibers und nicht mit einer zytologischen Benennung belegt wird. Es ist zumeist durch eine Chromosomentranslokation 8/14 mit konsekutiver Verlagerung des Onkogens c-myc in die Region der Gene für schwere Immunglobulinketten gekennzeichnet. Beim **afrikanischen Burkitt-Lymphom** enthalten die Tumorzellen fast immer Epstein-Barr-Virus-Antigene und -DNA, während die **außerafrikanischen Lymphome vom Burkitt-Typ** nur ausnahmsweise EBV-positiv sind.

Klinik: Das Burkitt-Lymphom kommt in Zentralafrika endemisch vor; hier wird eine Inzidenz von 1 bis 12 Fälle unter 100 000 Einwohner und pro Jahr beschrieben, während es in den USA und Europa wesentlich seltener auftritt. Es handelt sich um einen Tumor überwiegend des Kindesalters; weitere Inzidenzgipfel wer-

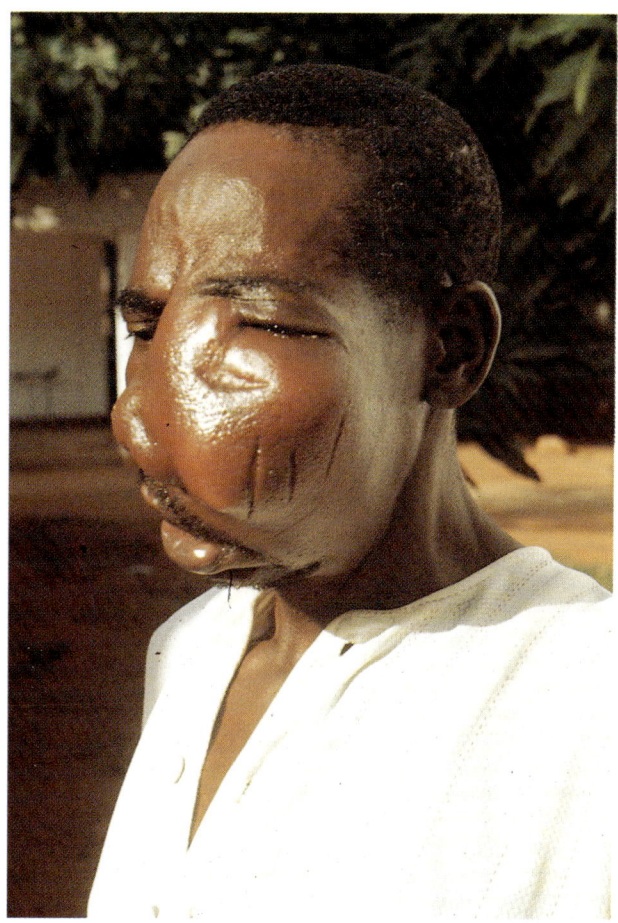

Abb. E-56: **Burkitt-Lymphom vom afrikanischen Typ.** Ausgeprägte Tumorinfiltration im Bereich des Oberkiefers und der Orbita. (Abbildung von Dr. Trojan, Marburg)

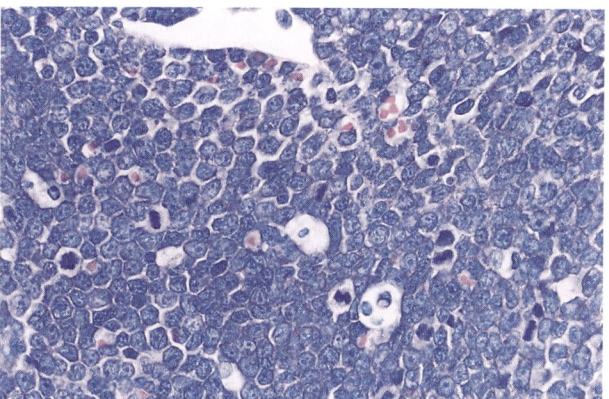

Abb. E-57: **Burkitt-Lymphom.** Große Blasten mit eingestreuten phagozytierenden Makrophagen (Sternhimmelzellen). Giemsa-Fbg.

den im 5. und im 7. Lebensjahrzehnt beobachtet. Das afrikanische Burkitt-Lymphom manifestiert sich im Kieferbereich, während für die nichtafrikanische Form ein primärer intraabdominaler Befall typisch ist. Meist handelt es sich um lokalisierte Tumoren (Stadium I oder I$_E$), eine leukämische Ausschwemmung unter dem Bild einer akuten lymphatischen Leukämie vom FAB Typ L3 ist mit 5 bis 10% der Fälle selten. EBV-positive BL sind einer Therapie häufig gut zugänglich, d. h., es können Remissionen erzielt werden. EBV-negative BL neigen dagegen zu einer frühen Generalisation und besitzen eine schlechte Prognose.

Morphologisch zeigt sich im Lymphknoten ein monotones rasenförmiges Infiltrat aus mittelgroßen Tumorzellen. Diese liegen dicht (kohäsiv) zusammen und besitzen einen großen Kern mit mehreren Nukleolen. Das mittelbreite, stark basophile Zytoplasma kann vakuolisiert sein und PAS-positive Einschlüsse enthalten. Die Tumorzellen zeigen häufig Mitosen; die Proliferationsfraktion ist mit etwa 70 bis 80% die höchste aller NHL. Auf der Oberfläche der Lymphomzellen ist monotypisches Immunglobulin nachweisbar, daneben werden CD10 (CALLA) sowie B-Zell-Antigene (CD19, 20, 22) exprimiert. Zwischen den Tumorzellen treten phagozytierende Makrophagen auf, die Kerntrümmer enthalten und das diagnostisch wichtige »Sternhimmelbild« prägen. Im Knochenmark findet sich meist ein diffuser Befall, im peripheren Blut treten Lymphoblasten mit typischer FAB-L3-Morphologie auf. In der Milz liegen große knotige, unscharf begrenzte Infiltrate vor.

Differentialdiagnostisch kommen andere hochmaligne B-Zell-Lymphome, speziell das *monomorphe zentroblastische* und das *immunoblastische NHL,* in Betracht. Zentroblastische Lymphome lassen gelegentlich ebenfalls ein »Sternhimmelbild« erkennen, bei gutem Erhaltungszustand der Zellen erlaubt jedoch die Zytomorphologie – wie auch beim immunoblastischen Lymphom – eine eindeutige Zuordnung. Weiterhin sind auch (nodale) Infiltrate einer *akuten myeloischen Leukämie* von einem Burkitt-Lymphom abzugrenzen.

12.2.10 B-immunoblastisches NHL

Bei diesem relativ häufigen hochmalignen Tumor (ca. 10% aller NHL) treten große, bei einem Teil der Fälle plasmoblastisch differenzierte Tumorzellen auf, die an die nach Antigenstimulation von B-Lymphozyten entstehenden Blasten erinnern. Immunoblastische NHL treten in jedem Lebensalter auf, mit einem Inzidenzgipfel in der 7. Lebensdekade. 90% entstehen primär, der Rest sekundär auf dem Boden eines niedrigmalignen NHL (B-CLL [Richter-Syndrom], Immunozytom). Die Ätiologie ist unbekannt. Das häufige Vorkommen bei immunsupprimierten Patienten und molekularbiologische Befunde deuten auf eine pathogenetische Beteiligung des Epstein-Barr-Virus hin. Auch bei bestimmten Autoimmunerkrankungen kommt das B-immunoblastische NHL gehäuft vor.

Klinik: Die Erkrankung zeigt meist eine rasch progrediente Lymphknotenschwellung, deren Ausmaß vom

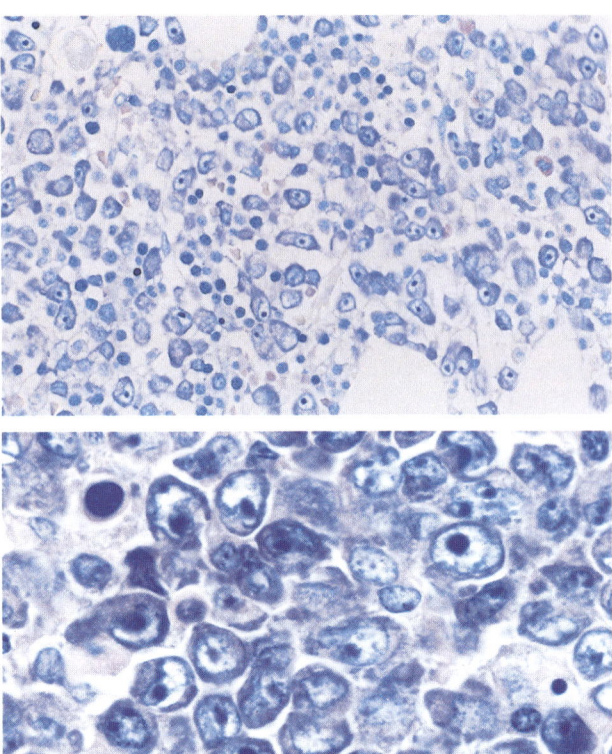

Abb. E-58: Immunoblastische NHL. Übersichtsbild und stärkere Vergrößerung mit den typischen Immunoblasten: Große Zellen mit einem hellen Kern und prominenten Nukleolus. Giemsa-Fbg.

Zeitpunkt der Diagnosestellung abhängig ist. Initial generalisierte B-immunoblastische Lymphome oder leukämische Verläufe sind selten. Gelegentlich kann eine Paraproteinämie (monoklonale Gammopathie) auftreten. Die Prognose ist schlechter als bei anderen NHL, die 5-Jahres-Überlebensrate liegt unter 50%.

Morphologisch rufen diese NHL im Lymphknoten diffuse Infiltrate hervor, die mehrheitlich aus großen basophilen Immunoblasten mit vesikulären Kernen und meist zentralen rundlichen Nukleolen bestehen. Es lassen sich B-immunoblastische Lymphome mit und ohne plasmoblastische Differenzierung unterscheiden. Bei letzteren ist das Zytoplasma häufig exzentrisch vermehrt und stark basophil; es enthält monotypisches Immunglobulin, und der morphologische Aspekt erinnert stark an Plasmazellen. Mitosen sind bei beiden Typen ebenso wie phagozytierende Makrophagen (Sternhimmelbild mit hellen Makrophagen auf dunklem Tumorzellhintergrund) und Epitheloidzellen relativ häufig. Im Unterschied zum polymorphen zentroblastischen Lymphom kommen Keimzentrumszellen nicht oder in einer Häufigkeit von weniger als 10% vor. In der Milz sind große, im Randbereich diffus infiltrierende Tumorknoten häufig. Sie können die Milzkapsel durchwachsen und in Nachbarorgane einbrechen. Im Knochenmark führt das Lymphom zu einer eher diffusen Infiltration.

Differentialdiagnostisch stehen das *polymorphe zentroblastische Lymphom* mit einem hohen Immunoblastenanteil sowie in Halslymphknoten das *lymphoepitheliale Karzinom* (Schmincke-Tumor) im Vordergrund. Letzteres läßt sich jedoch durch die Bildung von synzytialen Tumorzellkomplexen sowie durch die Expression von epithelialen Markern (Zytokeratine) abgrenzen. *Metastasen anderer maligner Tumoren* (Melanome und Seminome) können aufgrund der Zytomorphologie in Betracht kommen. Zu erwägen sind auch andere NHL, speziell das *T-immunoblastische Lymphom* und das *großzellig-anaplastische (Ki-1-) Lymphom.* Während ersteres bei einer plasmoblastischen Differenzierung der Zellen und dem Nachweis von Immunglobulinen und/oder B-Zell-Markern ausscheidet, kann letzteres anhand seiner Tendenz, kohäsive Zellverbände zu bilden, und der Expression von CD30 diagnostiziert werden. Ferner können reaktive Veränderungen, besonders bei *infektiöser Mononukleose* oder bei *Röteln,* einem immunoblastischen Lymphom täuschend ähnlich sein. Bei derartigen Veränderungen ist aber die Grundstruktur des Lymphknotens erhalten, d. h., die Sinus sind abgrenzbar. Der Nachweis polytypischer Immunglobuline in den proliferierten Zellen schließt ein B-immunoblastisches Lymphom in diesen Fällen aus.

12.2.11 Seltene B-Zell-Lymphome

12.2.11.1 **Monozytoides B-Zell-Lymphom:** Bei dieser relativ seltenen Tumorentität handelt es sich um ein niedrigmalignes B-NHL im Lymphknoten, das enge Beziehungen zu den typischen Lymphomen des mukosaassoziierten lymphatischen Gewebes (MALT) besitzt. Beide können gemeinsam auftreten und sind sich morphologisch ähnlich.

Klinik: Dieses NHL, das im mittleren und höheren Lebensalter auftritt, führt zu einer langsam progredienten Lymphadenopathie. Ein extranodales Auftreten ist relativ häufig (z. B. Speicheldrüsen), B-Symptome oder eine leukämische Ausschwemmung sind dagegen selten. Die Prognose ist vom Ausbreitungsstadium zum Zeitpunkt der Diagnose abhängig; langanhaltende Vollremissionen werden bei einem großen Teil der Patienten erreicht. Ein Übergang in ein sekundäres, hochmalignes Lymphom ist die Ausnahme.

Morphologisch liegen im Lymphknoten Herde aus mittelgroßen, hellen Zellen mit einem eingekerbten Kern und einem grauen Zytoplasma. Immunhistochemisch besteht eine monotypische Immunglobulinexpression. Ferner sieht man plasmozytoide Zellen, Plasmazellen und Immunoblasten. Die neoplastischen Zellen halten sich vorwiegend in den Sinus auf und umschließen bandförmig meist große hyperplastische Keimzentren. **Differentialdiagnostisch** kommt eine monozytoide

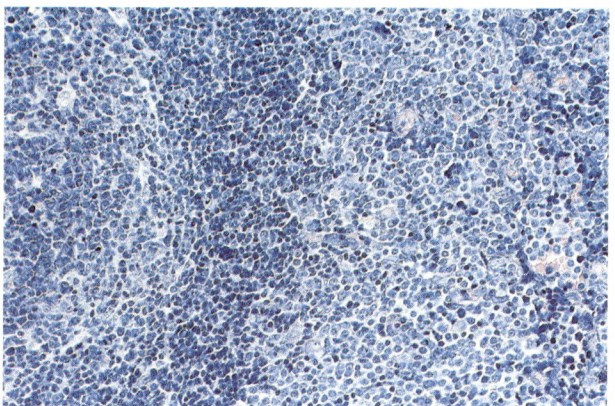

Abb. E-59: Monozytoides B-Zell-Lymphom. Giemsa-Fbg.

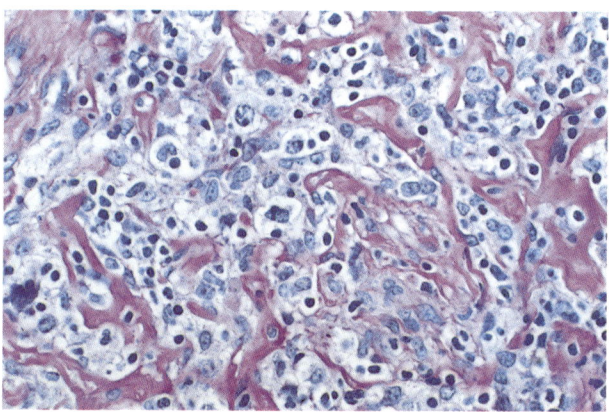

Abb. E-60: Mediastinales **B-Zell-Lymphom mit Sklerose** und zentroblastenartigen Zellen. Giemsa-Fbg.

B-Zell-Reaktion (unreifzellige Sinushistiozytose) bei gleichzeitiger Follikelhyperplasie (z. B. bei *infektiöser Mononukleose* oder bei *Toxoplasmose*) in Frage.

12.2.11.2 **Großzelliges mediastinales B-Zell-Lymphom:** Bei dieser seltenen Tumorentität handelt es sich um ein primär im Mediastinum, besonders im Thymus, entstehendes B-NHL mit Bezug zu Keimzentrumstumoren (zentroblastisches Lymphom). Es tritt vorwiegend im jungen Erwachsenenalter (Gipfel bei 25 – 30 Lebensjahren) auf und manifestiert sich klinisch mit den typischen Symptomen einer mediastinalen Raumforderung: Atemnot, Husten, Thoraxschmerzen und obere Einflußstauung. Die Geschwulst breitet sich meist per continuitatem auf benachbarte Organe (Lunge) aus und kann auch andere Organe befallen, aber nur selten Lymphknoten und Knochenmark. Ähnliche Tumoren können auch im Retroperitoneum und im Knochen auftreten. Die Prognose ist vom Ausbreitungsstadium abhängig, meist sind durch aggressive Therapien Remissionen zu erzielen.

Morphologisch zeigen die knolligen grauweißen Tumoren charakteristischerweise ein helles Tumorgewebe, in dem große Zellen – mit einem polymorphen, häufig lobulierten Kern – inmitten von unregelmäßigen Faserzügen liegen. Es kommen meist zahlreiche Mitosen vor, Nekrosen sind möglich. Die neoplastischen Zellen exprimieren B-Zell-Antigene (CD20), enthalten aber keine Immunglobuline. Zusätzlich zur Morphologie, die recht vielgestaltig sein kann, unterscheidet sich der Immunphänotyp dieses NHL von den differentialdiagnostisch zu erwägenden Entitäten (Hodgkin-Lymphom, speziell vom Typ der nodulären Sklerose, großzellig-anaplastisches NHL, Thymome, Seminome).

12.2.11.3 Das **großzellig-anaplastische Lymphom vom B-Zell-Typ** und das **B-lymphoblastische Lymphom** kommen sehr selten vor.

Periphere T-Zell-Lymphome, die als reifzellige T-Zell-Neoplasien vom unreifen T-lymphoblastischen Lymphom abgegrenzt werden, machen in westlichen Ländern nur etwa 20% aller NHL aus. Ihre Inzidenz ist dagegen in Japan, in der Karibik und in den Endemiegebieten des humanen T-Zell-Leukämie-Virus1 (HTLV1), deutlich erhöht. T-Zell-Lymphome werden in letzter Zeit, vor allem durch die Anwendung immunologischer Methoden, häufiger diagnostiziert. Nach Morphologie, Reifungsstadium und Malignitätsgrad lassen sich verschiedene Entitäten unterscheiden und in die Lymphom-Klassifikationen einordnen.

Die **morphologische Diagnostik von T-NHL** kann aufgrund des variablen histologischen Bildes erhebliche Probleme bereiten. Gelegentlich sind auch immunhistochemische Verfahren nur bedingt geeignet, reaktive, durch T-Zellen vermittelte Veränderungen von Neoplasien der T-Zell-Reihe abzugrenzen. Dabei kann der Antigenverlust hilfreich sein, der sich bei peripheren T-NHL in einer fehlenden Expression eines oder mehrerer allgemeiner T-Zell-Antigene (CD2, CD3, CD5, CD43, CD45RO) äußert. Auch ein starkes Überwiegen oder das alleinige Vorliegen von T-Helfer- (CD4) oder T-Suppressor-(CD8)Zellen spricht für ein Lymphom und gegen einen gemischtzelligen reaktiven Prozeß. Für diese Untersuchungen ist Frischmaterial erforderlich.

In wenigen Fällen erfordert die sichere Diagnose den Nachweis der Monoklonalität der T-Zellen, der über die molekularbiologische Demonstration eines Rearrangements der Gene für den T-Zell-Rezeptor an DNA-Extrakten aus Frischmaterial geführt wird. Zu betonen ist, daß es keine für die einzelnen peripheren T-Zell-Lymphome spezifischen Markerkonstellationen gibt. Andererseits weisen einige T-NHL bestimmte Chromosomenaberrationen auf, so daß entsprechende Untersuchungen auch von praktischer diagnostischer Relevanz sein können.

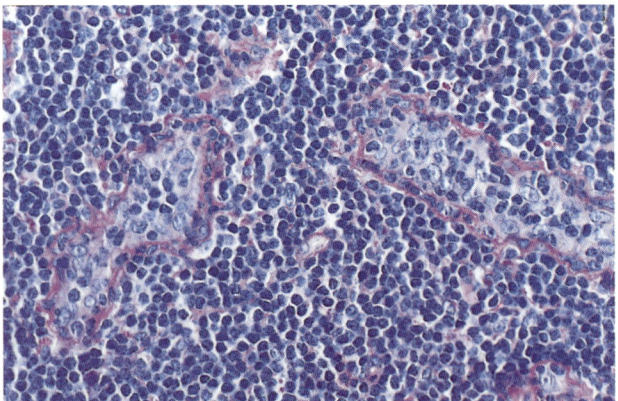

Abb. E-61: Chronische lymphatische Leukämie vom T-Zell-Typ. Diffuse Infiltration und Proliferation von Venolen. Giemsa-Fbg.

12.2.12 Chronische lymphatische Leukämie vom T-Zell-Typ (T-CLL)

Die T-CLL ist ein seltenes Krankheitsbild und macht in Mitteleuropa nur etwa 1 bis 5% der chronischen lymphatischen Leukämien aus. Betroffen sind alle Altersgruppen, die jüngsten Patienten sind unter 20 Jahre alt.

Klinisch handelt es sich um eine leukämisch verlaufende chronisch progrediente Erkrankung, die häufig mit leukämischer Infiltration der Haut einhergeht und im Gegensatz zur B-CLL praktisch nie Lymphknotenschwellungen verursacht. Eine Untergruppe der T-CLL (azurophiler Typ bzw. Leukämie der »Large Granular Lymphocytes« [LGL]) geht häufig mit einer isolierten Aplasie der Erythropoese, gelegentlich auch mit Neutro- und Thrombopenien einher.

Morphologisch ist im Lymphknoten ein relativ monotones Infiltrat aus kleinen Lymphozyten mit eingestreuten mittelgroßen bis großen blastären Zellen mit basophilen Nukleolen diagnostisch richtungsweisend. Proliferationszentren bzw. pseudofollikuläre Strukturen – wie bei der B-CLL – fehlen, dagegen ist eine Proliferation epitheloider Venolen meist vorhanden. Aufgrund der charakteristischen Zytomorphologie, die sowohl ein unterschiedliches biologisches Verhalten impliziert, als auch mit einem bestimmten Immunphänotyp korreliert ist, können ein sog. »knobby type« (CD3+, CD4+), ein *azurophiler Typ/LGL* (CD3+, CD8+) und ein *pleomorpher Typ* (CD3+, CD8+) der T-CLL unterschieden werden. Die Milz ist praktisch immer beteiligt, eine mittelgradige bis ausgeprägte Splenomegalie ist die Regel.

Differentialdiagnostisch sind vor allem die *chronische lymphatische Leukämie vom B-Zell-Typ* und die *Mycosis fungoides* (bzw. das Sézary-Syndrom), daneben aber auch das *T-Zonen-Lymphom,* das *zentrozytische*

Lymphom und das *Immunozytom* zu berücksichtigen. Die zytologische und die immunhistochemische Analyse erlauben im Regelfall eine sichere Diagnose.

12.2.13 Prolymphozytenleukämie vom T-Zell-Typ

Bei diesem NHL handelt es sich um ein seltenes Krankheitsbild, das durch eine primäre leukämische Ausschwemmung relativ unreifer T-Lymphozyten gekennzeichnet ist. Wie bei der B-Prolymphozytenleukämie sind überwiegend ältere Patienten betroffen. Die klinische Manifestation besteht aus einer massiven Splenomegalie und einer nur gering ausgeprägten Lymphknotenschwellung. Morphologisch findet sich eine diffuse Infiltration aus T-Prolymphozyten mit einem mittelgroßen Kern und einem leicht basophilen Zytoplasma. Kernpyknosen kommen reichlich vor. Immunhistochemisch sind die allgemeinen T-Zell-Marker sowie ein typischer Antigenverlust vorhanden. In Lymphknoten und Milz sind neben einer Zunahme epitheloider Venolen und dem Auftreten von plasmozytoiden T-Zellen Reste ortsständiger B-Zell-Areale festzustellen, während im Knochenmark eine monotone diffuse Infiltration vorherrscht. Die Prolymphozytenleukämie vom T-Zell-Typ kann praktisch nur unter Kenntnis des klinischen Bildes sowie der Zytomorphologie (Ausstrich- oder Tupfpräparate) und unter Zuhilfenahme immunzyto- oder immunhistochemischer Untersuchungen diagnostiziert werden. **Differentialdiagnostisch** kommen die bei der *B-Prolymphozytenleukämie* genannten Krankheitsentitäten in Frage.

12.2.14 Mycosis fungoides – Sézary-Syndrom

Die **Mycosis fungoides** (MF) und das isomorphe, klinisch im Unterschied zur Mycosis fungoides primär mit Lymphknotenbefall und leukämischer Ausschwemmung einhergehende **Sézary-Syndrom** sind relativ häufige primäre T-Zell-Lymphome der Haut. Die T-Zell-Natur wird durch die Expression von CD2, CD3, CD5 und CD7 und durch Positivität für saure Phosphatase und unspezifische Esterase belegt. In der Mehrzahl findet sich ein CD4-positiver Helferzell-Phänotyp, aber auch CD8-positive Varianten sind beschrieben worden. Klinisch ist die MF eine progrediente, stadienhaft verlaufende Erkrankung (prämykoside, infiltrative und tumoröse Phase), bei der es nach Ausbreitung und Infiltration der Haut mit Tumorbildung auch zu einem Befall von Lymphknoten, der inneren Organe und des Knochenmarks kommen kann. Ein Übergang in ein T-immunoblastisches malignes Lymphom, selten auch in ein sog. sekundäres Ki-1-Lymphom, ist möglich.

Histologisch findet sich in der infiltrativen Phase eine bandförmige Durchsetzung des oberen Coriums und der basalen Epidermis (sog. Epidermotropismus) durch kleine Lymphozyten sowie durch die pathognomonischen Mycosis- und Lutzner- bzw. Sézary-Zellen, die wechselnd groß – jedoch immer größer als normale

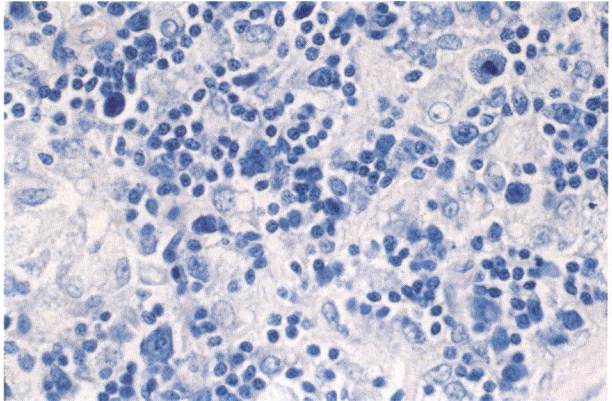

Abb. E-62: Lymphoepitheloides Lennert-Lymphom. Neoplastische T-Zellen und Epitheloidzellen. Giemsa-Fbg.

Lymphozyten – sind und einen vielfach eingekerbten Kern besitzen. Besonders viele Mycosis- und *Lutzner-Zellen* finden sich in den intraepidermalen *Pautrier-Pseudoabszessen*. In den Lymphknoten imponiert eine Vermehrung interdigitierender Retikulumzellen, wie bei einer dermatopathischen Lymphadenitis. Allerdings finden sich, besonders in fortgeschrittenen Stadien, in der T-Region Infiltrate aus T-Lymphozyten und Lutzner-Zellen. Gelegentlich kommen sehr große sog. Mycosis-Zellen vor, die ebenfalls einen gekerbten Kern besitzen. Daneben treten interdigitierende Retikulumzellen, Plasmazellen, eosinophile Granulozyten und wenige Mastzellen auf. Die epitheloiden Venolen sind vermehrt. Bei fortschreitender Entdifferenzierung wird das Bild von reichlich pleomorphen T-Immunoblasten geprägt; Übergänge zu sekundär-hochmalignen T-Zell-Lymphomen sind möglich.

Differentialdiagnostisch sind im Lymphknoten überwiegend T-Zell-Lymphome, wie eine *chronische lymphatische Leukämie vom T-Zell-Typ, T-Prolymphozytenleukämie* oder ein *T-Zonen-Lymphom* zu erwägen. Bei fehlenden klinischen Angaben bzw. unklarem Bild muß sehr häufig eine *dermatopathische Lymphadenitis* abgegrenzt werden, die eine Mycosis fungoides sowohl überdecken als auch imitieren kann.

12.2.15 Lymphoepitheloides Lennert-Lymphom

Das lymphoepitheloide Lymphom wurde 1968 unter der Bezeichnung »epitheloidzellige Lymphogranulomatose« als eigene Tumorentität beschrieben und nach dem Erstbeschreiber als »Lennert-Lymphom« bezeichnet. Bei diesem NHL handelt sich um ein peripheres T-Zell-Lymphom, das sich von CD4-positiven T-Lymphozyten ableitet. Diese induzieren durch eine überschießende Sekretion von Lymphokinen eine Umwandlung von Monozyten bzw. Makrophagen in Epitheloidzellen, die das morphologische Bild prägen.

Das Lennert-Lymphom zeigt einen Häufigkeitsgipfel im höheren Lebensalter und tritt etwas häufiger bei Män-

nern auf. Klinisch imponiert eine lokalisierte oder
generalisierte Lymphknotenschwellung. Relativ häufig
sind die Tonsillen befallen; eine Hepatosplenomegalie
liegt bei etwa 15 bis 20% der Patienten vor. Die Prognose ist meist ungünstig, die mittlere Überlebenszeit
beträgt nur etwa ein Jahr.

Morphologisch ist das Lymphom durch kleine Lymphozyten mit einem gering unregelmäßigen Kern und
einem schmalen Zytoplasmasaum gekennzeichnet. In
geringer Anzahl sind beigemischte größere lymphoide
Zellen und wenige T-Immunoblasten charakteristisch.
Gleichzeitig kommen reichlich typische Epitheloidzellen vor. Selten sind Riesenzellen vom Langhans-Typ,
selten auch Hodgkin-Zellen oder mehrkernige Riesenzellen nach Art von Sternberg-Reed-Zellen zu finden.
Differentialdiagnostisch müssen vor allem das *epithe-
loidzellreiche Hodgkin-Lymphom vom Mischtyp* sowie
das *lymphoplasmozytoide Immunozytom* abgegrenzt
werden. Daneben kommen jedoch auch *benigne granulomatöse Läsionen* (epitheloidzellige Granulomatosen
infektiöser oder unbekannter Ätiologie) in Frage.

12.2.16 T-Zonen-Lymphom

Beim T-Zonen-Lymphom handelt es sich um eine
seltene (1% aller NHL) Neoplasie peripherer T-Zellen,
deren überwiegende Proliferation in den T-Zell-Area-
len der Lymphknoten namensgebend ist. Dieses
Lymphom tritt vorwiegend im höheren Erwachsenenalter mit einem Gipfel im 7. Lebensjahrzehnt auf und
zeigt eine Bevorzugung des männlichen Geschlechts.
Es besteht eine Tendenz zur frühen Generalisierung
mit Hepato- oder Hepatosplenomegalie, häufig auch
mit einer Lungenbeteiligung. **Histologisch** findet sich
eine Infiltration der T-Zone durch wenig pleomorphe
Zellen mit einem leicht basophilen Zytoplasma (neoplastische T-Lymphozyten), denen eine wechselnde Menge von größeren lymphoiden Zellen und T-Immunoblasten sowie Epitheloidzellen und interdigitierenden
Retikulumzellen beigemischt ist. Daneben kommt es zu
einer Vermehrung epitheloider Venolen. Zu Beginn der
Infiltration sind die B-Zell-Areale erhalten, gelegentlich
sogar hyperplastisch, während sie in den Spätstadien
der Infiltration durch neoplastische Zellen ersetzt
werden. Das T-Zonen-Lymphom kann in ein
T-immunoblastisches bzw. ein sekundäres Ki-1-Lym-
phom übergehen und seinen Immunphänotyp dabei
ändern. **Differentialdiagnostisch** kommen in erster
Linie andere periphere T-Zell-Lymphome, selten auch
das zentrozytische Lymphom oder das Immunozytom
(Mantelzonen-Typ) sowie Hodgkin-Lymphome in
Betracht.

12.2.17 T-Zell-Lymphom vom angioimmunoblastischen Typ

Das T-Zell-Lymphom vom angioimmunoblastischen
Typ (AILD-Lymphom) ist von der als reaktiv aufgefaß-
ten Lymphknotenveränderung abgegrenzt worden, die

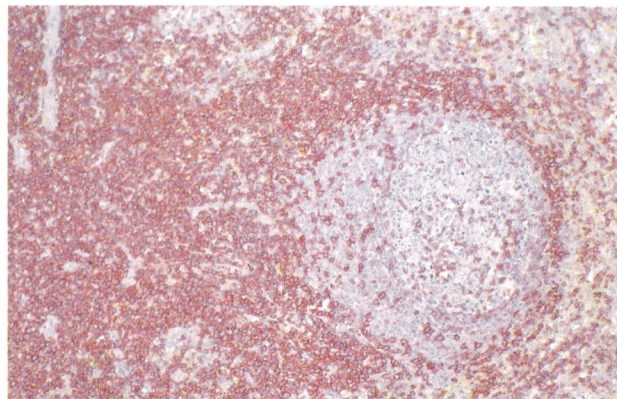

Abb. E-63: T-Zonen-Lymphom. CD3-positive T-Zellen in der
Umgebung eines Follikels mit hyperplastischem Keimzentrum. Immunhistochemie

als immunoblastische Lymphadenopathie, angioimmunoblastische Lymphadenopathie mit Dysproteinämie
bzw. als Lymphogranulomatosis X bezeichnet wurde.
Ob es eine reaktive Form – als eigenständiges Krankheitsbild – gibt, ist umstritten.

Klinisch imponieren bei dieser Erkrankung eine generalisierte Lymphknotenschwellung, Hepatosplenomegalie, ein juckendes Exanthem, eine polyklonale
Dysproteinämie und Blutbildveränderungen sowie Allgemeinsymptome, wie Fieber, Gewichtsabnahme und
Infektanfälligkeit. Die Erkrankung verläuft in der Regel tödlich; die mittlere Überlebenszeit beträgt 24 Monate.

Histologisch findet sich in den befallenen Lymphknoten eine Zerstörung der Grundstruktur, ein Fehlen von
Keimzentren bzw. das Vorkommen von sog. aus-
gebrannten Keimzentren und eine starke Proliferation
von Venolen. Zytologisch imponiert ein polymorphes
Zellbild aus klein- bis mittelgroßen Zellen mit unregelmäßigen Kernen, einigen Blasten sowie sog. Klarzellen
mit sehr hellem Zytoplasma, die alle T-Zell-Marker
exprimieren. Daneben fallen reichlich polyklonale
Plasmazellen und Eosinophile auf. Mit immunhistochemischen Methoden lassen sich Rasen proliferierter
dendritischer Retikulumzellen nachweisen. **Differentialdiagnostisch** müssen vor allem *Hypersensitivitätsre-
aktionen*, *Virusinfektionen* (besonders EBV- und
HIV-Infektion), *Hodgkin-* sowie *B-Zell-Lymphome*
(B-immunoblastische maligne Lymphome) erwogen
werden. Die Unterscheidung zwischen einer reaktiven
und einer neoplastischen AILD-artigen Läsion ist problematisch.

12.2.18 Pleomorphe T-Zell-Lymphome

Pleomorphe T-Zell-Lymphome sind selten. Meist sind
Männer mittleren Alters betroffen, die anamnestisch
etwas gehäuft Autoimmunphänomene, wie das

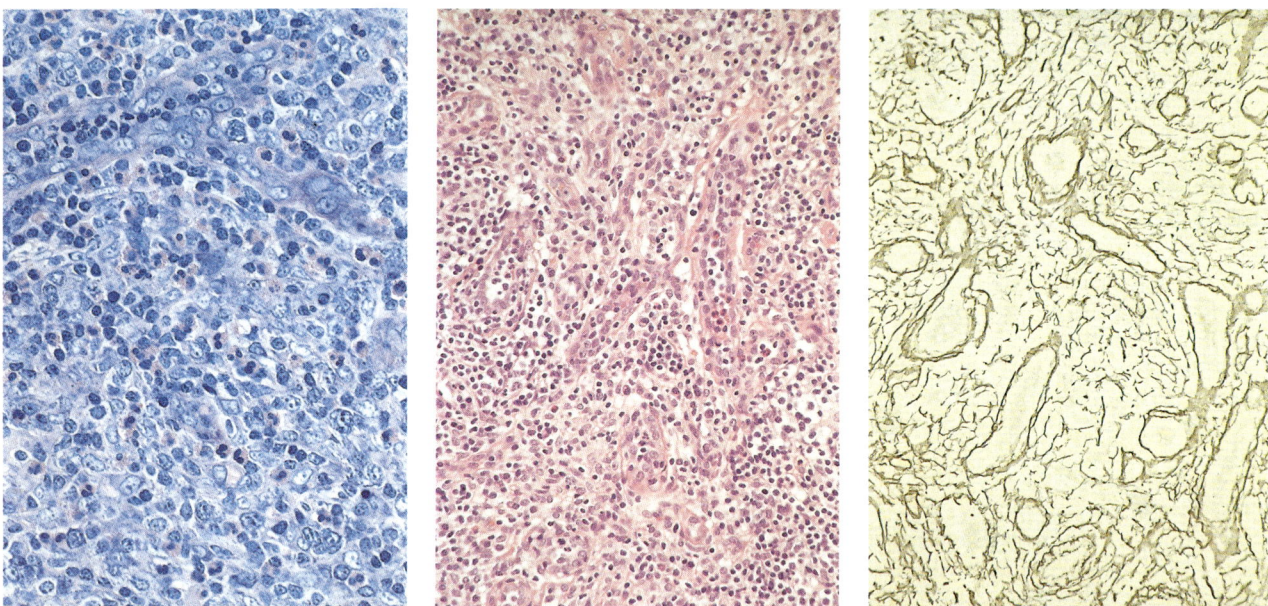

Abb. E-64: T-Zell-Lymphom vom angioimmunoblastischen Typ. Links: Zytologischer Befund. Giemsa-Fbg. Mitte: Venolen-proliferation mit stark vergrößerten Endothelien. HE-Fbg. Rechts: Gitterfasermuster, das die Venolenproliferation hervorhebt. Gordon-Sweet-Fbg.

Sjögren-Syndrom oder eine Glutenenteropathie (Sprue; Sonderform des Sprue-assoziierten T-Zell-Lymphoms) aufweisen. **Klinisch** stehen Lymphknotenschwellun-gen, seltener ein Hautbefall bei Allgemeinsymptomen, wie Schwäche und Krankheitsgefühl, im Vordergrund. Eine extranodale Ausbreitung mit Befall von Knochen-mark, Milz und Leber sowie anderer Organe entsteht häufig und rasch und verursacht Anämie, Blutungsnei-gung und Infektanfälligkeit. Die Prognose ist mit einer mittleren Überlebenszeit von nur 12 Monaten ungünstig, da pleomorphe T-Zellen-Lymphome einen aggressiven Krankheitsverlauf aufweisen.

Es lassen sich Varianten abgrenzen, bei denen durch den Nachweis des ATLA (Adult-T-Lymphoma/Leuk-emia-Antigen) eine pathogenetische Beziehung zu ei-ner Infektion durch das Retrovirus HTLV1 hergestellt werden kann. Diese auch als **adulte T-Zell-Leukämie** bzw. **–Lymphom** (ATLL) bezeichnete Erkrankung tritt vor allem in Südjapan und in der Karibik, sporadisch aber auch in Nordamerika und in Europa auf. Sie ist durch einen raschen subleukämischen oder leukämi-schen Verlauf mit Hepatosplenomegalie, Hautinfiltra-tion und häufig einer Hyperkalzämie gekennzeichnet. Die Überlebenszeit beträgt bei der adulten T-Zell-Leuk-ämie im Mittel nur 5 Monate.

Morphologisch werden nach der Zytomorphologie der Infiltratzellen verschiedene (klein-, intermediär- und großzellige) Typen unterschieden. Bei allen Formen führt ein sehr buntes Bild mit unterschiedlich großen und geformten Zellen, die häufig vielgestaltige Kerne

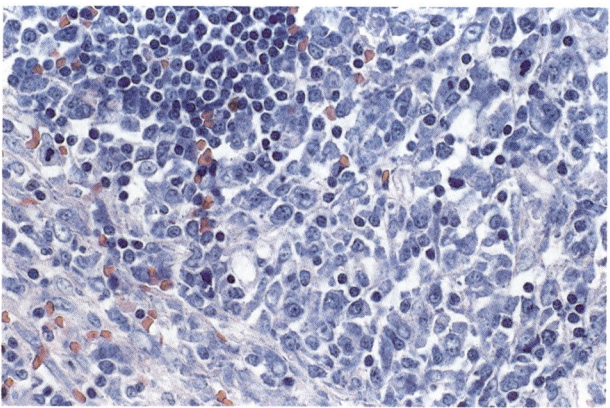

Abb. E-65: Pleomorphes T-Zell-Lymphom mit unterschied-lich gestalteten Tumorzellen. Giemsa-Fbg.

aufweisen. Mehrkernige Tumorzellen, die an Stern-berg-Reed-Zellen erinnern (und CD30 exprimieren können), sind u.U. ebenso vorhanden wie eine bunte Mischung aus reaktiven Makrophagen, Epitheloidzel-len, Eosinophilen und Venolenproliferaten. Alle pleo-morphen T-Zell-Lymphome zeigen ein diffuses Wachs-tumsmuster, bei dem zunächst die T-Regionen der lym-phoretikulären Organe und erst sekundär die B-Regio-nen befallen werden.

Die **Differentialdiagnose** umfaßt andere T-NHL, spe-ziell das lymphoepitheliale *Lennert-Lymphom,* sowie

Hodgkin-Lymphome. Da wiederholt Übergänge auch in T-immunoblastische und großzellig-anaplastische NHL beschrieben worden sind, muß die morphologische Untersuchung bei klinischer Befundveränderung (Akzeleration oder Spontanremission) wiederholt werden.

12.2.19 T-immunoblastische Lymphome

T-immunoblastische maligne Lymphome stellen seltene lymphoproliferative Erkrankungen dar, die primär oder sekundär, d. h. im Gefolge oder im Verlauf eines anderen peripheren T-Zell-Lymphoms, meist eines T-Zonen-Lymphoms oder einer Mycosis fungoides, auftreten. Das mittlere Alter der betroffenen Patienten liegt um 60 Jahre, Kinder unter 15 Jahren entwickeln selten ein derartiges Lymphom.

Klinisch liegt meist eine generalisierte Lymphknotenschwellung, häufig zusätzlich eine Hepatosplenomegalie vor. Der Gastrointestinaltrakt, und besonders die Tonsillen, sind relativ häufig betroffen. Die Prognose ist schlecht; die mittlere Überlebenszeit beträgt nicht mehr als 24 Monate.

Morphologisch ist das T-immunoblastische Lymphom durch große, wenig pleomorphe Zellen mit bläschenförmigem Kern und einem oder mehreren prominenten Nukleolen gekennzeichnet. Das Zytoplasma kann basophil oder aber klar erscheinen; dieses unterschiedliche Färbeverhalten ist mit einer Expression von CD4 bzw. CD8 assoziiert. Daneben kommen interdigitierende Retikulumzellen, Makrophagen und Eosinophile vor. Rein morphologisch lassen sich T- und B-Lymphome nicht unterscheiden. **Differentialdiagnostisch** ist das T-immunoblastische Lymphom mit Hilfe immunhistochemischer Methoden vom *B-immunoblastischen Lymphom* zu unterscheiden. Die Abgrenzung vom *großzellig-anaplastischen NHL* ist schwierig, da auch das T-immunoblastische Lymphom eine CD30-Expression zeigen kann.

12.2.20 Großzellig-anaplastisches Lymphom vom T-Zell-Typ

Beim großzellig-anaplastischen Lymphom vom T-Zell-Typ (Ki-1-Lymphom) handelt es sich um ein relativ seltenes hochmalignes NHL, das entweder primär oder sekundär im Gefolge eines niedrigmalignen T-NHL auftreten kann. Betroffen sind junge Patienten vor dem 40. Lebensjahr, während sekundäre Formen naturgemäß später auftreten. Die Prognose ist bei den primären Formen nicht ungünstig, da sich durch Chemotherapie in einem relativ hohen Prozentsatz Remissionen erreichen lassen, während die sekundären Formen einen rascheren, letal endenden Verlauf zeigen.

Klinisch führen Lymphknotenvergrößerungen und/oder ein Hautbefall auf dem Hintergrund von Allgemeinsymptomen, während extranodale Manifestationen selten sind.

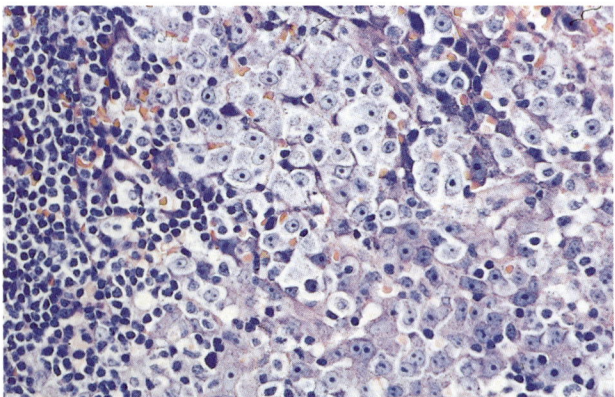
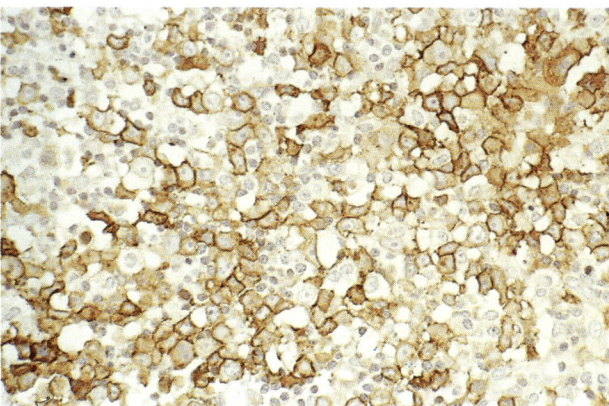

Abb. E-66: Großzellig-anaplastisches Lymphom. Oben: Große, inselförmig wuchernde T-Zellen. Giemsa-Fbg. Unten: Ki-1-positive Reaktion im Zytoplasma der Tumorzellen. Immunhistochemie.

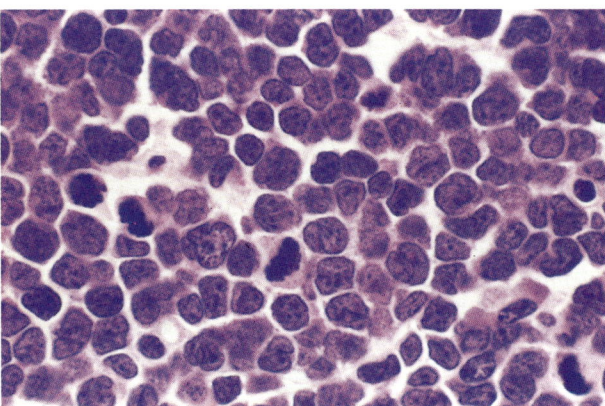

Abb. E-67: Lymphoblastisches T-Zell-Lymphom mit monotoner Infiltration aus kleinen Blasten mit gefälteltem Kern. Giemsa-Fbg.

Die **morphologische Diagnose** ergibt sich im Lymphknoten aus dem Vorliegen meist kohäsiver Tumorzellproliferate, die häufig intrasinusoidal oder knotenförmig wachsen. Die sehr großen Tumorzellen zeigen teil-

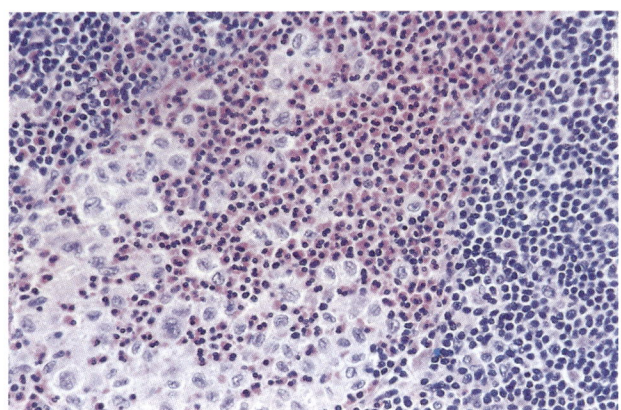

Abb. E-68: Langerhans-Zell-Histiozytose. Lymphknoteninfiltration bei eosinophilem Granulom. Giemsa-Fbg.

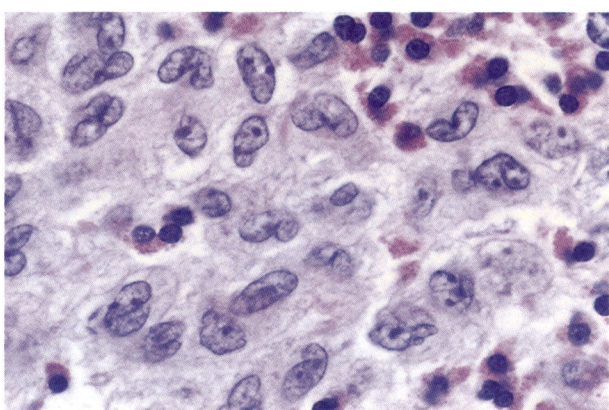

Abb. E-69: Langerhans-Zell-Histiozytose. Zytologischer Befund. Giemsa-Fbg.

weise einen rundlichen Kern mit prominenten Nukleolen und ein breites Zytoplasma. Mehrkernige Varianten, die an Sternberg-Reed-Zellen erinnern, können vorkommen. Ihnen gemeinsam ist die Expression von T-Zell-Markern und CD30, dem sog. Ki-1-Antigen, während paradoxerweise in einem Drittel der Fälle eine CD45-Expression (LCA: Leukocyte Common Antigen) fehlt; dafür ist aber das epitheliale Membranantigen (EMA) nachweisbar. Zwischen den Tumorzellen liegen reaktive, häufig phagozytierende Makrophagen. Bei sekundären Formen sind häufig noch Reste des präexistenten niedrigmalignen NHL vorhanden.

Die **Differentialdiagnose** umfaßt *Karzinom-* und *Melanommetastasen* sowie CD30-positive Non-Hodgkin-Lymphome *(immunoblastische NHL)* und *Hodgkin-Lymphome.*

12.2.21 T-lymphoblastisches Lymphom

Das T-lymphoblastische Lymphom entsteht aus Vorläuferzellen der peripheren T-Zellen entweder im Knochenmark oder im Thymus. Infolge der häufigen leukämischen Generalisierung dieser Tumoren bestehen weitgehende Überschneidungen mit der akuten lymphatischen Leukämie vom T-Zell-Typ, von der sich das lokalisierte T-lymphoblastische Lymphom nur durch das Fehlen von Blasten im Blut unterscheidet. Dieser NHL-Typ ist recht selten und kann in allen Altersgruppen, bevorzugt aber bei Kindern vorkommen. Es sind fast dreimal häufiger männlichen Patienten betroffen. Klinisch steht ein Mediastinaltumor (80%) im Vordergrund, später sind Lymphknoten und andere Organe betroffen.

Histologisch finden sich diffuse Infiltrate aus kleinen bis mittelgroßen Blasten mit einem meist gefälteten (»convoluted«) Kern und einem relativ schmalen Zytoplasma. Mitosen sind in der Regel reichlich vorhanden.

Die Blasten enthalten fokal saure Phosphatase, sind grobschollig PAS-positiv und exprimieren CD7 sowie CD2, CD3 und CD5 als Ausdruck eines unreifen T-Zell-Phänotyps. Spezielle immunologische Untersuchungen an Frischmaterial (Gewebe, Tupf- und Ausstrichpräparate), z. B. der Nachweis des Enzyms Terminale Desoxinukleotidyltransferase (tDT), ermöglichen – neben der Sicherung der Diagnose eines T-lymphoblastischen Lymphoms – eine weitergehende Untergliederung in verschiedene Reifegrade (z. B. präthymischer oder Thymuskortex-Typ). **Differentialdiagnostisch** sind das *B-lymphoblastische Lymphom* (enzym-/immunhistochemisch), das *zentrozytische Lymphom* und die *akute myeloische Leukämie* auszuschließen.

12.2.22 Seltene T-Zell-Lymphome

Der Vollständigkeit halber soll erwähnt werden, daß es weitere verschiedene, aber sehr seltene T-Zell-Lymphome gibt, deren genaue klassifizierende Einordnung aufgrund der wenigen beobachteten Fälle noch nicht erfolgen konnte.

13 Histiozytäre Neubildungen

13.1 Langerhans-Zell-Histiozytosen

Es handelt sich um eine klinisch heterogene Gruppe von Erkrankungen *(Histiocytosis X),* denen eine Proliferation von Zellen gemeinsam ist, die in ihrer Morphologie und Antigenexpression den Langerhans-Zellen der Haut (mit elektronenmikroskopisch nachweisbaren Birbeck-Granula) bzw. den interdigitierenden Retikulumzellen des Lymphknotens entsprechen. Die Ursache dieser klinisch meist benignen Veränderungen ist unbekannt. In letzter Zeit werden die Histiozytosen der Langerhans-Zellen als reaktive Wucherun-

---

Histiozytäre Erkrankungen

Langerhans-Zell-Histiozytosen (Histiocytosis X)
 Unifokales eosinophiles Granulom
 Multifokales eosinophiles Granulom
 Generalisierte Histiozytose

Nicht-Langerhans-Zellen-Histiozytosen
Reaktiv bei bekannter Ätiologie
Tuberkulose, Tularämie, Bruzellose, Kryptokokkose,
Toxoplasmose, Leishmaniase

Infekt-assoziiertes hämophagozytisches Syndrom
Ebstein-Barr, Zytomegalie, Varizellen, Zoster,
Herpes, *E. coli,* Candida, Beryllium, Zirkonium,
Malakoplakie

Reaktiv bei unbekannter Ätiologie
Sinushistiozytose mit massiver Lymphadenopathie,
familiäre hämophagozytische Lymphohistiozytose,
multizentrische Retikulohistiozytose, familiäre
Retikuloendotheliose mit Eosinophilie, gonosomal
rezessives lymphoproliferatives Syndrom, Chediak-
Higashi-Syndrom

Speicherkrankheiten
Syndrom der seeblauen Histiozyten, Gaucher-
Erkrankung, Niemann-Pick-, Fabry-Erkrankung,
Typ-I-Gangliosidose, chronische septische Granulo-
matose im Kindesalter, Cholesterinester-Speicher-
krankheit

Maligne histiozytische Krankheiten
Maligne Histiozytose, akute Monoblastenleukämie,
histiozytisches Lymphom, T-Zell-Lymphom mit
atypischer histiozytischer Infiltration.

---

gen immunologisch stimulierter Zellen bei gestörter
T-Zell-Immunität aufgefaßt.

Die **Langerhans-Zell-Histiozytosen** rufen häufig vielgestaltige klinische Bilder hervor, die in erster Linie
von den betroffenen Organen sowie deren Funktions-
einschränkung bestimmt werden. Betroffen sind
vorwiegend Kinder und Jugendliche. Der Befall eines
Lymphknotens kann im Rahmen einer *disseminierten
Langerhans-Zell-Histiozytose,* aber auch *isoliert* auftreten.

Das **chronische Krankheitsbild** äußert sich – unter der
Bezeichnung »*primäres, lokalisiertes eosinophiles Granulom des Lymphknotens*« – in einer lokalisierten, selten auch in mehreren Körperregionen auftretenden,
gelegentlich schmerzhaften Lymphknotenschwellung.

Zu den häufig schnell und letal verlaufenden Krankheitsbildern zählt die **akute Histiocytosis X** oder
Abt-Letterer-Siwe-Erkrankung. Betroffen sind Säug-
linge und Kleinkinder. Fieber, Lymphadenopathie,
Hepatosplenomegalie, Anämie und Thrombozytopenie
sind die führenden Symptome. Typisch ist auch das
Aufschießen von gelblich-braunen, flachen Haut-

knötchen, die zunächst an eine seborrhoische Dermatitis denken lassen.

Eine Mittelstellung kommt der **Hand-Schüller-Christian-Erkrankung** zu: Sie zeigt einen chronisch progredienten Verlauf mit Beginn im Kindes- oder Vorschul-
alter. Klinisch stehen multiple osteolytische Knochen-
herde (»Landkartenschädel«) und eine isolierte oder
generalisierte Lymphadenopathie im Vordergrund. Zu
den weiteren Befunden zählen Hepatosplenomegalie,
Dermatitis, Diabetes insipidus u. a. Die klassische Trias »Exophthalmus, Diabetes insipidus und Osteolysen«
liegt nur in 25% der Fälle vor. Dyspnoe, Zyanose und
röntgenologisch nachweisbare Lungeninfiltrate sprechen für eine pulmonale Beteiligung.

Die Prognose der Langerhans-Zell-Histiozytosen hängt
wesentlich vom Alter zum Zeitpunkt der Erstmanifesta-
tion ab. Bei über 2 Jahre alten Patienten ohne Organ-
beteiligung beträgt die 5-Jahres-Überlebensrate 90%.
Bei einem isoliertem Lymphknotenbefall ist die Prognose besonders günstig, da eine Spontanheilung die
Regel ist. Bei einem diffusen Organbefall beträgt die
Mortalitätsrate – unabhängig vom Alter des Patienten –
über 70%.

Pathologie: Im Lymphknoten zeigt sich eine meist diffuse, von den Sinus auf die interfollikulären Areale
übergreifende Proliferation von hellen Zellen, die sich
auch über die Lymphknotenkapsel hinaus ausbreiten
kann. Zytologisch imponieren relativ große Zellen mit
einem hellen Zytoplasma und einem typischerweise
nierenförmigen, häufig gefälteten Kern mit unschein-
baren Nukleolen. Diese Zellen enthalten Protein S-100
und exprimieren das CD1-Antigen. Auch der ultra-
strukturelle Nachweis von *HCX-Körperchen* (entsprechend den Birbeck-Granula) ist diagnostisch relevant.
In der Regel werden sie von einigen, gelegentlich von
vielen eosinophilen Granulozyten begleitet, daneben
können Nekrosezonen in Form eosinophiler Abszesse
vorliegen. Ferner enthalten die Infiltrate immer Makrophagen, gelegentlich auch mehrkernige Riesenzellen.
Chronische Verläufe lassen sich an der Tendenz zur Fibrosierung erkennen. In der Milz liegen die gleichen
Zellen vor; hier finden sich überwiegend noduläre und
bandförmige perifollikuläre Infiltrate der roten Pulpa,
während im Knochen noduläre Herde mit charakteri-
stischer Fibrosetendenz gefunden werden. **Differentialdiagnostisch** kommen vor allem die *dermatopathische Lymphadenitis,* die *Sinushistiozytose mit massiver Lymphadenopathie* (Rosai-Dorfman-Syndrom)
sowie andere *reaktive* und *neoplastische Histiozytosen*
in Betracht.

13.2 Sinushistiozytose mit massiver Lymphadenopathie

Bei dieser nach den Erstbeschreibern auch als **Rosai-
Dorfman-Erkrankung** bezeichneten Entität handelt es

sich um eine meist gutartige und spontan abheilende Veränderung. Nur in wenigen Fällen findet sich eine extranodale Generalisierung mit letalem Verlauf. Die Ätiologie ist unbekannt; pathogenetisch wird eine Stimulation von Sinushistiozyten durch Zytokine angenommen.

Klinik: Die relativ seltene Erkrankung tritt überwiegend bei jungen Menschen auf und führt zu teilweise monströsen Lymphknotenschwellungen, überwiegend im Hals-, aber auch im Inguinalbereich. Konstitutionelle Symptome, wie Fieber, können ebenso wie eine erhöhte Blutsenkungsgeschwindigkeit und eine Hypergammaglobulinämie vorhanden sein. Extranodale Manifestationen (Infiltrate in Orbita, Haut, Hoden) kommen als lokale Auftreibungen des Gewebes vor.

Histologisch liegt eine vorwiegend intrasinusoidale, aber meist auch auf die Pulpa übergreifende Proliferation histiozytärer Zellelemente vor. Diese besitzen einen relativ großen Kern mit prominenten Nukleolen und ein helles, sehr breites Zytoplasma. Mehrkernige Formen kommen vor. Sie exprimieren Protein S-100 sowie makrophagenassoziierte Antigene und weisen eine erhebliche Hämo-, speziell Lymphophagozytose auf. Dabei sind die von den Histiozyten aufgenommenen Zellen häufig intakt und daher gut erkennbar. In späteren Stadien entwickelt sich in den Lymphknoten eine progrediente Fibrose. In extranodalen Infiltraten findet sich ein ähnliches Bild. **Differentialdiagnostisch** kommen andere reaktive (wie etwa die dermatopathische Lymphadenopathie), gelegentlich auch neoplastische Histiozytosen in Betracht.

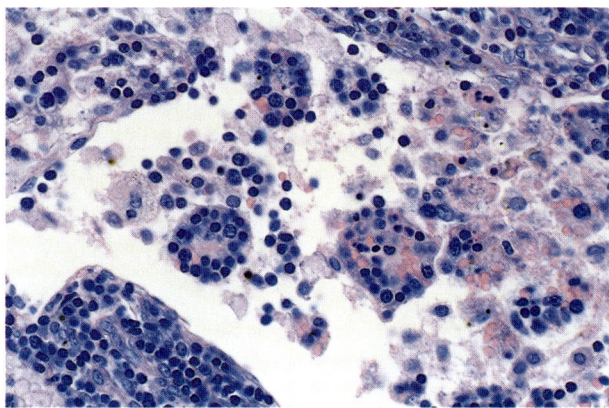

Abb. E-70: Sinushistiozytose mit massiver Lymphadenopathie. Intrasinusoidale Lymphozytophagozytose. Giemsa-Fbg.

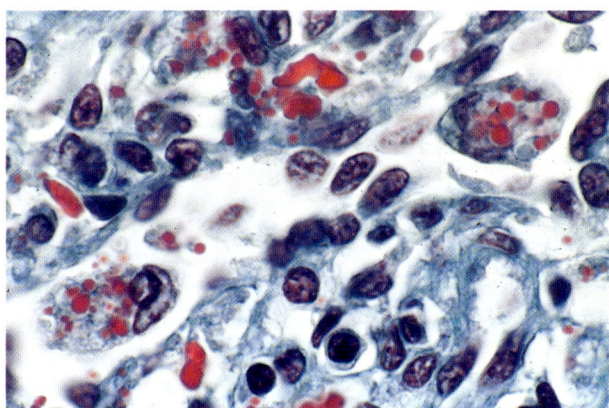

Abb. E-71: Infektassoziiertes hämophagozytisches Syndrom. Vermehrung der phagozytierenden Histiozyten und ausgeprägte Erythrozytophagozytose. Masson-Fbg.

13.3 Infektassoziiertes hämophagozytisches Syndrom

Bei diesem Krankheitsbild (IHS) handelt es sich um eine atypische, durch virale Infektionen ausgelöste Immunreaktion mit Proliferation reifer histiozytärer Zellen, die eine erhebliche Hämophagozytose aufweisen.

Klinik: Das IHS tritt in jeder Altersgruppe, meist im Gefolge von Infektionen durch Viren der Herpes-Gruppe (EBV) auf. Es ist durch eine Hepatosplenomegalie, eine mehr oder weniger stark ausgeprägte Lymphknotenschwellung und Allgemeinsymptome, wie hohes Fieber, gekennzeichnet. In der Regel kommt es zu einer Panzytopenie, Gerinnungsstörungen können hinzutreten. Diese Veränderungen beruhen zum einen auf der meist starken Knochenmarkbeteiligung, zum anderen aber auch auf dem stark gesteigerten Blutzellabbau. Die Prognose wird durch eine Letalität von 30 bis 40% belastet.

Pathologie: Die Lymphknoten sind geschwollen und enthalten in den Sinus und in der Pulpa massenhaft rei-

fe Histiozyten. Diese weisen ein breites, häufig vakuolisiertes Zytoplasma mit phagozytierten Blutzellen (Hämophagozytose) auf. Sie exprimieren entsprechende Marker (CD68, Lysozym, unspezifische Esterase). In der Milz kommen derartige Zellen diffus verteilt in den Sinus und in den Pulpasträngen der roten Pulpa vor. Wie im Lymphknoten ist hier das lymphatische Gewebe stark reduziert; die Follikel sind geschrumpft, die Keimzentren ausgebrannt. Im Knochenmark treten die phagozytierenden Histiozyten in geringerer Menge und verstreut auf. **Differentialdiagnostisch** müssen vor allem andere Histiozytosen, speziell die seltene *familiäre hämophagozytische Lymphohistiozytose Farqhuar,* erwogen werden.

13.4 Maligne Histiozytose

Bei der extrem seltenen, von einigen Autoren in ihrer Existenz bezweifelten, genuinen malignen Histiozytose handelt es sich um eine neoplastische Proliferation histiozytärer Zellen, die entsprechende Marker exprimieren. Ihre Ätiologie ist unbekannt. Die Mehrzahl der früher als maligne Histiozytose klassifizierten Fälle stellt nach heutigem Erkenntnisstand ein T-Zell- bzw. ein großzellig-anaplastisches NHL dar.

Klinisch ruft die maligne Histiozytose ausgeprägte Allgemeinsymptome, wie Fieber, Gewichtsverlust, Anämie und einen Ikterus, hervor und geht meist mit einer generalisierten Lymphknotenschwellung sowie einer Hepatosplenomegalie einher. Eine Beteiligung weiterer Organe – Haut, Schleimhäute und Lunge – ist möglich. Die Prognose ist zwar vom Ausbreitungsstadium der Erkrankung abhängig, insgesamt aber schlecht.

Pathologie: Die von einer malignen Histiozytose befallenen Lymphknoten zeigen einen Verlust der Grundstruktur und eine diffuse Infiltration durch große atypische Zellen. Diese können noch einen Sinusbezug aufweisen und zeigen gelegentlich eine Hämophagozytose. Immunhistochemisch ist für die Diagnose einer malignen Histiozytose zu fordern, daß die Tumorzellen histiozytäre Marker (CD68, Lysozym, Alpha-1-Antichymotrypsin, saure Phosphatase) enthalten. Lymphozytäre Marker sollten nicht exprimiert werden. **Differentialdiagnostisch** sind *großzellig-anaplastische* sowie *pleomorphe T-Zell-Lymphome* auszuschließen.

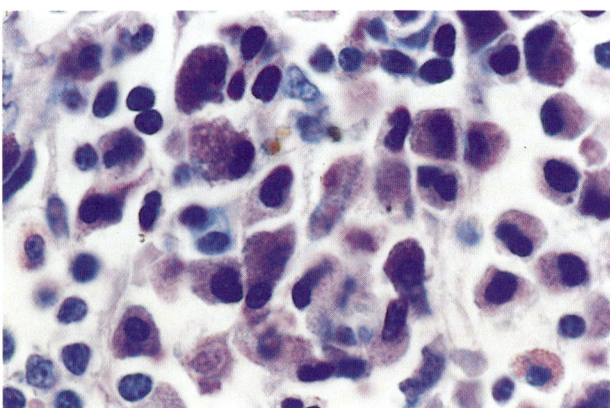

Abb. E-72: Lymphknoteninfiltration bei **maligner Histiozytose**. Giemsa-Fbg.

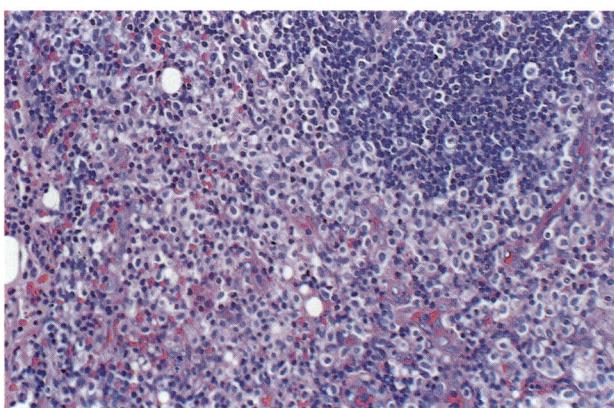

Abb. E-73: Mastozytose. Peritrabekuläre, hellzellige Lymphknoteninfiltration. Giemsa-Fbg.

14 Myeloproliferative Erkrankungen

14.1 Generalisierte Mastozytose

Im Lymphknoten gibt sich eine Mastozytose durch eine flächige Infiltration heller Zellen in den interfollikulären Räumen zu erkennen. Hier finden sich Zellen mit ovalem, häufig gekerbtem Kern und einem hellen Zytoplasma, in dem Granula zu erkennen sein können, aber nicht müssen. In der Regel treten auch einige Eosinophile auf, daneben liegen eine starke Vaskularisierung und eine oft erhebliche Fibrose vor. Die Mastzellen lassen sich mit Hilfe der Giemsa-, besser noch mit einer Toluidin-Blau-Färbung sowie durch eine Naphthol-ASD-Chloracetatesterase-Reaktion identifizieren; sie exprimieren auch histiozytäre Marker wie CD68 (KP1). **Differentialdiagnostisch** müssen im Lymphknoten reaktive Mastzellvermehrungen abgegrenzt werden, die im Abflußgebiet von Malignomen, speziell bei der Mikrofilariose auftreten.

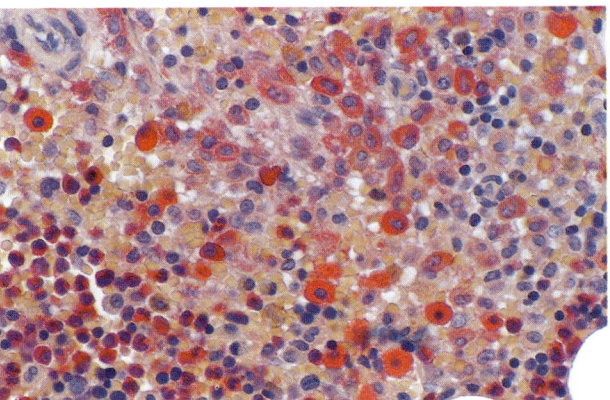

Abb. E-74: Chloracetat-positive Mastzellen bei **maligner Mastozytose**. Enzymhistochemie.

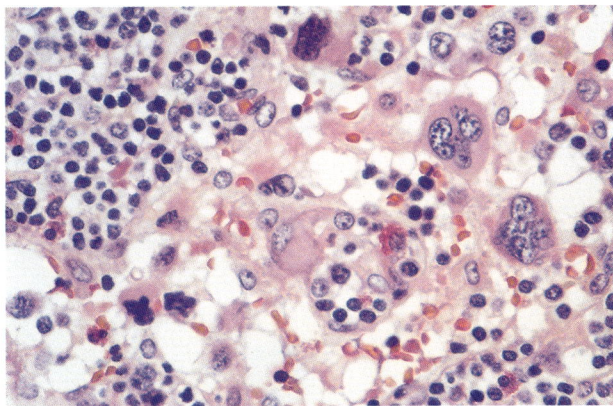

Abb. E-75: Extramedulläre Blutbildung. Zellen der Hämopoese infiltrieren die Lymphknotenstruktur. Besonders deutlich erkennbar sind die mehrkernigen Knochenmarkriesenzellen (Megakaryozyten) und die Granulozyten mit feingranuliertem Zytoplasma. Giemsa-Fbg.

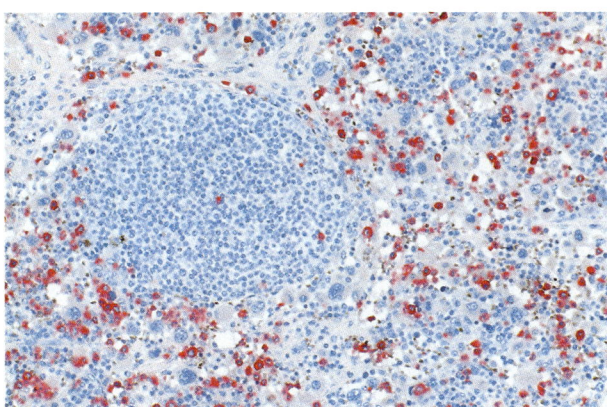

Abb. E-76: Extramedulläre Blutbildung. Zellen der Myelopoese lassen sich selektiv enzymhistochemisch nachweisen. ASD-Chloracetatesterase.

14.2 Lymphknoteninfiltration bei akuten Leukämien

Akute myeloische Leukämien, vor allem myelomonozytäre Formen, können eine Lymphknoteninfiltration hervorrufen, die sich klinisch in einer meist schmerzlosen und nur geringgradigen Lymphknotenschwellung äußert. Ist die Erkrankung bekannt, so fällt die klinische bzw. morphologische Diagnose nicht schwer, da sich die häufig peritrabekuläre und -sinusoidale, gelegentlich auch diffuse Infiltration durch blastäre Zellelemente dann leicht der akuten Leukämie zuordnen läßt. In allen anderen Fällen erfordert die Diagnose enzym- bzw. immunhistochemische Untersuchungen, um maligne Lymphome bzw. Metastasen anaplastischer maligner Tumoren auszuschließen.

14.3 Chronische myeloische Leukämie und Osteomyelosklerose

Bei den chronischen myeloproliferativen Erkrankungen – wie der **chronischen myeloischen Leukämie** (CML) und der **Osteomyelosklerose** (OMS) – kommen leukämische Infiltrate bzw. Herde extramedullärer Blutbildung vor. Es handelt sich in der Mehrzahl um mikroskopisch kleine Herde, die klinisch nicht diagnostiziert werden und keine Relevanz besitzen. Allerdings weist eine deutliche, zunehmende Lymphknotenvergrößerung bei CML auf einen Blastenschub hin. In vielen Fällen werden dann tumorförmige Infiltrate aus unreifen myeloischen Zellen (sog. *Chlorome*) gefunden.

F. Erkrankungen der Milz

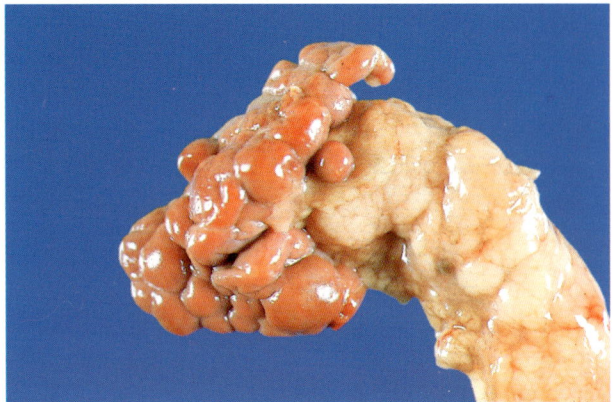

Abb. F-1: Atypische angeborene Milzlobulierung

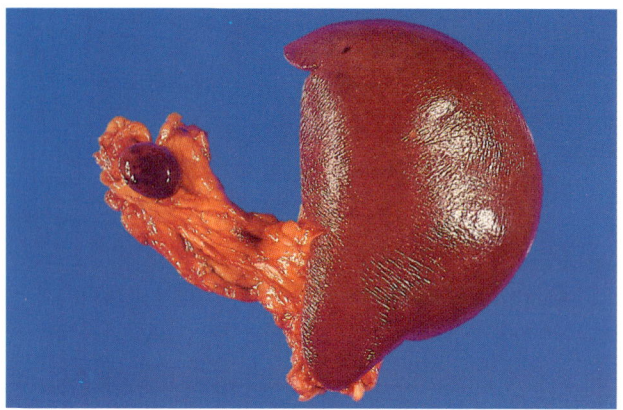

Abb. F-2: Nebenmilz im Hilumfettgewebe

1 Anomalien

Das Fehlen der Milzanlage *(Agenesie)* ist außerordentlich selten und meist mit anderen Mißbildungen innerer Organe (z. B. beim Ivemark-Syndrom) kombiniert. Häufiger ist dagegen eine *Hypoplasie,* d. h. eine angeborene Unterentwicklung des Organs. In den Formenkreis der Anomalien gehören die *atypischen Lobulierungen* der Milz. Meist im L. gastrolienale lokalisierte akzessorische oder Nebenmilzen sind häufig (bei ca. 10% der Obduktionen), während eine Verschleppung von Milzgewebe mit der Hodenanlage – als *splenogonadale Fusion* – sehr selten ist. Gelegentlich findet sich *ektopes Milzgewebe* in anderen Organen, während eine meist traumatische Versprengung kleiner Milzpartikel in die Bauchhöhle (Autotransplantation) als *Splenosis* bezeichnet wird. Nebenmilzen, ektopes Milzgewebe und Splenoseherde können nach therapeutischer Splenektomie etwa bei hämolytischen Anämien (hereditäre Sphärozytose) eine erhebliche Größe und Funktionssteigerung erreichen und so den erwünschten Effekt der Splenektomie zunichte machen.

2 Veränderungen der Größe

Größenabweichungen von der Norm lassen sich durch das Gewicht (normal zwischen 90 und 350 g, im Durchschnitt 150 g) bzw. sonographisch durch die Maße (normal bis 11 cm lang und 4 cm dick in Hilumhöhe) quantifizieren. Eine **erworbene Verkleinerung der Milz** manifestiert sich – als *Involution* – physiologischerweise im Alter. Als *Atrophie* kann sie nach Kreislaufstörungen (z. B. nach multiplen Milzinfarkten),

nach perkutaner Bestrahlung oder Inkorporation radioaktiver Substanzen (z. B. nach Applikation von Thorotrast) oder bei anderen Erkrankungen auftreten. Eine Atrophie kann mit einem Hyposplenismus einhergehen, der sich in seiner Maximalform als Splenektomie-Syndrom manifestiert. Zu den bekannten Ursachen eines Hyposplenismus zählen u. a. der systemische Lupus erythematodes, die rheumatische Arthritis sowie bestimmte Glomerulonephritis-Formen. Eine besonders ausgeprägte Milzatrophie (»Autosplenektomie«) liegt bei der Sichelzellenanämie vor. Auch allgemeine Stoffwechselstörungen bzw. Erkrankungen (Zöliakie, Colitis ulcerosa), die sie hervorrufen, können mit einer irreversiblen Milzatrophie einhergehen.

Bei einem Gewicht von mehr als 350 g spricht man von einer **Splenomegalie**. Die wichtigsten Ursachen sind in der Tabelle aufgeführt. Als **Hypersplenismus** bezeichnet man die syndromale Koppelung von Splenomegalie (500 ≈ 5000 g) und Panzytopenie bei normalem Knochenmark. Nach Splenektomie normalisiert sich in der Regel der hämatologische Befund. Histologisch liegt das Bild einer chronischen Stauungsmilz (Fibroadenie) vor.

Der Hypersplenismus kann sehr selten *primär* (idiopathisch, **Morbus Banti:** essentieller Hypersplenismus ohne Hepatopathie) oder *sekundär* bei verschiedenen Grundleiden, die mit einer Splenomegalie einhergehen (portale Hypertension, Infektionen, systemische hämolymphopoetische Erkrankungen oder hämolytische Anämien) auftreten. Formalpathogenetisch werden *splenomegale Zellanreicherung* (besonders von Thrombozyten → Schaumzellen) und/oder eine *splenomegale Zellzerstörung* (Zytoklasie, besonders von Erythrozyten → hämosiderinhaltige Makrophagen) angenommen.

Pathogenese der Splenomegalie

- **Kreislaufstörungen**
Angeborene familiäre Splenomegalie (extrem selten)
Portale Hypertonie: Leberzirrhose, Milzvenenthrombose
Rechtsherzinsuffizienz: Cor pulmonale, Herz-Gefäß-Mißbildungen
Infarkte: Thrombembolien, bakterielle Embolien, Arteriitiden, Tumorinfiltrationen und -kompressionen
Nichtneoplastische Bluterkrankungen: hämolytische Anämien, extramedulläre Blutbildung

- **Entzündungen**
Unspezifische Splenitis: entzündliche oder septische Pulpaschwellung
Spezifische Entzündungen
Bakterielle Infektionen und Spirochätosen: Endocarditis lenta, Septikopyämie, Tuberkulose, Typhus, Borreliosen
Virusinfektionen: Mononukleose, AIDS
Mykosen: Candida-Sepsis, Histoplasmose
Protozoeninfektionen: Malaria, Kala-Azar, Leishmaniosen, Schistosomiase
Parasitosen: Echinokokkose, Filariosen
Tropische idiopathische Splenomegalie (Malaria?)

- **Stoffwechselstörungen**
Amyloidosen: Sagomilz, Schinkenmilz
Lipidosen: Niemann-, Gaucher-Erkrankung
Mukopolysaccharidosen

- **Immunopathien**
Kollagenosen: rheumatoide Arthritis, Morbus Felty, systemischer Lupus erythematodes
Hypersensitivitätskollagenosen: Sarkoidose, Wegener-Erkrankung
Immunhämolytische Anämien
Idiopathische thrombozytopenische Purpura

- **Neoplastische Systemerkrankungen**
Akute und chronische myeloproliferative Erkrankungen
Osteomyelosklerose, chronische myeloische Leukämie
Akute myeloische Leukämie
Akute lymphatische Leukämie
Hodgkin-Lymphom
Non-Hodgkin-Lymphome
Histiozytäre Erkrankungen (Histiocytosis X)

- **Isolierte Milztumoren**
Splenom (Hamartom)
Angiome (Hämangiome und Lymphangiome)
Angiosarkom
Metastasen (Bronchus-, Nierenkarzinom, malignes Melanom)

- **Zysten**
Echte Zysten, Echinokokkus-Zysten, zystische Lymphangiome
Pseudozysten: alte Hämatome oder Abszesse.

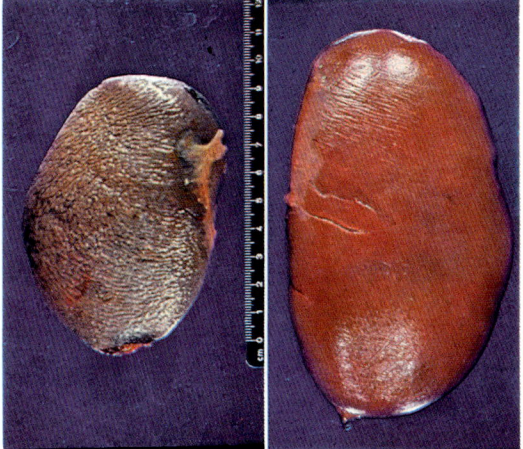

Abb. F-3. Links: **normale Milz**; rechts: **atrophische Milz**

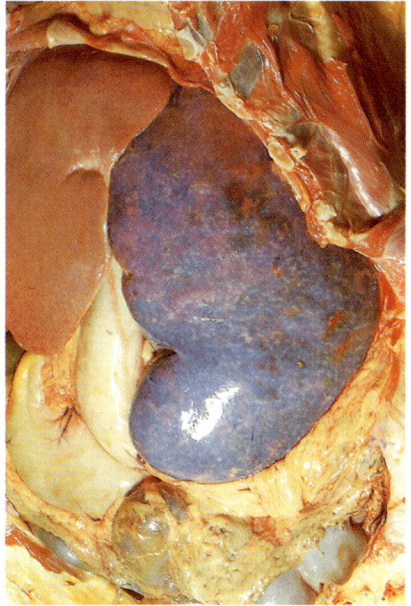

Abb. F-4: Splenomegalie bei lymphatischer Leukämie

3 Zustand nach Splenektomie

Splenektomien werden aus therapeutischer oder diagnostischer Indikation bei einigen lokalisierten oder systemischen Erkrankungen sowie nach Milztraumen durchgeführt. Das Operationsrisiko hängt von der Art der Grunderkrankung und der Größe der Milz ab. Relativ hoch ist die Mortalität bei schweren traumatischen Schockzuständen, besonders gering bei der explorativen Laparotomie (z. B. beim Hodgkin-Lymphom). *Gute* bis *sehr gute Therapieergebnisse* werden nach Splenektomie bei folgenden Grundleiden beobachtet: Kugelzellenanämie, chronische essentielle Thrombozytopenie, Hypersplenismus, Felty-Syndrom und Haarzellenleukämie. *Fraglich* bzw. nur symptomatisch wirksam sind die Ergebnisse nach Entfernung einer vergrößerten Milz bei Sichelzellenanämie, Thalassaemia major, Panmyelopathien, Leukämien, Osteomyelosklerose und malignen Lymphomen.

Zu den **Postsplenektomiekomplikationen** (bis zu vier Wochen nach der Operation) zählen *allgemeine postoperative Störungen*, wie Magenatonie, Schock, lokale Blutungen, linksseitige Lungenatelektase, lokale Infektionen u.a. Ein postoperativer Thrombozytenanstieg (Werte über 400 000 Thrombozyten/µl) geht mit einem erhöhten Thromboserisiko einher.

Die **spezifischen Folgen des Milzverlustes** bzw. eines ausgeprägten **Hyposplenismus** umfassen folgende Störungen:
- **Hämolymphopoetische Reaktionen:** Die Zahl der *Erythrozyten* bleibt weitgehend normal. Bei fast allen splenektomierten Patienten lassen sich Howell-Jolly-Körperchen in den peripheren Erythrozyten finden (ihr Fehlen weist auf das Vorhandensein einer nicht entfernten Nebenmilz hin). Ferner werden – selten – Target-Zellen, Siderozyten und Heinz-Innenkörper nachgewiesen. Die peripheren Retikulozyten sind leicht erhöht. Die Zahl der *peripheren Leukozyten* ist zunächst stark (20 000/µl), später konstant leicht erhöht, und geht mit einer Lymphozytose und Eosinophilie einher. Auch die Zahl der *peripheren Thrombozyten* ist unmittelbar postoperativ stark erhöht. Später sinkt die Thrombozytenzahl, bleibt aber konstant leicht bis stark erhöht.
- **Störungen der humoralen und zellulären Immunabwehr:** Die Bildung von IgG und IgM ist vermindert. Autoimmunantikörper können vermehrt vorkommen. Insgesamt ist die Funktion des MPS (= monozytäres Phagozytensystems) herabgesetzt.
- **Postsplenektomie-Infektionen:** Besonders bei Kindern ist ein erhöhtes Infektionsrisiko in den beiden ersten Jahren nach operativer Milzentfernung zu beobachten. Zu den wichtigsten Bakterien zählen die klassischen Eitererreger (*Streptococcus pneumoniae, Haemophilus influenzae, Escherichia coli*, betahämolysierende Streptokokken, Meningo- und Pneumokokken u.a.). Als typisches Krankheitsbild

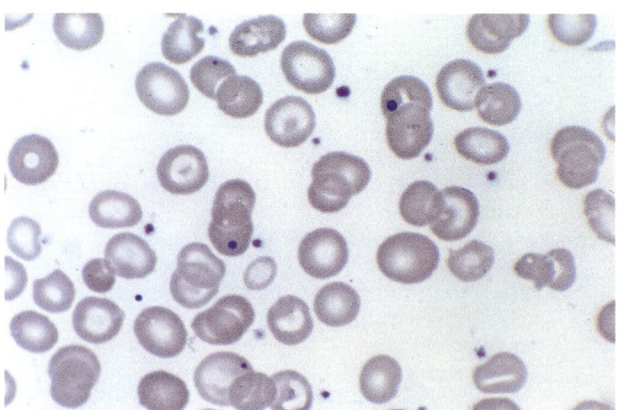

Abb. F-5: Howell-Jolly-Körperchen in peripheren Erythrozyten. Giemsa-Fbg.

wird das **Postsplenektomie-Syndrom OPSI** (Overwhelming Post-Splenectomy Infection). Fieber und Bauchschmerzen gehen in einen Schockzustand über und sind die klinischen Befunde einer akut einsetzenden und innerhalb von wenigen Stunden letal verlaufenden disseminierten intravaskulären Gerinnung (DIC) bei Pneumokokkensepsis.

4 Kreislaufstörungen

4.1 Milzinfarkt

Die teils solitären, teils multiplen Infarkte der Milz entstehen als Folge einer Verschlusses von Ästen der A. lienalis (Endarterien). Ätiologisch kommen Thrombembolien (bei bakterieller Endokarditis und bei schwerer Aortenatheromatose → Cholesterinembolie), atherosklerotische Verschlüsse sowie Kompression der Arterien durch neoplastische Zellen, etwa bei chronischer myeloischer Leukämie oder malignen Lymphomen, in Frage. **Klinisch** können sie sich als häufig starke, linksseitige Oberbauchschmerzen manifestieren, die mit einem Zwerchfellhochstand assoziiert sind. Infarkte imponieren als meist keilförmige dunkelrote, später gelbe Bezirke, die im weiteren Verlauf narbig organisiert werden und trichterförmige Einziehungen der infolge einer meist vorhandenen Perisplenitis fokal fibrosierten Milzkapsel hervorrufen können. **Mikroskopisch** finden sich eine Nekrosezone mit hämorrhagischem, resorptivem Randsaum mit unspezifischem Granulationsgewebe, später Narbenfelder. **Totalinfarkte der Milz** infolge Stieldrehung des Organs sind selten. Kleinere rezidivierende Infarkte können zu narbiger Schrumpfung (Atrophie) mit vollständigem Funktionsverlust (sog. Autosplenektomie) führen und treten vor allem bei Sichelzellanämie auf. Von einer **Fleckmilz** wird bei disseminierten kleinherdigen Nekrosen der Milz gesprochen, die bevorzugt bei Arteriitiden (Polyarteriitis nodosa oder Wegener-Erkrankung) vorkommen.

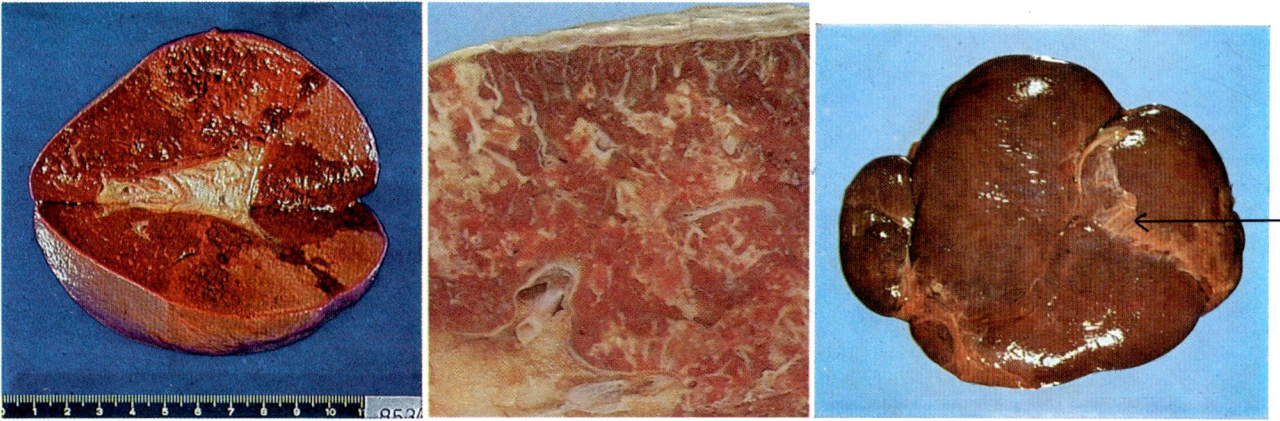

Abb. F-6: Milzinfarkt. Links: Multiple große, anämische Milzinfarkte von grauweißer Farbe. Mitte: »Fleckmilz« bei Polyarteriitis nodosa. Rechts: Alte Infarktnarben (←) mit Einziehung der Milzoberfläche.

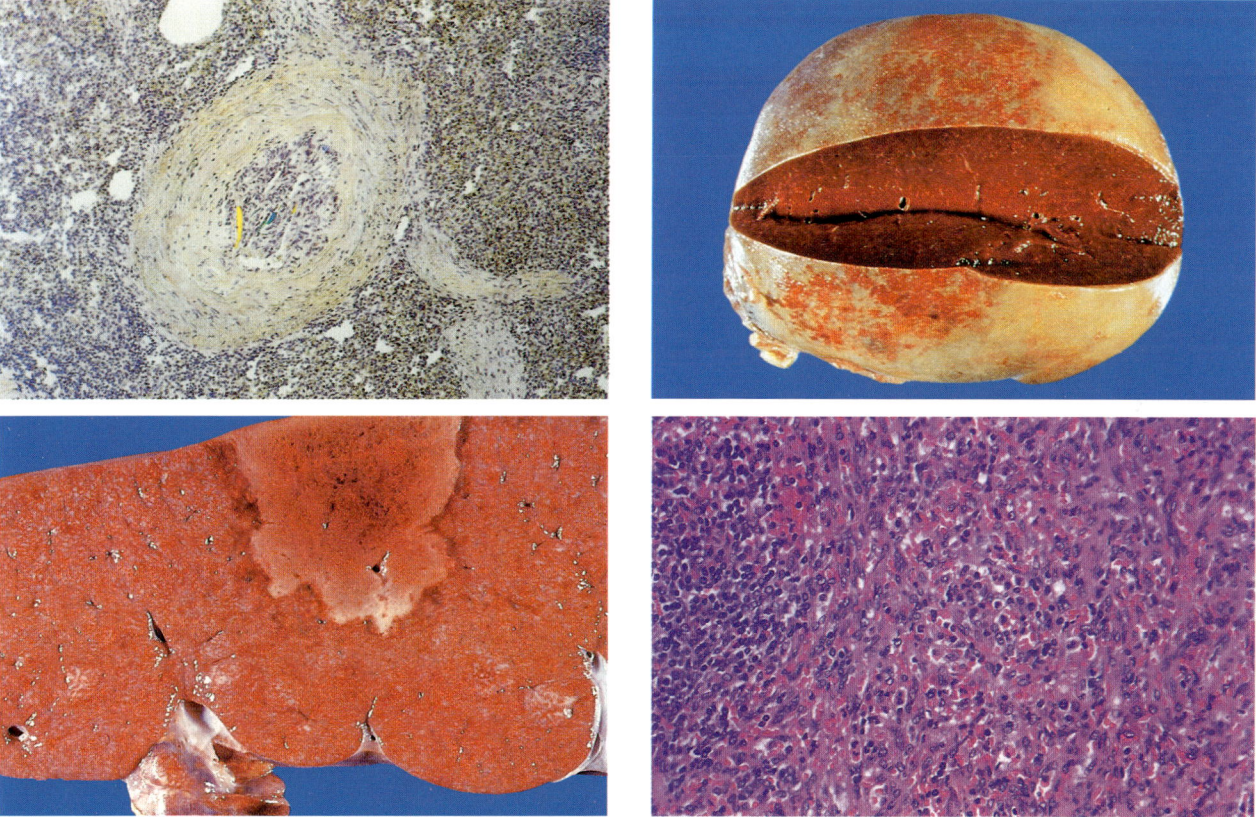

Abb. F-7. Oben: **Cholesterinembolie.** In der Lichtung einer Milzarterie finden sich doppelbrechende Cholesterinkristalle. Sudan-Fbg. Polarisation. Unten: Erweichter **septischer Milzinfarkt** bei Leukämie.

Abb. F-8: Stauungsmilz. Oben: Chronische Stauungsmilz bei portaler Hypertonie. Gespannte Organkapsel und scharfe Schnittränder. Unten: **Fibroadenie** mit Hyperplasie der roten Pulpa. HE-Fbg.

4.2 Kardiale Milzstauung

Im Gegensatz zur portalen Stauung findet sich bei der meist durch eine schwere Rechtsherzinsuffizienz bedingten chronischen Stauung im großen Kreislauf eine nur mäßige Splenomegalie (< 500 g) mit relativer Hyperplasie der roten Pulpa. Hier enthalten die aufgeweiteten Pulpastränge und Sinus reichlich Erythrozyten; bei längerer Dauer der Stauung kommt es zu einer diffusen Faservermehrung. Ein Hypersplenismus tritt in der Regel nicht auf.

4.3 Portale Stauungsmilz

Stauungen im Pfortaderkreislauf führen über eine Abflußbehinderung zu einer Vergrößerung (bis zu 1000 g Gewicht) und zu einer Konsistenzvermehrung der Milz. Es kann eine Verdickung der Milzkapsel, seltener eine Kapselhyalinose (sog. *Zuckergußmilz*) entstehen.

Histologisch liegen eine Hyperplasie und ein Umbau der roten Milzpulpa vor, die aus unregelmäßig weiten und stark verlängerten Sinus mit gelegentlich eng zusammenliegenden Sinuswandzellen *(Fibroadenie)* und sklerosierten Pulpasträngen besteht. Zahl und Größe der Milzfollikel sind reduziert. Periarterioläre Blutungen sind häufig. Ihre Residuen (elastische Fasern) mit Eisen- und Kalkablagerungen werden als *Gandy-Gamna-Knötchen* bezeichnet. In der Regel resultiert aus diesen Veränderungen ein Hypersplenismus, der nicht selten die Indikation für eine Splenektomie darstellen kann.

Gleichartige Veränderungen finden sich auch bei einer **Milzvenenthrombose**, obwohl hier häufig sehr englumige Sinus mit einer massiven Fibrose des Fasergerüsts zu finden sind. **Ätiologisch** stehen fortgeleitete Pfortaderthrombosen sowie Thrombosen durch entzündliche oder neoplastische Prozesse im Pankreasbereich im Vordergrund. Gelegentlich liegt auch eine Stieldrehung einer abnorm beweglichen Milz vor.

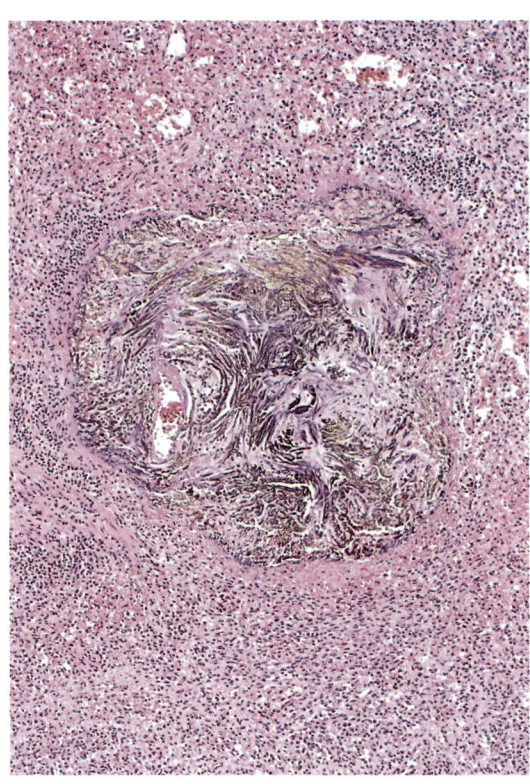

Abb. F-9: Gandy-Gamna-Knötchen. Eisen Kalk Inkrustation. HE-Fbg.

4.4 Milzruptur

Bei einer nicht pathologisch veränderten Milz liegt einer Ruptur in der Regel ein Trauma zugrunde. **Spontanrupturen** können bei einer Vorschädigung, bei allen Formen der Splenomegalie und bei Verwachsungen der Milz auftreten. Besonders häufig kommen Rupturen bei chronischen Infektionen, Infarkten, malignen Lymphomen und akuten Leukämien vor. Zwischen dem Ereignis und der klinischen Diagnose kann eine gewisse Latenzzeit verstreichen, die zum Begriff der **zweizeitigen Ruptur** führt.

Klinisch manifestiert sich die Ruptur durch linksseitige Oberbauchschmerzen, Zwerchfellhochstand und Hämaskos. Die Symptome können aber so spärlich sein, daß die Patienten erst mit einem hämorrhagischen Schock infolge Blutung in die Bauchhöhle auffällig werden. **Morphologisch** finden sich Zerreißungen des Parenchyms und der Kapsel mit Blutungen und leukozytärer Reaktion. Nach einer Milzruptur kann es zu einer intraperitonealen Autoinokulation *(Splenosis)* kommen.

Mit einer besonders hohen Letalität geht die Milzruptur während der Gravidität (besonders im letzten Trimenon) einher. Dabei sind sowohl die Mutter als auch die Frucht gefährdet.

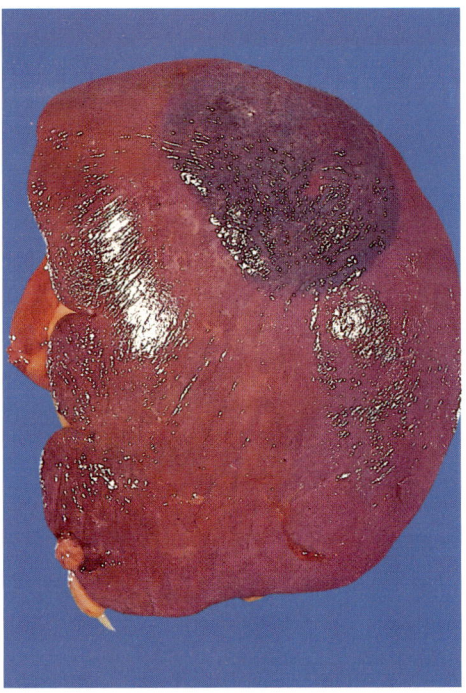

Abb. F-10: Traumatisches subkapsuläres Milzhämatom

5 Stoffwechselstörungen

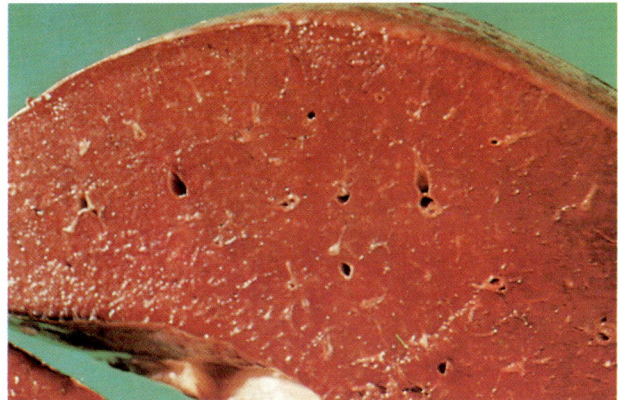

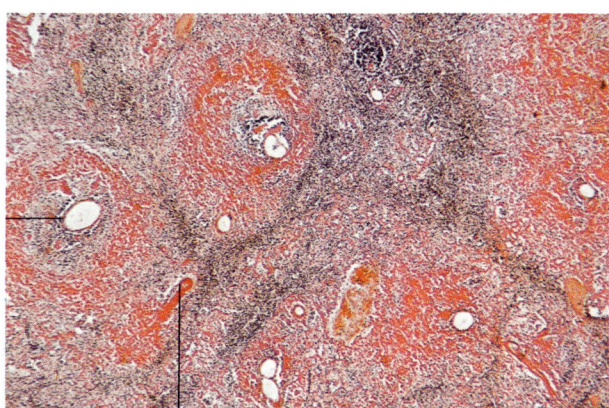

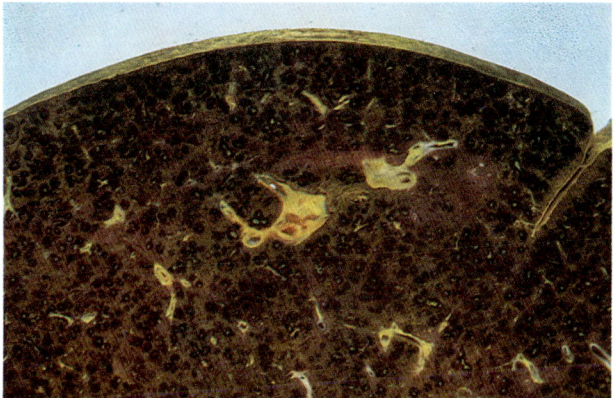

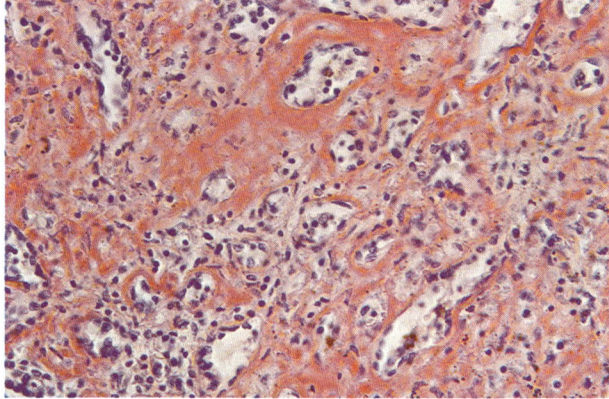

Abb. F-11: Milzamyloidose. Oben: »Schinkenmilz« mit glasiger, homogener Schnittfläche. Unten: Milzschnittfläche nach Behandlung mit Lugol-Lösung.

Abb. F-12: Milzamyloidose. Oben: »Schinkenmilz« mit diffusen kongoroten Ablagerungen im Bereich der roten Pulpa. Unten: »Sagomilz« mit umschriebenen kongoroten Ablagerungen im Bereich der weißen Pulpa. Die Striche zeigen auf Arterien mit Wandamyloidose. Kongorot-Fbg.

5.1 Speicherkrankheiten

5.1.1 Amyloidose

Bei den primären (monoklonale Gammopathien) und den sekundären (chronische Entzündungsvorgänge) Amyloidosen kommen verschiedene Amyloidsubstanzen (AL- bzw. AA-Typ) mit unterschiedlichen Organbeteiligungen vor. Die Milz ist besonders bei den *sekundären Amyloidosen* betroffen. Es existieren zwei Hauptformen der Amyloidablagerung: Die fokale Amyloidose (»Sagomilz«) ruft eine *knötchenförmige, follikelbezogene Ablagerung* von Amyloid hervor, die meist nur eine geringe Splenomegalie und geringe Funktionsbeeinträchtigung erzeugt. Die *diffuse Form* hingegen, bei der das Organ eine hellrote, wachsartige Schnittfläche zeigt (»Schinkenmilz«), geht auf eine Amyloidose der roten Pulpa zurück, die zu einer Splenomegalie (< 500 g) mit Hyposplenismus führt.

5.1.2 Andere Speicherkrankheiten

Diese seltenen Erkrankungen beruhen zwar auf den unterschiedlichsten Ursachen, entstehen jedoch aufgrund gleicher pathogenetischer Mechanismen, und zwar durch die intrazelluläre Speicherung normaler oder pathologischer Stoffwechselprodukte. Diese Anhäufung kann durch lysosomale Enzymdefekte, einen relativen Enzymmangel bei Überangebot an Substrat oder durch den Anfall nicht abbaubarer Stoffwechselprodukte bzw. Substanzen entstehen. Bei einer Beteiligung von Zellen des mononukleären Phagozytensystems (MPS) kommt es in der Milz zu einer Vermehrung von Makrophagen, die die anfallenden Substanzen speichern. So manifestieren sich primäre Lipidosen, wie die *Gaucher-* und die *Niemann-Pick-Erkrankung,* in der Milz durch eine starke Vermehrung kerasin- bzw. sphingomyelinspeichernder Makrophagen vor allem in den Pulpasträngen mit einer erheblichen Splenomegalie und ihren Folgen. In der Regel finden sich dann typische Schaumzellen mit aufgeblähtem Zytoplasma.

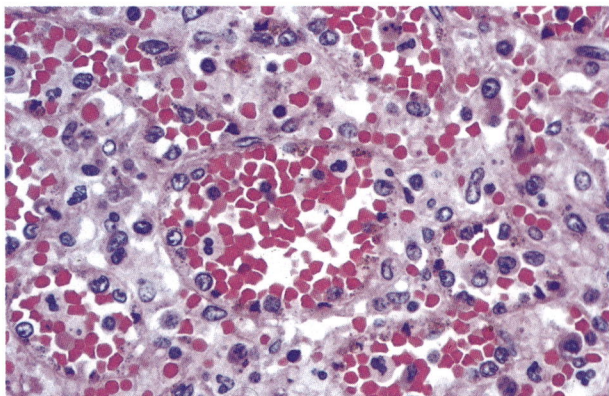

Abb. F-13: Milzsiderose. Feinste, kaum erkennbare Hämosiderinablagerungen als gelbes bis rostbraunes, feinkörniges Pigment. HE-Fbg.

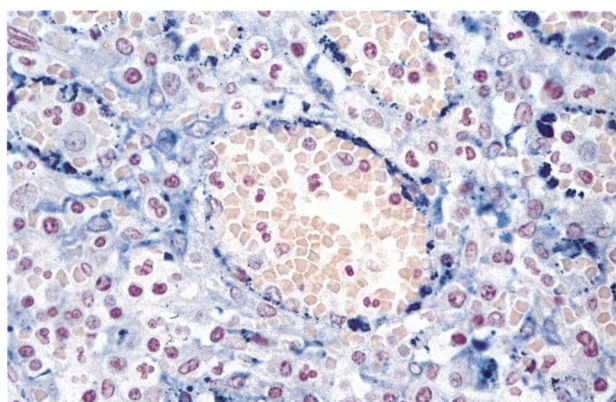

Abb. F-14: Milzsiderose. Ausgedehnte Hämosiderinablagerungen in Makrophagen und Sinusendothelien. Berliner-Blau-Reaktion.

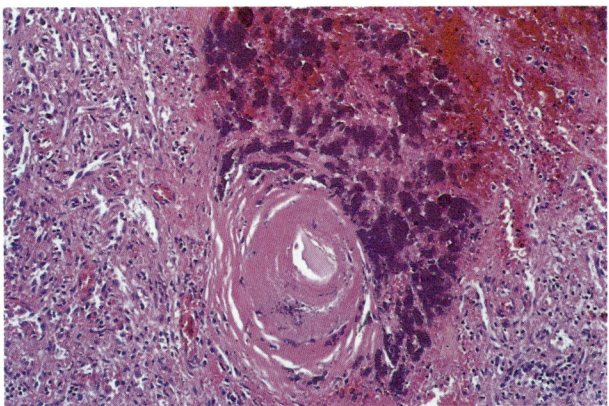

Abb. F-15: Milzthorotrastose. Dunkelbraune Pigmentablagerungen. HE-Fbg.

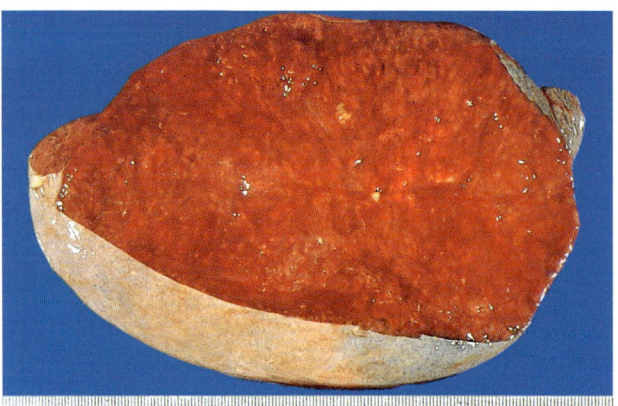

Abb. F-16: Entzündliche Milzschwellung

Ähnliche Veränderungen treten auch durch eine Speicherung von Mukopolysacchariden bei den *Mukopolysaccharidosen* auf. Das Vorkommen sog. *meerblauer Histiozyten*, die Zeroid speichern, kann sowohl im Rahmen eines primären Stoffwechseldefekts als auch sekundär bei gesteigertem Blutzellabbau beobachtet werden. Die genannten Substanzen und damit die Erkrankungen lassen sich mit Hilfe biochemischer Verfahren identifizieren.

5.2 Pigmente

5.2.1 Siderose

Eine Eisenablagerung findet sich bei allen Krankheitsbildern mit einem vermehrten Erythrozytenabbau, so besonders bei hämolytischen Anämien, wie den autoimmunhämolytischen Anämien und den Thalassämien. Daneben können wiederholte Bluttransfusionen sowie die primäre Hämochromatose (Siderophilie) zu einer starken Eisenüberladung des Organismus führen, die sich in einer Siderose von Makrophagen, gelegentlich

auch von Sinuswandzellen der Milz widerspiegelt. Eisen liegt intrazellulär in Form kleiner kugeliger, in der HE-Färbung goldbrauner Gebilde vor. In der Eisenreaktion nach Perls ist das Pigment tiefblau gefärbt. Unter Normalbedingungen ist in der Milz, wie auch in Lymphknoten, Thymus und Leber, kein oder nur sehr wenig Eisen nachweisbar, da dieses durch sehr effektive Transportsysteme (Transferrin) in das Knochenmark transportiert und dort der Erythropoese zur Verfügung gestellt wird.

5.2.2 Malariapigment

Saures hämatinartiges Pigment (Hämozoin) entsteht bei chronischen Malariainfektionen und findet sich in den vermehrten Pulpastrangmakrophagen. Es liegt in Form kleiner schwarzer punktförmiger Einschlüsse vor und läßt sich ohne Zuhilfenahme einer histochemischen Reaktion nach Kadasewitsch nicht von Formalinpigment unterscheiden. Letzteres stellt ein ebenfalls schwarzes Reaktionsprodukt dar, das bei Verwendung von ungepuffertem, ameisensäurehaltigem Formalin entsteht.

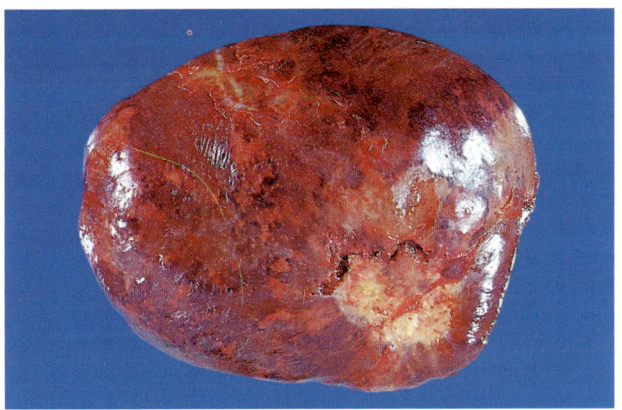

Abb. F-17: Perisplenitis. Fibrinausschwitzungen auf der Milz-oberfläche bei multiplen anämischen Infarkten.

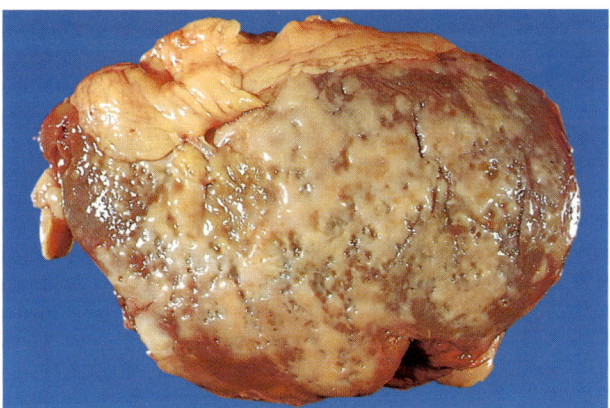

Abb. F-18: »Zuckergußmilz«. Herdförmig verdickte und hya-linisierte Milzkapsel.

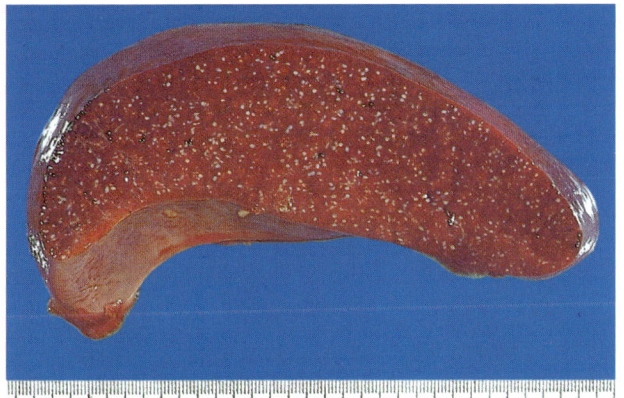

Abb. F-19: Miliartuberkulose. Multiple kleinste grauweiße Knötchen auf der Milzschnittfläche

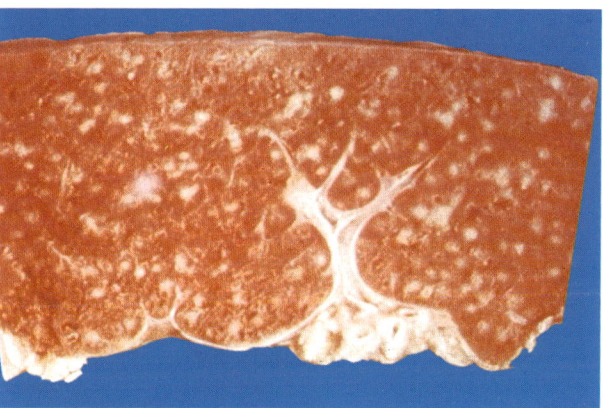

Abb. F-20: Diphtherie. Follikelnekrosen als kleinste Knötchen auf der Milzschnittfläche.

5.2.3 Hämatoidin

Bei diesem Pigment handelt es sich um ein eisenfreies Abbauprodukt des Hämoglobins, das extrazellulär in Form von Kugeln, Nadeln oder Tafeln abgelagert wird. Hämatoidin findet sich besonders in der Umgebung alter Blutungen oder Infarkte.

6 Infektionskrankheiten

Die entzündlichen Veränderungen können sich bevor-zugt im Milzparenchym (*Splenitis* i. e. S.) oder in der Organkapsel *(Perisplenitis)* abspielen. Eine **Perispleni-tis** tritt akut – als Begleitreaktion einer Infektion oder eines anämischen Infarkts – auf. Die chronische Peri-splenitis geht mit einer Kapselverdickung und/oder Ver-wachsungen mit benachbarten Organen einher. Eine primäre Perisplenitis wird bei der Polyserositis (Entzün-dung mehrerer seröser Hohlräume) beobachtet.

6.1 Entzündliche Veränderungen durch Bakterien und Pilze

Bei systemischen Infektionen führt die Reaktion der immunkompetenten Zellen in der Milz auf hämatogen verschleppte Erreger und ihre Zerfallsprodukte sowie auf Entzündungsmediatoren zu einer sog. entzündli-chen oder septischen Milzreaktion *(akute Splenitis)*. Dabei liegt eine Aktivierung des lymphoretikulären Gewebes mit floriden Keimzentren, gelegentlich auch Follikelnekrosen, eine Vermehrung und Aktivierung phagozytierender Zellen sowie eine Zunahme von Gra-nulozyten und Monozyten vor. Die Milz ist mäßig ver-größert; ihr Parenchym ist weich, häufig zerfließlich und meist graurot. Ähnliche Milzveränderungen finden sich auch als Reaktion auf nekrotisch zerfallende Tumoren verschiedenster Körperregionen.

Die insgesamt seltenen *Milzabszesse* entstehen, wenn sich Bakterien (Salmonellen, Kokken, *E. coli*) oder Pilze *(Histoplasma capsulatum, Candida albicans)* in der Milz ansiedeln und vermehren. Bei generalisierter

Tuberkulose (Miliartuberkulose) ist die Milz praktisch immer betroffen. Es kommen kleine Herde vor, die aus typischen Epitheloidzelltuberkeln mit einer mehr oder minder ausgeprägten Verkäsung aufgebaut sind. Atypische Mykobakterien führen dagegen häufig nicht zu einer granulomatösen Reaktion. Sie vermehren sich intrazellulär in Makrophagen und sind dort als säurefeste Stäbchen im Zytoplasma nachweisbar *(mykobakterielle Histiozytose)*. Auch bei der Lepra können Epitheloidzellgranulome vorkommen.

6.2 Virale Infektionen

Eine akute Infektion durch *Epstein-Barr-Virus* (EBV) führt – als **infektiöse Mononukleose** – durch eine starke Vermehrung stimulierter Lymphozyten (sog. Pfeiffer-Zellen) in der roten Pulpa zu einer erheblichen Splenomegalie mit Gefahr der Spontanruptur. Bei Infektionen durch andere *Viren der Herpes-Gruppe* lassen sich neben der Stimulation des lymphoretikulären Gewebes teilweise charakteristische Einschlußkörper (besonders bei Zytomegalie- und Herpesvirusinfektion) beobachten. Eine **Maserninfektion** führt zu einer starken Reduktion von T-Lymphozyten in den PALS, häufig sind die Keimzentren der Follikel regressiv verändert. Die **Veränderungen bei HIV-Infektion** gehen mit denen in Lymphknoten parallel; sie sind von der Dauer der HIV-Infektion abhängig. In der Milz kann sich darüber hinaus ein **virusassoziiertes hämophagozytisches Syndrom** manifestieren, bei dem die Makrophagen der Pulpastränge und Sinus im Gefolge einer Virusinfektion eine massive Phagozytose von Blutzellen aufweisen.

6.3 Proto- und Metazoeninfektionen

Bei chronischen Infektionen durch *Plasmodien* (Malaria) und *Leishmanien* (Kala-Azar) werden exzessive Milzgewichte (bis 7000 g) erreicht. Bei **Malaria** ist die Schnittfläche brüchig, verhärtet und durch die Einlagerung von Malariapigment in den stark vermehrten Pulpastrangmakrophagen graubraun. Parasiten sind am besten in Tupfpräparaten nachweisbar.

Bei der **viszeralen Leishmaniose** kommt es in den stark vermehrten Pulpamakrophagen zu einer intrazellulären Vermehrung der Erreger, die dort massenhaft vorhanden sind. Auch bei der **Trypanosomiasis** (Schlafkrankheit, Chagas-Erkrankung) ist meist eine mäßige Splenomegalie vorhanden. Bei den wichtigen Tropenerkrankungen Filariose, Echinokokkose und Schistosomiasis ist die Milz in der Regel direkt oder indirekt betroffen.

Bei der **Filariose** lassen sich neben Granulomen der Pulpastränge in den Sinus gelegentlich Mikrofilarien nachweisen, während die **Echinokokkose** zur Bildung

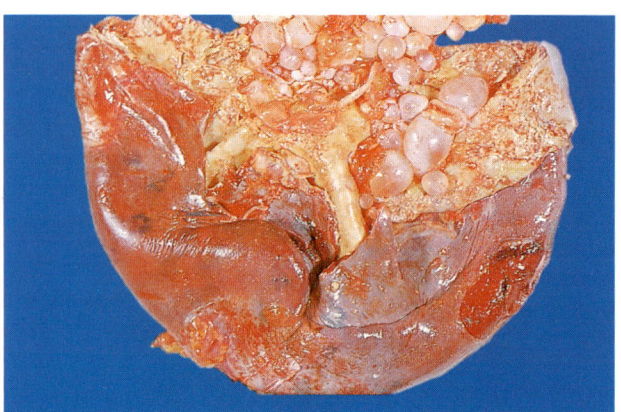

Abb. F-21: Echinokokkose. Unterschiedlich große Parasitenhydatiden im Milzhilum.

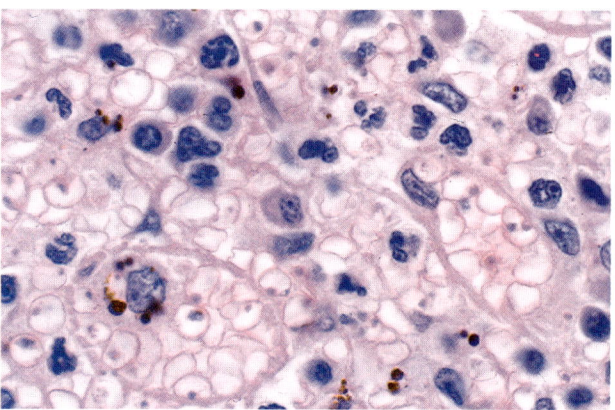

Abb. F-22: Malaria. Dunkelbraune Pigmentablagerungen. HE-Fbg.

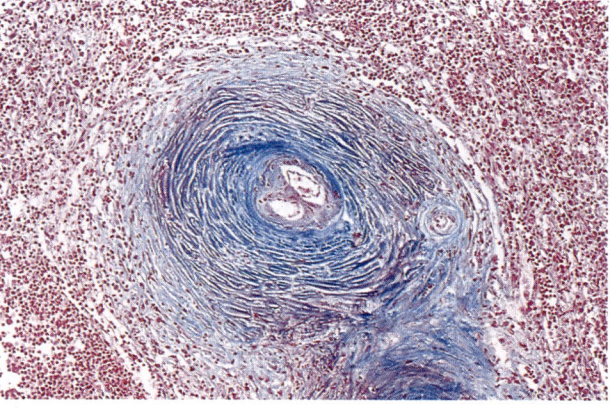

Abb. F-23: Lupus erythematodes disseminatus. Konzentrisch geschichtete periarterielle Fibrose. Azan-Fbg.

von Echinokokkuszysten und die **Schistosomiasis** *(Ägyptische Splenomegalie)* infolge des Leberbefalls indirekt über eine portale Hypertonie zu einer Splenomegalie führt.

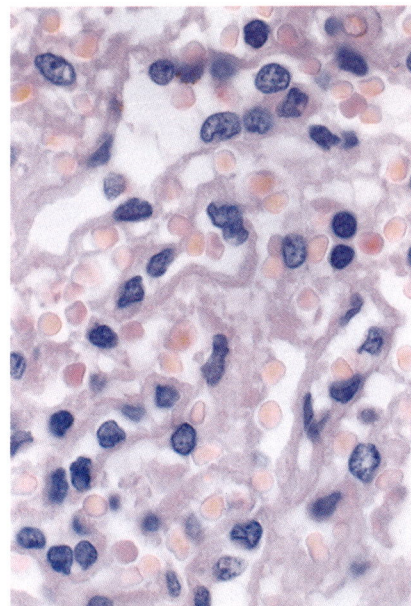

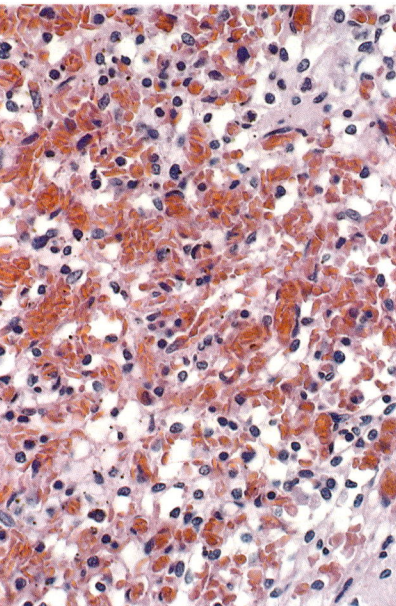

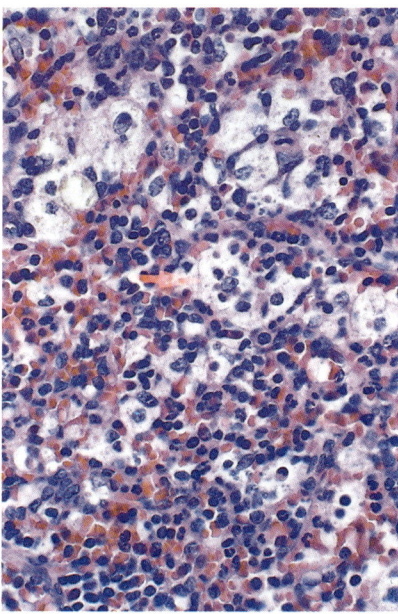

Abb. F-24: Ghost-Zellen in Milzsinus bei Sphärozytose. HE-Fbg.

Abb. F-25: Sichelzellenanämie. Sichelzellen in der roten Pulpa. HE-Fbg.

Abb. F-26: Werlhof-Erkrankung. Rote Pulpa mit reichlich Schaumzellen. HE-Fbg.

7 Kollagenosen

Bei dieser Gruppe von ätiologisch noch unzureichend charakterisierten Krankheitsbildern findet sich meist eine mäßige Splenomegalie. Die **rheumatoide Arthritis** ist durch eine uncharakteristische Hyperplasie der Milzfollikel gekennzeichnet. Dagegen findet sich beim **Felty-Syndrom** (Splenomegalie, Granulozytopenie im Erwachsenenalter) eine höhergradige Splenomegalie (bis 1000 g) mit einer starken Hyperplasie der Milzfollikel, einer Hyperplasie der roten Pulpa und einem gesteigerten Abbau von Granulozyten. Beim **systemischen Lupus erythematodes** kommen charakteristische, konzentrisch geschichtete Fibrosezonen um kleine Arterien (»Zwiebelschalen«) zu der lymphatischen Hyperplasie hinzu. Diese Erkrankung kann über die Bildung von Autoantikörpern zu einer Immunthrombozytopenie mit einem entsprechendem Milzbefund führen. Bei der **systemischen Sklerodermie** findet sich meist eine hochgradige Atrophie des Organs.

8 Nichtneoplastische Blutkrankheiten

8.1 Hämolytische Anämien

Bei allen hämolytischen Anämien liegt eine mehr oder minder stark ausgeprägte Splenomegalie vor. Die auf einem Defekt der Erythrozytenmembran beruhende

hereditäre **Sphärozytose** (Kugelzellanämie) geht mit einer mittelgradigen Splenomegalie und blutreicher dunkelroter Schnittfläche einher. Diesem Befund liegt eine Hyperplasie der roten Pulpa zugrunde. Die geringe Verformbarkeit der Erythrozyten verhindert, daß sie aus den Pulpasträngen in die Sinus übertreten können. Dort liegen dagegen überwiegend ausgelaugte, nur schattenhaft erkennbare Erythrozyten (»Ghost-Zellen«). Die Splenektomie führt durch die Eliminierung des Abbauorgans zu einer Besserung der Anämie, aber nicht zur Heilung der Grunderkrankung.

Bei der homozygoten Form der **Beta-Thalassämie** (Cooley-Anämie) mit abnorm hohem Gehalt an fetalem Hämoglobin (HbF) in den Erythrozyten liegt in der Milz zum einen das typische Bild eines gesteigerten Erythrozytenabbaus mit Erythrophagozytose und Siderose vor, zum anderen findet sich eine extramedulläre Hämatopoese. **Enzymopenische hämolytische Anämien** rufen nur dann über die unspezifischen Zeichen einer gesteigerten Erythrozytensequestrierung Milzveränderungen hervor, wenn sie mit einer Innenkörperbildung einhergehen (z. B. Heinz-Körper bei Glukose-6-Phosphat-Dehydrogenase-Mangel).

Bei den **immunhämolytischen Anämien** lassen sich mehrere Unterformen abgrenzen. Beim massiven intrauterinen Übertritt von gegen Rhesus-Determinanten gerichteten mütterlichen Antikörpern kommt es zur Entstehung des **Morbus haemolyticus neonatorum** (Erythroblastosis fetalis), bei dem die stark vergrößerte Milz eine massive extramedulläre Blutbildung (Erythroblastose) aufweist. Andere mit einer

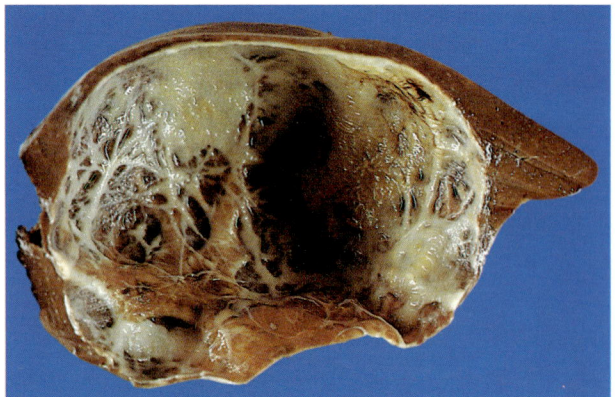

Abb. F-27: Milzzyste. Echte dysontogenetische, von Epithel ausgekleidete Zyste.

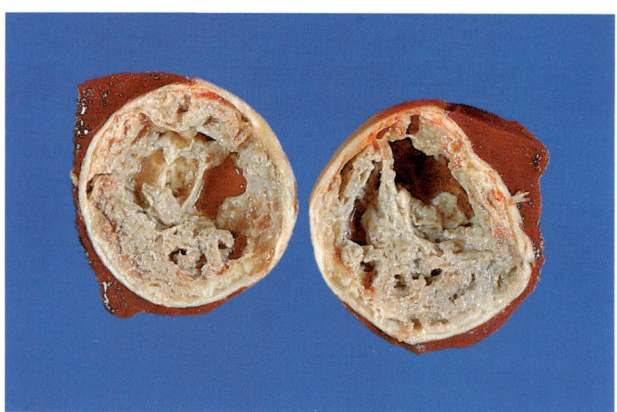

Abb. F-28: Pseudozyste. Pseudozystische Einschmelzung eines alten Hämatoms.

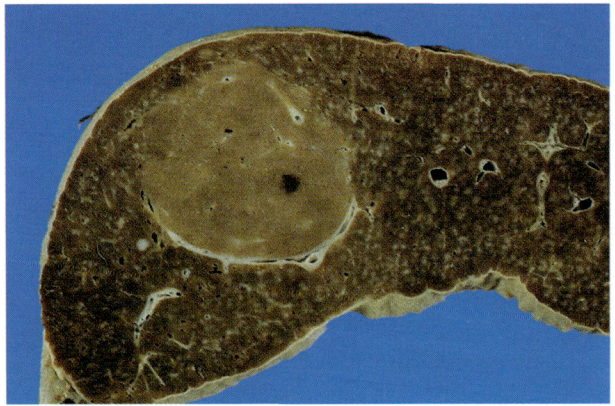

Abb. F-29: Splenom. Angeborene Fehlbildung (»Milz in Milz«).

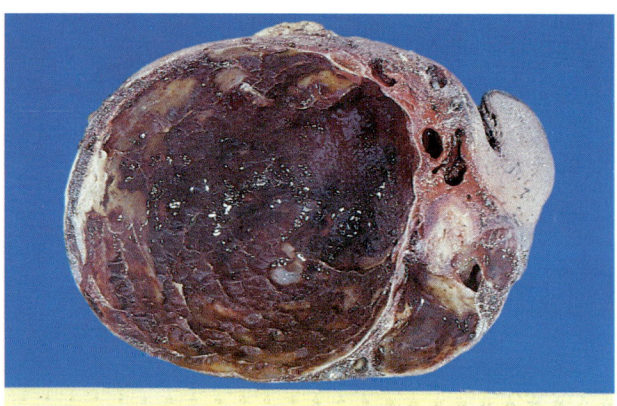

Abb. F-30: Kavernöses Hämangiom. Blutreiche Neubildung aus kavernös gestalteten Bluträumen.

Erythrozytensequestrierung in der Milz einhergehende immunhämolytische Anämien werden meist durch Autoantikörper vom Wärmetyp vermittelt. In der vergrößerten Milz steht eine Hyperplasie der roten Pulpa mit Vermehrung phagozytierender Makrophagen und einer Siderose auch der Sinuswandzellen im Vordergrund. Gelegentlich lassen sich hyperplastische Milzfollikel mit floriden Keimzentren sowie eine Plasmozytose nachweisen, die auf eine intralienale Autoantikörperbildung schließen lassen.

8.2 Idiopathische thrombozytopenische Purpura

Diese Erkrankung (Werlhof-Erkrankung, ITP) imponiert klinisch durch eine Thrombozytopenie mit verkürzter Thrombozytenüberlebenszeit und einer kompensatorischen Steigerung der medullären Megakaryopoese. Der Milz kommt bei der ITP durch die überwiegend lienale Produktion von Autoantikörpern gegen Adhäsionsmoleküle der Thrombozytenmembran

(GpIIb/IIIa) und eine Sequestration und Zerstörung antikörperbeladener Blutplättchen eine zentrale pathogenetische Rolle zu. In unbehandelten Fällen findet sich in der nur leicht vergrößerten Milz eine Vermehrung und Vergrößerung von Milzfollikeln, die floride Keimzentren aufweisen. In der roten Pulpa besteht eine Plasmozytose (Antikörperbildung). Die Pulpastränge enthalten reichlich Makrophagen, die Thrombozyten phagozytieren und schaumzellig umgewandelt sein können. Kombinationen mit immunhämolytischen Anämien (Evans-Syndrom) kommen vor.

9 Milztumoren

9.1 Milzzysten und -pseudozysten

Zystische Läsionen der Milz sind sehr häufig und können eine erhebliche Größe erreichen. Sogenannte »falsche« Milzzysten entstehen durch Verflüssigung von Hämatomen, Abszessen oder Infarkten; sie besitzen keine epitheliale Auskleidung. Dagegen werden **echte**

Milzzysten von einem metaplastischen Plattenepithel ausgekleidet und stellen eine Variante der **mesothelialen Milzzysten** dar.

9.2 Gutartige Milztumoren

Bei den benignen Tumoren handelt es sich zumeist um **Gefäßtumoren**, die als kavernöse, seltener kapilläre *Hämangiome*, gelegentlich auch als *Lymphangiome* auftreten und die gleiche Morphologie wie in anderen Organen besitzen. Kombinationen mit Gefäßtumoren in anderen Organen (»Hämangiomatose«) können vorkommen. Eine durch unkoordiniertes Wachstum von Pulpastrangstrukturen hervorgerufene hamartomatöse Veränderung in der roten Pulpa wird als **Splenom** bezeichnet. Bei der tumorartigen **Peliose** handelt es sich um eine ätiologisch ungeklärte knotige Ektasie von stark blutgestauten Milzsinus. Häufig bestehen gleichzeitig identische Veränderungen in der Leber.

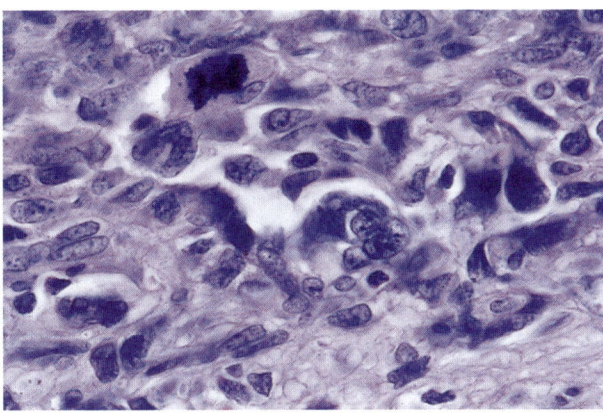

Abb. F-31: Angiosarkom. Atypische Zellen kleiden Gefäßlichtungen aus. HE-Fbg.

9.3 Maligne Milztumoren

Der häufigste primäre, nichtsystemische, bösartige Tumor der Milz ist das **Hämangiosarkom**, das sich zumeist in einer hochgradigen Splenomegalie, gelegentlich auch in einer spontanen Milzruptur zu erkennen gibt und aufgrund der frühzeitigen hämatogenen Metastasierung in Leber und Skelettsystem eine extrem schlechte Prognose besitzt. Histologisch finden sich neoplastische Gefäßwucherungen mit erheblicher morphologischer Variabilität, die von atypischen endothelartigen Zellen gebildet werden. Immunhistochemisch lassen sich endothelassoziierte Antigene wie Faktor VIII nachweisen, die eine Abgrenzung von anderen, noch selteneren mesenchymalen Milztumoren, wie maligne fibröse Histiozytome, erlauben. **Primäre maligne Lymphome** der Milz sind – aus unbekannter Ursache – selten und unterscheiden sich morphologisch und immunphänotypisch nicht von nodalen Lymphomen.

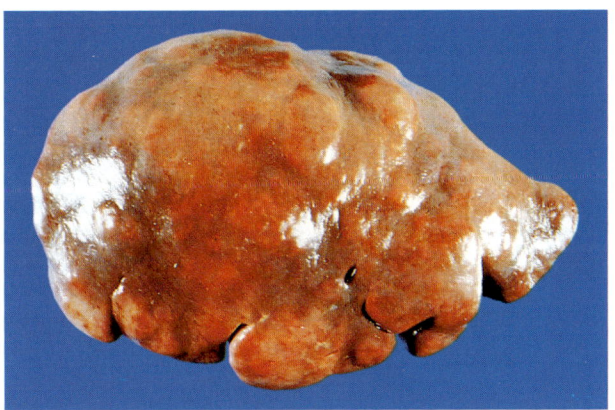

Abb. F-32: Hodgkin-Lymphom. Durch Tumorinfiltrate verformte Milzoberfläche.

10 Systemerkrankungen

10.1 Maligne Lymphome

10.1.1 Hodgkin-Lymphome

Bei Hodgkin-Lymphomen (HL) wird in letzter Zeit aufgrund diagnostischer und therapeutischer Fortschritte weitgehend auf die früher routinemäßig geübte Staging-Laparotomie mit Splenektomie verzichtet. Die Inzidenz des Milzbefalls ist aufgrund der fast regelhaften Ausbreitungsmuster der HL von der Erkrankungsdauer und damit von der Ausbreitung der Erkrankung zum Zeitpunkt der Diagnose sowie vom

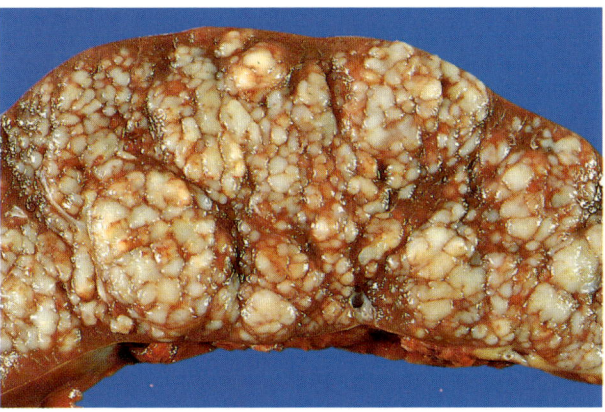

Abb. F-33: Hodgkin-Lymphom. Milzschnittfläche mit knotenförmigen Infiltraten (»Bauernwurstmilz«).

histologischen Subtyp abhängig. Ein Milzbefall ist um so wahrscheinlicher, je näher die befallene Lymphknotenstation dem Organ liegt und je lymphozytenärmer der Hodgkin-Subtyp ist. Die Infiltrate in die Milz können ohne Kenntnis des Lymphknotenbefundes nur sehr beschränkt subtypisiert werden. Sie treten zuerst in der weißen Pulpa auf und bilden später konfluierende knotenförmige Herde, die zytologisch die gleiche Zusammensetzung aufweisen wie in den Lymphknoten. Besonders in Frühstadien des Milzbefalls kann die Infiltration sehr diskret sein, so daß in diesen Fällen eine sehr ausgiebige und sorgfältige morphologische Untersuchung der Milz angezeigt ist. Die Komplikationen eines Milzbefalls durch HL gleichen denen bei NHL.

10.1.2 Non-Hodgkin-Lymphome

Ein Milzbefall bei Non-Hodgkin-Lymphomen (NHL) ist von der Erkrankungsdauer und vom Typ des NHL abhängig, so daß allgemeine Angaben zur Inzidenz nicht möglich sind. Während leukämisch verlaufende NHL (besonders bei chronischen lymphatischen Leukämien und Haarzellenleukämien) die Milz obligat befallen und möglicherweise dort primär entstehen, läßt sich eine Milzbeteiligung bei den anderen NHL meist nur am Milzgewicht ablesen: Bei über 400 g Milzgewicht ist bei nahezu allen Fällen eine Lymphominfiltration zu erwarten. Daneben sprechen eine Infiltration milzhilärer Lymphknoten und/oder der Leber für eine Milzbeteiligung. In der Regel findet sich bei der Ausbreitung eines NHL in die Milz ein primärer Befall der weißen Pulpa bzw. eine perivaskuläre Ausbreitung mit sekundärem Befall der roten Pulpa (Ausnahme: die primär in der roten Pulpa lokalisierte Haarzellenleukämie). Bei niedrigmalignen NHL ist ein relativ uniformer, diffuser Befall zu erwarten, während hochmaligne NHL meist größere Tumorknoten hervorrufen, die die Kapsel durchbrechen und Nachbarorgane infiltrieren können.

10.2 Myeloproliferative Erkrankungen

10.2.1 Akute myeloische Leukämien

Bei akuten myeloischen Leukämien (AML) wird die Milz hämatogen besiedelt. Sie ist mäßig bis stark vergrößert; vor allem die rote Pulpa ist stark und diffus mit unreifen myeloischen Zellen infiltriert. Eine Infiltration der Gefäßwände ist häufig, so daß nicht selten Nekrosen auftreten. Die neoplastischen Zellen lassen sich sowohl morphologisch als auch durch den Nachweis bestimmter Enzyme und Antigene identifizieren.

10.2.2 Chronische myeloische Leukämie

Bei der chronischen myeloischen Leukämie (CML) finden sich eine oft hochgradige Splenomegalie (> 1000 g)

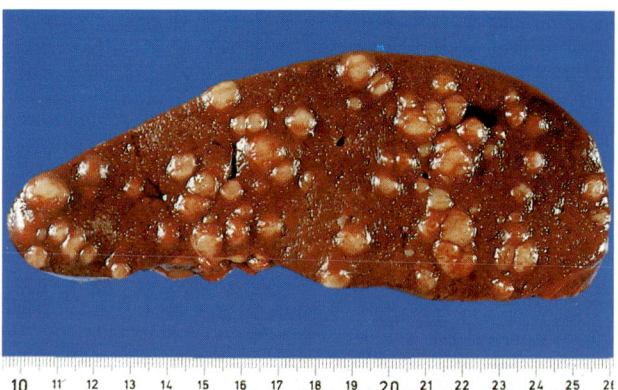

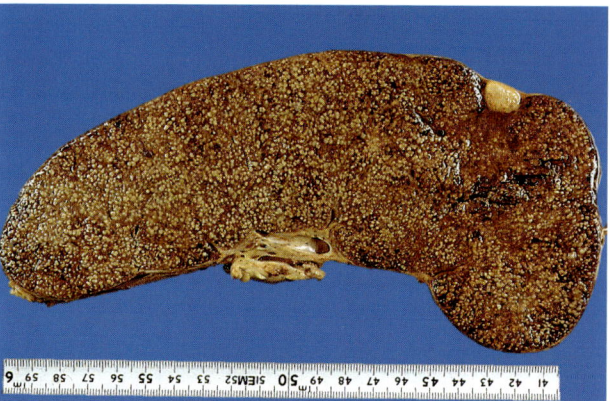

Abb. F-34: Non-Hodgkin-Lymphome. Oben: Großknotige Infiltrate eines niedrigmalignen NHL. Unten: Multiple kleine Infiltrate eines hochmalignen NHL.

und eine graurote Schnittfläche mit anämischen Infarkten. **Histologisch** besteht eine diffuse Durchsetzung des Organs mit leukämischen Zellen, die vorwiegend aus Promyelozyten und Myelozyten bestehen. Das vermehrte Auftreten von Blasten weist auf einen extramedullären Blastenschub hin. Das lymphatische Gewebe ist reduziert, und besonders nach Bestrahlung kann es zu einer diffusen Faservermehrung kommen.

10.2.3 Osteomyelosklerose

Bei der Osteomyelosklerose (OMS) besteht in der Regel eine starke Splenomegalie (bis 6000 g). Die Milz zeigt eine tumorförmige Infiltration durch neoplastische Blutbildungszellen der drei hämatopoetischen Zellinien (sog. myeloische Metaplasie) mit teilweise bizarren Megakaryozyten.

10.2.4 Andere chronische myeloproliferative Erkrankungen

Auch bei anderen chronischen myeloproliferativen Erkrankungen ist die Milz regelmäßig beteiligt. Während bei der **Polycythaemia rubra vera** eine starke Blutfülle der roten Pulpa das Bild prägt, steht bei der

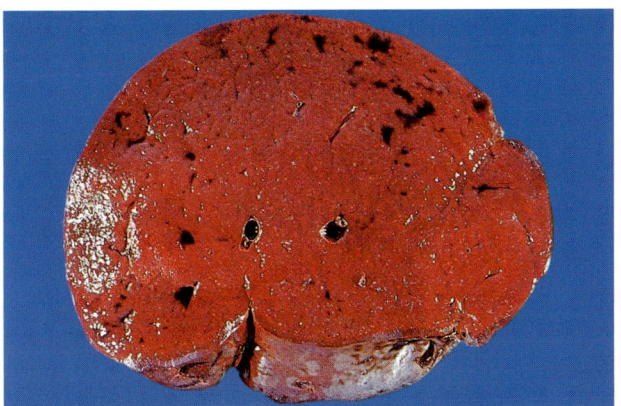
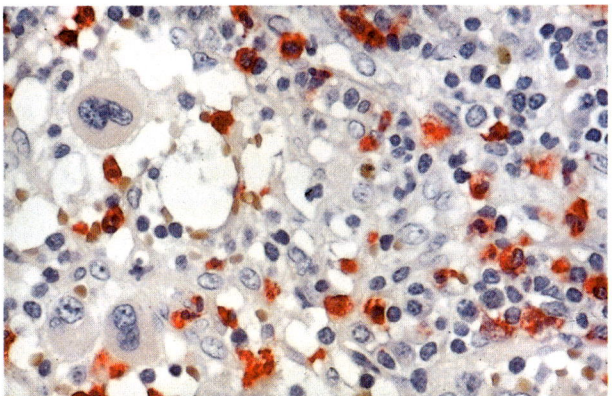

Abb. F-35: Extramedulläre Blutbildung. Links: Herdförmige Blutbildungsherde in einer vergrößerten Milz. Rechts: Nachweis von myeloischen Zellen. Alpha-Naphthol-ASD-Chloracetatesterase.

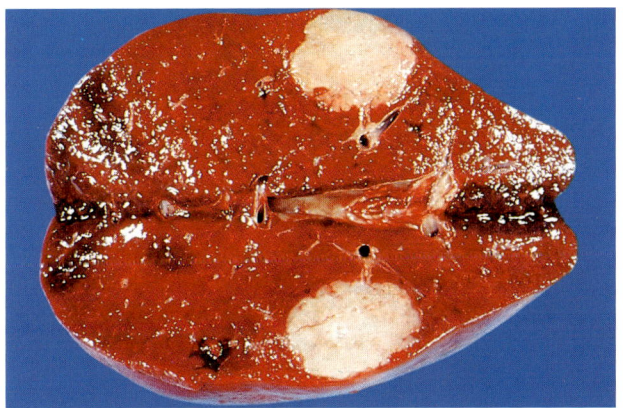
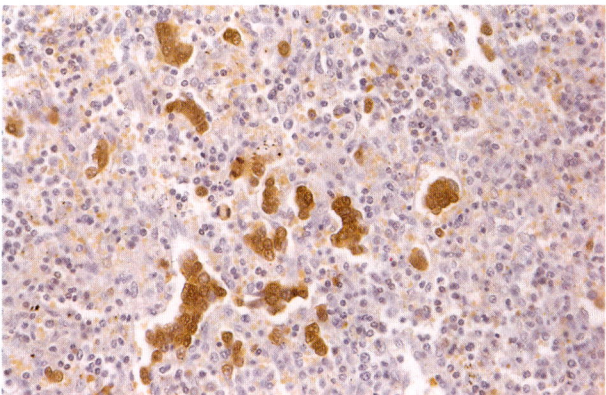

Abb. F-36: Milzmetastasen. Links: Knotenförmige Metastasen eines Adenokarzinoms der Niere. Rechts: Verbände eines Bronchialkarzinoms in den Milzsinus. TPA-Reaktion.

essentiellen Thrombozythämie eine massive Thrombozytenvermehrung im Vordergrund. Bei dieser Erkrankung ist die Splenektomie kontraindiziert, da es sonst zu extremen und lebensbedrohlichen Thrombozytosen kommt. Gelegentlich kann die morphologische Differentialdiagnose chronischer myeloproliferativer Erkrankungen in der Milz außerordentlich schwierig sein. Die Komplikationen eines Milzbefalls bei diesen Krankheitsbildern gleichen den Folgeveränderungen, die bei malignen Lymphomen beobachtet werden.

10.3 Histiozytäre Neoplasien

Die *Letterer-Siwe-* und die *Hand-Schüller-Christian-Erkrankung* sowie das *eosinophile Granulom* stellen verschiedene Varianten der **Langerhans-Zell-Histiozytose** (LHCH) dar, die durch eine Proliferation histiozytärer Zellen gekennzeichnet ist. Die Milzbeteiligung bei LHCH zeigt sich meist als kleinherdige, häufig konfluierende und gefäßbezogene Infiltration der roten Pulpa durch die charakteristischen Tumorzellen. Eosinophi-

le Granulozyten können vorhanden sein. Die Existenz einer echten **malignen Histiozytose** als bösartige Neubildung von terminal differenzierten Zellen des Monozyten-/Makrophagensystems ist umstritten. Derartige Tumoren führen durch eine hochgradige Infiltration der roten Pulpa mit atypischen, häufig phagozytierenden histiozytären Zellelementen zu einer ausgeprägten Splenomegalie. **Differentialdiagnostisch** muß das bereits erwähnte virusassoziierte hämophagozytische Syndrom von der malignen Histiozytose abgegrenzt werden.

10.4 Tumormetastasen in der Milz

Metastasen der Milz finden sich bei genauer Untersuchung des Organs bei bis zu 10% der an einem metastasierten Tumor verstorbenen Patienten. In erster Linie handelt es sich um kleinzellige Bronchial- und Mammakarzinome sowie um maligne Melanome. Die Metastasen können nodulär oder diffus (Sinuskarzinose) sein.

G. Erkrankungen des Thymus

1 Fehlbildungen

Aufgrund der komplexen Histogenese des Thymus, der ein lymphoepitheliales Organ darstellt und sich von der 3. und 4. Schlundtasche ableitet, sind Anomalien relativ häufig. Zu unterscheiden sind zwei Formen:

- **Fehlbildungen ohne Auswirkungen auf das Immunsystem** sind das *ektope* bzw. *akzessorische Thymusgewebe*, das meist im lateralen Halsdreieck zu finden ist. Ferner kommen Verlagerungen von Thymusgewebe in die Gegend der Nebenschilddrüsen und der Schilddrüse vor.
- **Fehlbildungen mit Defektimmunopathien:** Eine *Aplasie des Thymus* und der Nebenschilddrüsen führt infolge einer ausbleibenden Ausreifung und Proliferation der T-Zellen zu einem schweren T-Zell-Defekt sowie zu einer Hypokalzämie mit Tetanie. Neugeborene mit diesem *Di-George-Syndrom* sterben meist innerhalb weniger Tage. Eine Thymusdysplasie, d. h. eine unvollständige Thymusentwicklung *(Nézelof-Syndrom)* ist ebenfalls mit einem T-Zell-Defekt verbunden. Morphologisch liegen meist nur rudimentär angelegte, extrem kleine Thymi mit unvollständiger Lobulierung und fehlender lymphozytärer Besiedelung vor, während periphere lymphatische Organe vor allem in den T-Arealen eine starke Zellarmut aufweisen.

Bestimmte angeborene Immundefekte können mit Thymusveränderungen einhergehen. So zeigt etwa das *schwere kombinierte Immundefektsyndrom* (SCID), das sowohl T- als auch B-Zellen betrifft, in der Mehrzahl der Fälle einen *rudimentären Thymus*, der nahezu ausschließlich aus embryonalen Spindelzellen ohne Ausbildung von Hassall-Körperchen besteht.

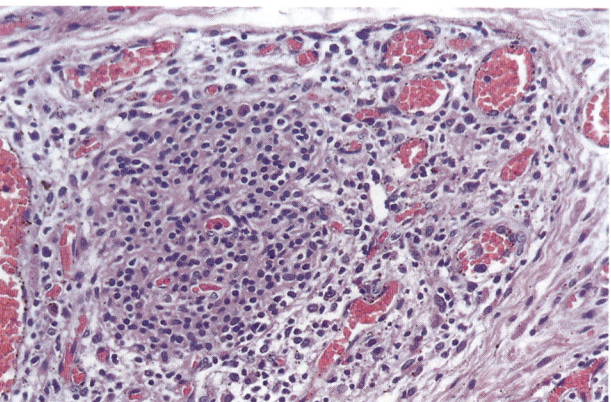

Abb. G-1: Thymushypoplasie. Rudimentärer, lymphozytenarmer Thymus bei angeborenem Immundefekt. HE-Fbg.

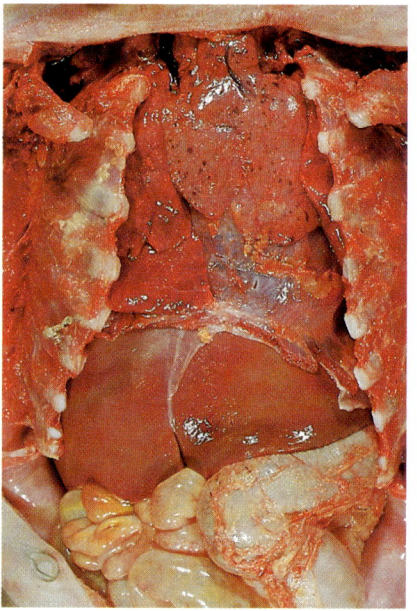

Abb. G-2: Tardieu-Flecken. Petechiale, subkapsuläre Erstickungsblutungen im Thymus.

2 Involution – Atrophie

Der Thymus unterliegt einer physiologischen (Alters-) *Involution*, die sich nach maximaler Größe und Gewicht des Organs während der Pubertät durch Gewichtsabnahme und typische histologische Veränderungen (Zunahme des Fett- und Bindegewebsgehaltes, Lymphozytenschwund) manifestiert. Diese normale Involution wird auch als *erworbene Thymushypoplasie* bezeichnet. Die Abgrenzung zu den Defektimmunopathien gelingt durch den Nachweis von Resten regelrechter Thymusbestandteile, z. B. Hassall-Körperchen. Eine *Streßinvolution* kommt vor allem bei Neugeborenen unter starker Belastung (Steroidausschüttung) vor und kann innerhalb kurzer Zeit durch einen starken Schwund von Lymphozyten zur Organschrumpfung führen. Vor allem bei chronischer Unterernährung

kommt es zu einer beschleunigten Thymusinvolution mit Schwund von Lymphozyten und Epithelstrukturen. Ähnliche Veränderungen lassen sich auch bei HIV-infizierten Kindern nachweisen, die neben einer Atrophie des Thymusepithels und einer Lymphozytenarmut häufig dystrophische Verkalkungen der Hassall-Körperchen aufweisen.

3 Kreislaufstörungen

Lediglich die **subkapsulären Thymusblutungen** sind von klinischer Relevanz. Sie kommen bei Neugeborenen als Zeichen *(Tardieu-Flecken)* einer intrauterinen Asphyxie vor.

4 Thymushyperplasie

Die *einfache Thymushyperplasie unbekannter Ursache* besitzt keinen Krankheitswert. In diesen Fällen ist das Organ bei normaler Gewebsstruktur aus unbekannter Ursache vergrößert. Röntgenologisch liegt eine Raumforderung im vorderen oberen Mediastinum vor. Die *follikuläre Thymushyperplasie* dagegen ist gehäuft mit einer Myasthenia gravis assoziiert, da etwa 65% dieser Patienten entsprechende Thymusveränderungen aufweisen. Der Thymus ist meist normal groß bzw. allenfalls mäßig vergrößert; intrathymisch treten floride Sekundärfollikel mit großen Keimzentren auf, daneben findet sich häufig eine lymphoidzellige Infiltration des Thymusgewebes. Die Pathogenese der Myasthenia gravis liegt in einer aus unbekannter Ursache erfolgenden Autoimmunreaktion mit Bildung von IgG-Autoantikörpern gegen Acetylcholinrezeptoren der motorischen Endplatten in den Skelettmuskeln. Klinisch resultiert nach wiederholten Kontraktionen eine abnorme Muskelschwäche bzw. -erschöpfung.

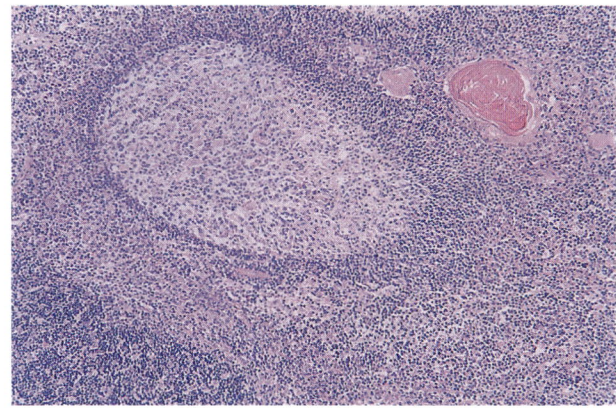

Abb. G-3: Thymushyperplasie bei Myasthenia gravis. Ausgeprägte follikuläre Hyperplasie mit großen, aktivierten Keimzentren. HE-Fbg.

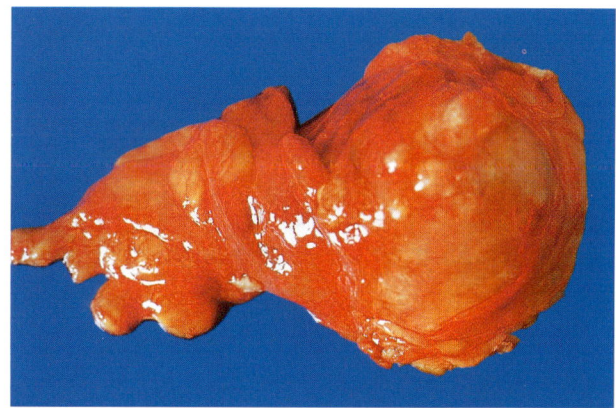

Abb. G-4: Thymom. Großer, abgekapselter Tumor im vorderen Mediastinum.

5 Thymustumoren

Die klinischen Symptome der Tumoren in der Thymusregion bestehen bei entsprechender Größe vor allem in einer oberen venösen Einflußstauung, gelegentlich auch in einem Horner-Syndrom. Durch Autoimmunphänomene (Thymome) bzw. Hormonproduktion (Karzinoide) können die Tumoren auch systemische Wirkungen entfalten.

5.1 Thymuszysten

Neben angeborenen Thymuszysten, die sich von der 3. Schlundtasche ableiten, kommen erworbene Zysten vor. Diese entstehen durch reaktive (entzündliche) oder degenerative Prozesse, gelegentlich auch infolge zystischer Erweiterung von Hassall-Körperchen, und werden von einem Platten- oder Zylinderepithel ausgekleidet. Bei degenerativ bedingten Zysten finden sich häufig histiozytäre Schaumzellen und unspezifisches Granulationsgewebe sowie eine fibröse Zystenwand. Sie können eine erhebliche Größe (bis 10 cm im Durchmesser) erreichen und zu einer starken Mediasti-

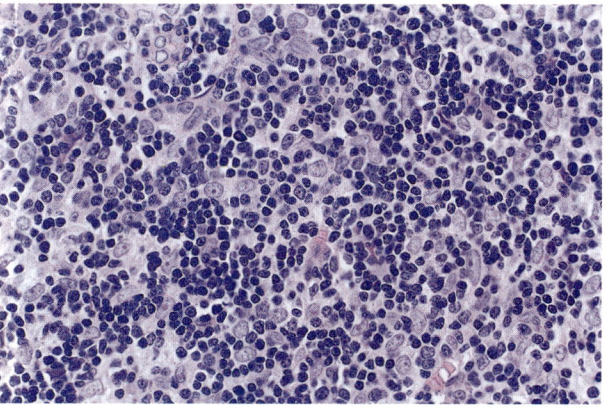

Abb. G-5: Kortikales Thymom. Lymphozytenreicher Tumor. Giemsa-Fbg.

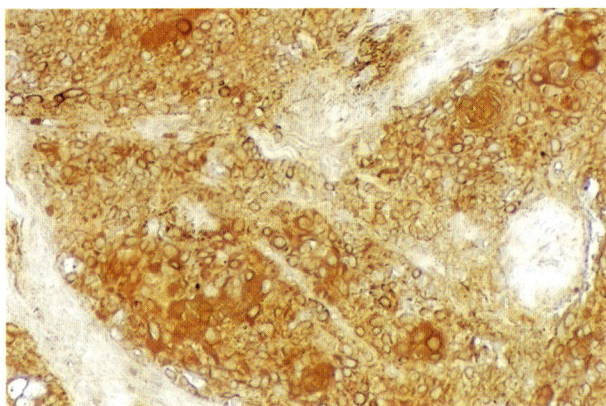

Abb. G-6: Kortikales Thymom der Thymusammenzell-gruppe. Wenig differenzierte, polymorphe Tumorzellen. Immunhistochemie: Keratin A 575.

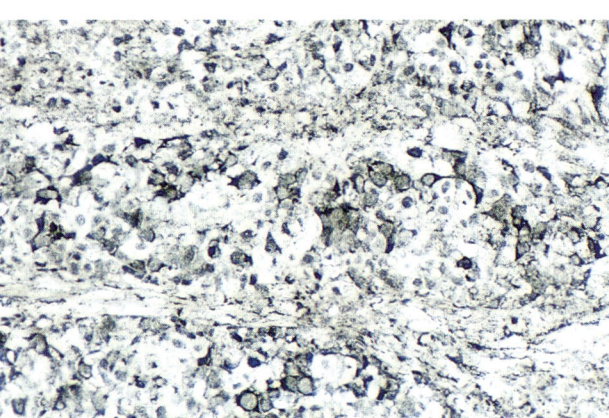

Abb. G-7: Kortikales Thymom. Lymphozytenarme Form mit kleinen sternförmigen Tumorzellen. Immunhistochemie: Versilberung nach Marshall.

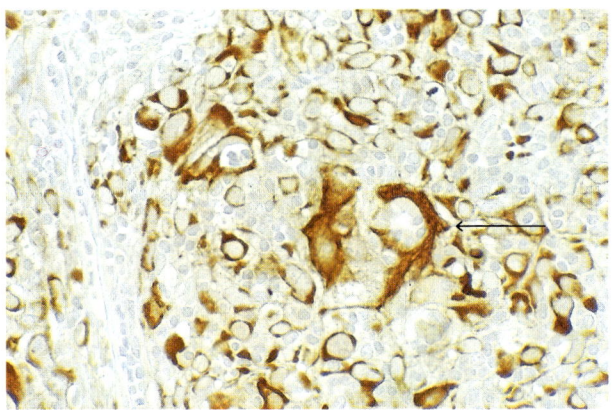

Abb. G-8: Kortikales Thymom mit typischen Ammenzellen (Pfeil: »nursing type«). Keratin A575.

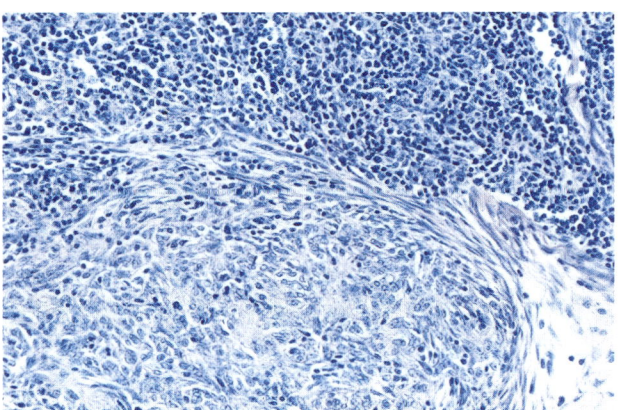

Abb. G-9: Medulläres Thymom vom spindelzelligen Typ. HE-Fbg.

nalverbreiterung führen. Bestimmte Mediastinaltumoren, speziell Seminome, können pseudozystisch-regressiv verändert sein und müssen differentialdiagnostisch berücksichtigt werden.

5.2 Thymome

Thymome sind seltene Tumoren, die fast immer im Erwachsenenalter diagnostiziert werden. Klinisch geben sie sich als eine Raumforderung zu erkennen, die meist, aber nicht immer im vorderen oberen Mediastinum liegt und röntgenologisch als polyzyklisch begrenzte, häufig partiell verkalkte Verschattung imponiert. Ihre Größe schwankt zwischen wenigen Millimetern und bis zu 30 cm im Durchmesser. 30 bis 45% der Thymome sind mit einer Myasthenia gravis assoziiert; sie werden in vielen Fällen anläßlich der Abklä-

rung eines derartigen Krankheitsbildes diagnostiziert. In Thymektomiepräparaten von Myasthenie-Patienten sind eine follikuläre Thymushyperplasie in 65%, ein Thymom in 10% und keine morphologischen Auffälligkeiten in 25% zu finden. Ferner besteht ein formalpathogenetischer Zusammenhang zwischen Thymomen und aplastischen Anämien (5% der Thymome gehen mit entsprechenden Blutveränderungen einher). Die Prognose der Thymome ist vom Vorliegen einer Myasthenie-Symptomatik unabhängig.

Thymome gehen vom Thymusepithel aus und enthalten unterschiedlich viele Lymphozyten. Diese stellen zumeist unreife T-Zellen dar, die entsprechende Differenzierungsantigene (CD1) exprimieren. Falls differentialdiagnostische Unsicherheiten gegenüber einem malignen Lymphom bestehen, erlaubt der immunhistochemische Nachweis von Zytokeratinen in den Tumorzellen eine eindeutige Zuordnung als Thymom. Eine histogenetische Einteilung unterscheidet nach der vorherrschenden Differenzierungsform des epithelialen Anteils einen kortikalen, einen medullären und einen Mischtyp. Innerhalb dieser Typen existiert ein relativ breites Spektrum von Wachstums- und zytologischen Mustern.

Das biologische Verhalten von Thymomen ist histologisch häufig nur schwer einzuschätzen; als wichtige Kriterien haben sich eine Ausbreitung über die Organgrenzen (Thymuskapsel) hinaus, eine Infiltration in Nachbarorgane und besonders der Nachweis von Metastasen erwiesen. Wenn eindeutige zytologische Malignitätszeichen vorliegen, dann sollte von einem *Thymuskarzinom* gesprochen werden, das aufgrund der raschen Fernmetastasierung eine sehr viel schlechtere Prognose besitzt.

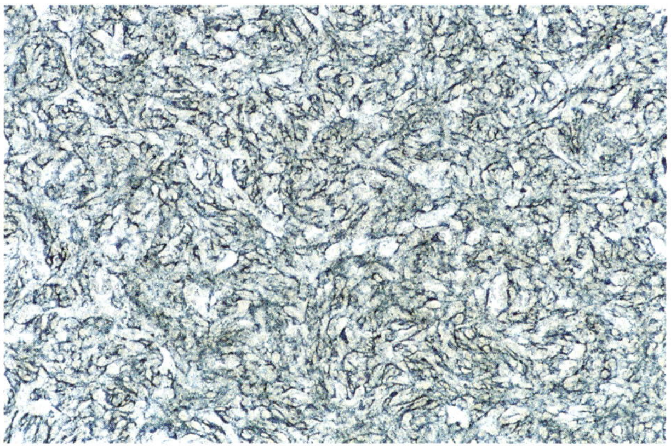

Abb. G-10: Medulläres Thymom mit typischem Muster nach Versilberung. Marshall-Fbg.

5.3 Thymolipom

Dieser sehr seltene gekapselte gutartige Thymustumor besteht aus reifem Fettgewebe mit kleinen Anteilen normalen Thymusgewebes. Thymolipome können außerordentlich groß (bis 2000 g) werden und mit einer Myasthenia gravis oder einer aplastischen Anämie assoziiert sein.

5.4 Teratom der Thymusregion

Im Thymus können auch *Teratome* vorkommen, die sich häufig als reife Teratome mit Ausbildung epidermaler Strukturen (Dermoidzysten) manifestieren. Sie leiten sich wahrscheinlich von pluripotenten Zellen des Thymusepithels ab.

5.5 Thymuskarzinoid

Eine Sonderform der Thymusgeschwülste stellen die *Thymuskarzinoide* dar, die sich in mehr als 50% klinisch maligne verhalten und aufgrund ihrer oft beträchtlichen Größe und Hormonproduktion (Serotonin, Histamin, ACTH) klinisch manifest werden. Diese

Karzinoide können entweder isoliert oder im Rahmen bestimmter Syndrome (MEN = Multiple endokrine Neoplasien) auftreten. **Histologisch** unterscheiden sie sich nicht von den Karzinoiden anderer Lokalisation, d. h., meist sind solide, plexiforme, trabekuläre und rosettenartige Formationen aus gleichförmigen argyrophilen Zellen ohne lymphozytäre Beimischung vorhanden. Immunhistochemische und besondere färberische Untersuchungen (Chromogranin und Versilberung nach Grimelius) erlauben eine Abgrenzung von Thymomen.

5.6 Maligne Thymuslymphome

In der Thymusregion kommen *Hodgkin-* und *Non-Hodgkin-Lymphome* vor. Das *T-lymphoblastische Lymphom* nimmt in der Mehrzahl der Fälle seinen Ausgang von den stark proliferierenden unreifen intrathymischen T-Zellen und manifestiert sich – auch bei leukämischer Ausschwemmung (T-ALL) – häufig mit einem Mediastinaltumor. Das *großzellige mediastinale B-Zell-Lymphom* entsteht ebenfalls häufig im Thymus, leitet sich jedoch von B-Zellen ab.

H. Erkrankungen der Tonsillen

1 Postnatale Entwicklung

Nach der Geburt nehmen die Tonsillen an Größe zu und
erreichen ihr Maximalgewicht im Kleinkindesalter.
Besonders große Tonsillen bei Kindern im Alter von
3 bis 6 Jahren werden als **adenoide Vegetationen**
bezeichnet. Schon während der Pubertät setzt eine
Rückbildung ein, die sich bis ins hohe Alter als **Involution** fortsetzt.

2 Anomalien

Angeborene Veränderungen kommen im Bereich der
Tonsillen nur selten vor. Zu nennen sind akzessorische
Tonsillen, Flimmerepithel in den Krypten, Dystopien
(Speicheldrüsengewebe) und echte Zysten.

3 Entzündungen

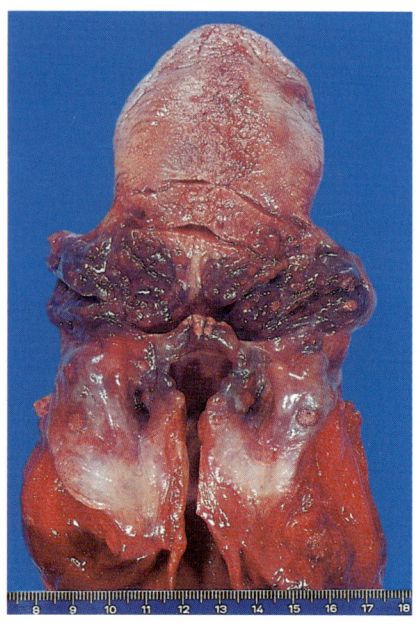

Abb. H-1: Nekrotisierende Tonsillitis bei Agranulozytose

Die isolierte Entzündung der Gaumenmandeln wird
als **Tonsillitis** bezeichnet. Ist der gesamte Waldeyer-
Ring betroffen, dann spricht man von einer **Angina**.
Meist handelt es sich in beiden Fällen um Infektionen.
Zu den häufigsten Erregern zählen
- **Bakterien**: betahämolysierende Streptokokken der
  Gruppe A, Pneumokokken, *Haemophilus influenzae*
  und Staphylokokken. Seltener kommen Corynebacte-
  rium diphtheriae, Meningokokken, Tuberkelbakteri-
  en, Anaerobier u.a. vor.
- **Viren**: Eine Tonsillitis kommt häufig bei Mononukleo-
  se (Epstein-Barr-Virus) und bei Masern vor.
- **Pilze** und **Parasiten** werden nur selten als Ursache
  einer Tonsillitis beobachtet.

Morphologisch unterscheidet man
- **serös-eitrige Entzündungen**: Die Gaumenmandeln
  sind diffus vergrößert und an der Oberfläche gerötet
  (Tonsillitis superficialis). Die Entzündung kann auch
  auf die Krypten übergreifen *(Tonsillitis lacunaris)*.
  Erreger sind vorwiegend eiterbildende Kokken.
- **pseudomembranöse** und **pseudomembranös-
  nekrotisierende Entzündungen**: Typische Entzün-
  dungsform der Diphtherie, die aber auch bei anderen
  Erkrankungen vorkommen kann und durch die
  Bildung von Belägen gekennzeichnet ist. Nach Abstoßung der Beläge bleiben ausgedehnte Defekte *(Tonsillitis ulcerosa)* zurück.
- **nekrotisierende Entzündungen**: Nekrosen können
  nach Abstoßung von Pseudomembranen vorkommen
  oder sich bei schweren, tiefen Entzündungen *(Tonsil-

litis lacunaris) entwickeln. Eine besondere Form
stellt die Angina ulcero-membranacea Plaut-Vincent
dar.
- **atrophische** und **hypertrophische Entzündungen**:
  Sie sind Ausdruck einer chronischen Verlaufsform.

3.1 Besondere Formen einer Tonsillitis

3.1.1 Scharlach-Tonsillitis

Es handelt sich um eine diphtheroide Entzündung, bei
der sich nach Abstoßung der Pseudomembranen ausgedehnte Ulzera bilden.

3.1.2 Diphtherie

Diese Erkrankung, die durch *Corynebacterium diphtheriae* hervorgerufen wird, kommt bevorzugt bei
Kleinkindern vor und geht meist mit einem primären
Befall der Tonsillen einher. Bei schweren Formen
(maligne oder primär-toxische Diphtherie) entwickelt
sich eine fibrinös-nekrotisierende Entzündung, bei der
später locker aufliegende Pseudomembranen im Vordergrund stehen. Mischinfektionen (Strepto- und
Staphylokokken) können den weiteren klinischen Verlauf komplizieren. Durch Virulenzsteigerung kommt
es zu einer allgemeinen toxischen Schädigung (Myokard, Nieren, Nervensystem). Ein Übergreifen auf die
tieferen Atemwege sowie die Loslösung der Pseudomembranen ist die Ursache des Krupp.

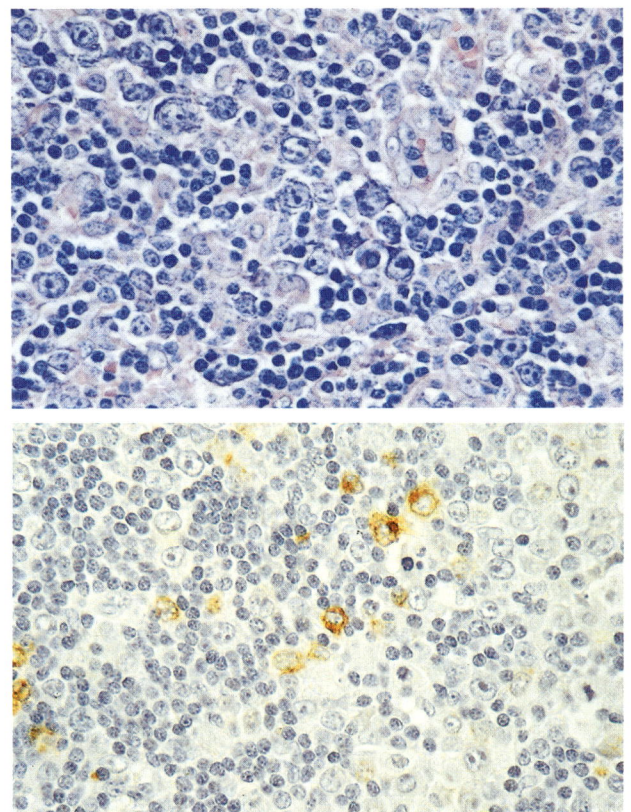

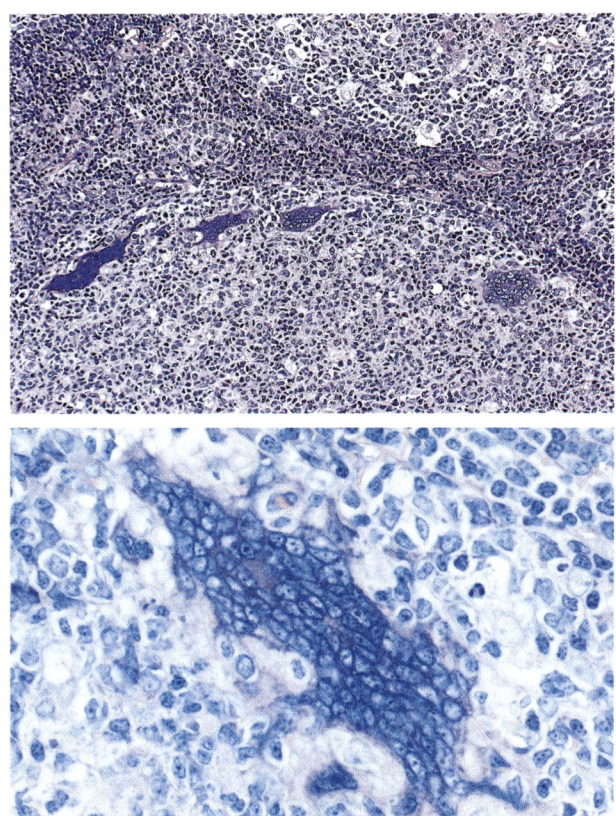

Abb. H-2: Mononukleose. Oben: Buntes Zellbild mit großen immunoblastenartigen Reizzellen. Unten: Immunhistochemischer Nachweis von EBV-Antigen in vereinzelten Zellen.

Abb. H-3: Masern. Oben: »Bunte Hyperplasie« zwischen vergrößerten Keimzentren. Die Endothelien der Venolen sind stark verdickt und engen die Gefäßlichtung ein. PAS-Fbg. Unten: Typische mehrkernige Riesenzelle (Finkeldey-Zelle). Giemsa-Fbg.

3.1.3 Plaut-Vincent-Angina

Es handelt sich um eine besondere Form der (häufig einseitigen) Tonsillitis (Fusospirochätose), die vorwiegend bei 20 bis 30 Jahre alten Männern diagnostiziert und durch *Fusobacterium nucleatum* (anaerobes, gramnegatives Stäbchen) hervorgerufen wird. Diese Erkrankung macht nur 1% aller Entzündungen der Gaumenmandeln aus. Pathogenetisch begünstigend wirken sich *lokale* (Karies, schlechte Mundpflege, zerstörte Mundflora) und *allgemeine Faktoren* (Diabetes, Agranulozytose, Kortikosteroidtherapie, Mangelernährung) aus. Morphologisch handelt es sich um eine pseudomembranös-nekrotisierende Entzündung, die später in ein ulzeröses Stadium übergeht.

3.1.4 Spezifische Tonsillitiden

Bei den extrapulmonalen Eintrittspforten des Tuberkelbakteriums spielt die Tonsille die wichtigste Rolle. Die **Tuberkulose** entsteht meist alimentär (Aufnahme von tuberkulös verseuchter Milch oder Milchprodukten). Sekundär kann es im Rahmen einer Miliartuberkulose zu einer Tonsillenbeteiligung kommen. Eine **Lues** tritt nur selten auf, und zwar in ihren drei Stadi-

en (Primäraffekt als Tonsillenschanker, im Sekundärstadium als Papeln und Plaques muqueuses und im Tertiärstadium als Gumma).

3.1.5 Virusbedingte Tonsillitiden

Verschiedene Viren (Adeno-, Entero-, Epstein-Barr-, Masernviren u.a.) können die Ursache einer Entzündung der Gaumenmandeln bzw. des Waldeyer-Rings sein. Zu den wichtigsten Erkrankungen dieses Formenkreises zählen:

– **Monozytenangina.** Im Rahmen einer Mononukleose (Pfeiffer-Drüsenfieber) sind die Tonsillen regelmäßig beteiligt. Betroffen sind vorwiegend Jugendliche. In der akuten Phase sind weitere wichtige Befunde: Fieber, Hepatosplenomegalie und atypische monozytoide Zellen im peripheren Blut. In den Tonsillen (besonders in den Krypten) beobachtet man oberflächliche Nekrosen mit Kernzerfall der Lymphozyten. Später kommt es zu einer »bunten Infiltration« des lymphatischen Apparats, die ein malignes Lymphom vortäuschen kann. Gesichert wird die Diagnose serologisch und durch den immunhistochemischen Nachweis des Erregers (Epstein-Barr-Virus).

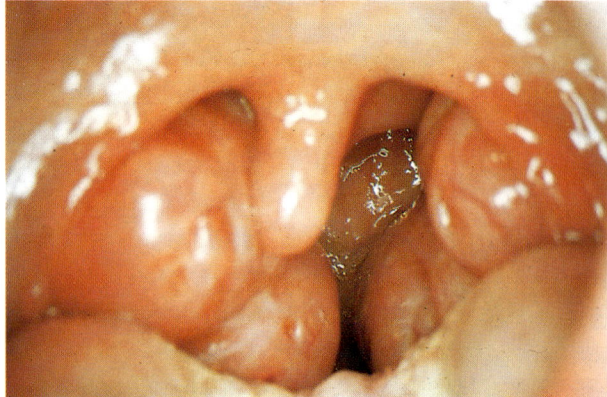

Abb. H-4: Chronische hyperplastische Tonsillitis. Beide Tonsillen sind stark vergrößert und weise kleine oberflächliche Einziehungen auf.

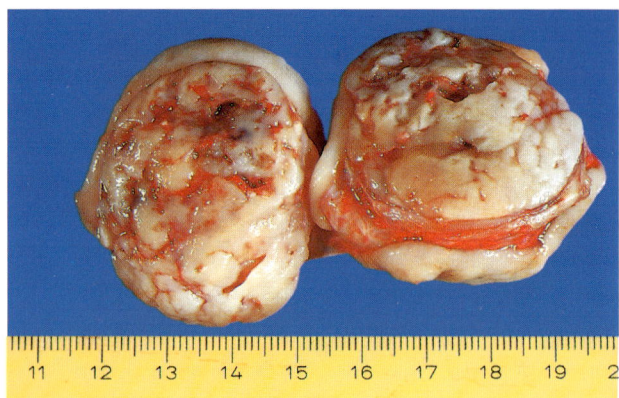

Abb. H-5: Chronische hyperplastische Kryptentonsillitis. Operativ entfernte, deutlich vergrößerte Tonsillen mit tiefen Einziehungen an der Oberfläche.

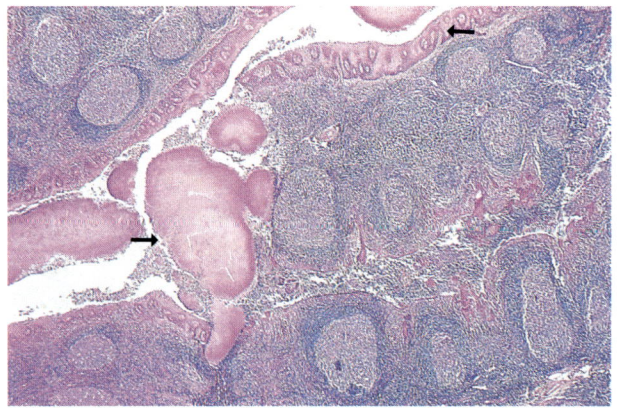

Abb. H-6: Chronische Kryptentonsillitis. In der Übersicht erkennt man vergrößerte Keimzentren. In der Kryptenlichtung finden sich Bakterienansammlungen (»Drusen«: linker Pfeil) von hellroter Farbe. Das auskleidende Plattenepithel ist verdickt (rechter Pfeil). HE-Fbg.

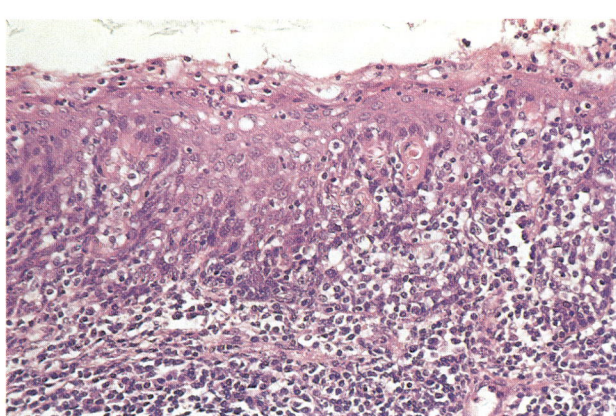

Abb. H-7: Chronische Kryptentonsillitis. Verdicktes Plattenepithel, das von Leukozyten durchwandert wird (»Schwammepithel«).

– **Masern**. Die Infektionskrankheit wird – noch vor dem Hautexanthem – durch eine katarrhalische Tonsillitis eingeleitet. Histologisch finden sich – als typischer Befund – mehrkernige epitheliale Riesenzellen Typ Finkeldey. Sie werden bis 100 µm groß und weisen zentral gruppenförmig angeordnete dunkle Kerne auf. Daneben kommen auch bindegewebige Riesenzellen mit zwei bis drei blasigen Kernen vor.

– **Herpangina:** Eine meist bei Kleinkindern durch Coxsackie -Viren Typ A hervorgerufene Entzündung. Sie kommt bevorzugt in den Sommermonaten vor und ist durch ein fieberhaftes Krankheitsbild mit Schluckbeschwerden gekennzeichnet. In den Gaumentonsillen werden kleine Bläschen beobachtet, die später in flache Ulzera übergehen. In seltenen Fällen kann es auch zu einem Meningismus kommen.

3.2 Chronische Tonsillitis

Die chronische und chronisch rezidivierende Tonsillitis wird bevorzugt bei jungen Erwachsenen klinisch manifest. Bei frischem entzündlichen Schub wird der betahämolysierende Streptokokkus der Gruppe A nachgewiesen.

Klinisch werden deutlich vergrößerte Tonsillen nachgewiesen. Beim entzündlichen Rezidiv sind sie gerötet, schmerzhaft und rufen deutliche Schluckbeschwerden hervor. Auf Druck entleert sich Eiter aus den Krypten.

Morphologisch unterscheidet man:
– **hypertrophische chronische Tonsillitis.** Die Tonsillen sind beidseits vergrößert. Der lymphatische

Apparat zeigt eine ausgeprägte follikuläre Hyperplasie mit vergrößerten Keimzentren. Die Krypten erscheinen ausgeweitet und enthalten reichlich abgeschilferte Plattenepithelien, Lymphozyten und Kolonien von Bakterien (Drusen). In seltenen Fällen bilden sich auch kleine Steine (Tonsillolithiasis) aus Kalksalzen. Das die Krypten auskleidende Plattenepithel ist schwammartig von Leukozyten durchsetzt (retikuliertes Plattenepithel), so daß die Abgrenzung gegenüber dem benachbarten lymphatischen Stroma unscharf wird. In der akuten Phase finden sich reichlich segmentkernige Leukozyten im Gewebe und in den Kryptenlichtungen.
- Die **chronisch atrophische Form** geht mit einer vorzeitigen Organschrumpfung einher, die sich durch ausgedehnte Narben von der altersbedingten Involution abgrenzen läßt.

3.3 Komplikationen einer Tonsillitis

Im Rahmen einer akuten Tonsillitis können sich folgende Komplikationen einstellen:
- **Tonsillarabszeß**. Dabei handelt es sich um eine eitrige Einschmelzung des lymphatischen Tonsillengewebes.
- **Paratonsillarabszeß**. Über eine Kryptenausbreitung kann die Entzündung die Organkapsel überschreiten und – besonders im Bereich des oberen Tonsillenpols (supratonsillärer Paratonsillarabszeß) – auf das umgebende Gewebe übergreifen. Narben begünstigen diese Ausbreitungsform, die vorwiegend bei Erwachsenen beobachtet wird.
- **Abszesse** und **Phlegmonen im Para- und Retropharyngealraum** stellen eine besonders schwere Komplikation dar. Die Ausbreitung im Mundboden (Mundbodenphlegmone oder Ludwig-Angina) wird häufig durch kariöse Zähne begünstigt.
- Die heute sehr seltene **tonsillogene Sepsis** tritt meist im 3. und 4. Lebensjahrzehnt auf.
- **Fokuskrankheit**. Unter diesem Begriff werden verschiedene Erkrankungen zusammengefaßt, die durch einen lokalen Entzündungsherd verursacht werden, sich aber systemisch manifestieren. Meist handelt es sich dabei um betahämolysierende Streptokokken und um das rheumatische Fieber. Zu den wichtigsten Primärlokalisationen dieser Infektionsherde zählen die Tonsillen (chronische Tonsillitis lacunaris). Ferner sind Zähne und Zahnhalteapparat (Karies), Nasennebenhöhlen (Sinusitis) und Lungen (Bronchiektasen) zu nennen.

4 Tonsillentumoren

In den Tonsillen kommen primäre gut- und bösartige, epitheliale und mesenchymale Tumoren vor. Außerdem kann die Tonsille im Rahmen von Systemerkrankungen (Leukämien und maligne Lymphome) beteiligt sein.

Systematik der Tonsillentumoren (ICD-O-Lokalisationsschlüssel)	
Tonsille o.n.A. (ausgenommen Zungengrundtonsille und pharyngeale Tonsille)	C09.9
Gaumentonsille	C09.9
Zungengrundtonsille	C02.4
Pharyngeale Tonsille	C11.1
Fossa tonsillaris	C09.0
Pillaris tonsillae	C09.1
Papillom	M-8050/0
Plattenepithelkarzinom	M-8070/3
Übergangszellkarzinom	M-8120/3
Lymphoepitheliales Karzinom	M-8082/3
Malignes Non-Hodgkin-Lymphom	M-9590/3
Hodgkin-Lymphom	M-9650/3
Metastasen	M- . . . ./6

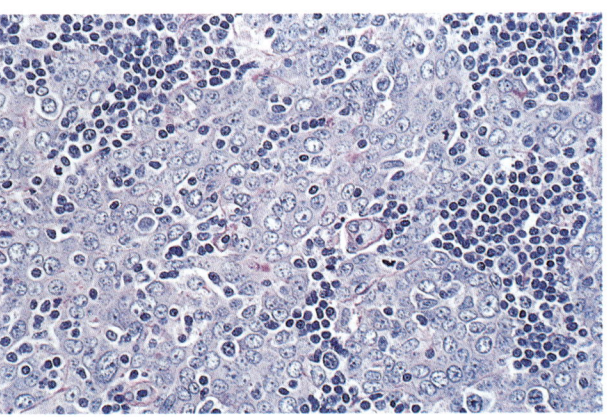
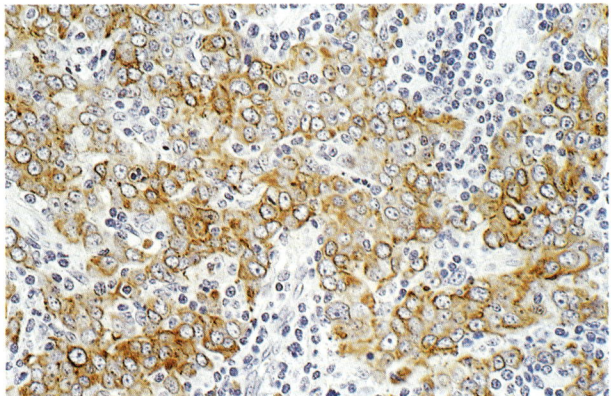

Abb. H-8: Tonsillenkarzinom. Oben: Solide Verbände eines nicht verhornten Plattenepithelkarzinoms, das teilweise von Lymphozyten infiltriert wird. Giemsa-Fbg. Unten: Epithelialer Marker (TPA) zum Nachweis der Karzinomzellen.

4.1 Epitheliale Tumoren

Zu den **gutartigen Neubildungen** zählen *Papillome*, die sehr selten sind. Das bedeckende Plattenepithel kann Veränderungen nach Art einer *Leukoplakie* oder einer *Queyrat-Erkrankung* zeigen.

Häufiger sind die primären **Plattenepithelkarzinome** der Tonsille. Sie treten bevorzugt bei Männern im Alter von 60 bis 70 Jahren auf. Die Neubildung ist einseitig lokalisiert und führt früh zur Ulzeration. Als Sonderformen sind das *lymphoepitheliale Karzinom* und das *Übergangszellkarzinom* (Transitionalzellkarzinom) zu nennen. Diese Neubildungen sind heute durch die Anwendung von epithelialen immunhistochemischen Markern (Zytokeratin) leicht zu diagnostizieren.

4.2 Mesenchymale Tumoren

Gutartige Neubildungen (Angiome, Fibrome, Neurinome u.a.) sind selten. Das gleiche trifft für die **Sarkome** (Lymphome ausgenommen) zu.

4.3 Maligne Lymphome und Systemerkrankungen

Die Beteiligung der Tonsillen im Rahmen disseminierter maligner Lymphome ist nicht selten und sowohl klinisch als auch morphologisch sicher zu diagnostizieren. Eine Sonderform der malignen Non-Hodgkin-Lymphome, die sich vom mukosaassoziierten lymphatischen Gewebe ableitet und daher als MALT-Lymphom bezeichnet wird, kann auch primär in den Tonsillen entstehen. Diese Lymphome sind allerdings selten (häufiger im Magen und in anderen Abschnitten des Verdauungstrakts).

Die Prognose der Tonsillenlymphome ist aufgrund ihrer geringen Neigung zu lymphogener oder hämatogener Ausbreitung günstiger als bei den nodalen Formen. Zu den morphologischen Diagnosekriterien zählen die

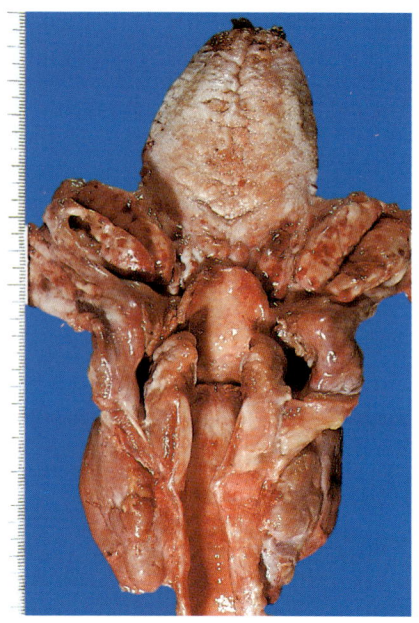

Abb. H-9: Akute myeloische Leukämie. Infiltration und Blutungen im Bereich des lymphatischen Rachenrings mit besonderer Beteiligung der Gaumentonsillen.

Zerstörung der Grundstruktur, die diffuse Infiltration über die Organgrenzen und der immunhistochemische Befund.

Im Rahmen einer Leukämie können auch die Tonsillen verändert sein. Sie sind – besonders bei der chronischen lymphatischen Leukämie, weniger bei der myeloischen Form – vergrößert und zeigen punktförmige Blutungen. Meist ist der gesamte lymphatische Rachenring beteiligt, besonders stark der Zungengrund. Ausgedehnte schwärzliche, nekrotisierende Veränderungen mit Blutungen werden bei der Agranulozytose beobachtet.

I. Erkrankungen des Knochenmarks

1 Anämien

Eine Anämie liegt vor, wenn die Hämoglobinkonzentration unter 140 g/l (bei Männern) bzw. 125 g/l (bei Frauen) liegt. Nach ihrer Entstehungsweise bzw. den Schädigungsmechanismen lassen sich verschiedene Formen der Anämien unterscheiden, die unterschiedliche Kompartimente der Erythropoese betreffen.

1.1 Bildungsstörungen der Erythrozyten

1.1.1 Aplastische Anämie – Panmyelophthise

Eine angeborene oder erworbene (medikamentöstoxisch, Strahlung, Autoimmunerkrankung) **Schädigung der hämatopoetischen Stammzellen** *(Panmyelophthise)* kann zu einer kompletten Bildungsstörung der Zellen mit einer schweren peripheren Panzytopenie mit normochromer, normozytärer Anämie, Leukopenie und Thrombozytopenie führen. Es handelt sich allerdings um ein uneinheitliches Krankheitsbild mit unterschiedlichen pathogenetischen Mechanismen. Klinisch stehen meist die plötzlich auftretende hämorrhagische Diathese und die Infektanfälligkeit im Vordergrund. Falls keine Regeneration der Hämatopoese stattfindet, endet die Erkrankung letal. Das Knochenmark ist bei der Panmyelophthise entvölkert und zeigt fast nur noch Fettzellen. Dazwischen erkennt man ein Knochenmarködem, einige Plasmazellen sowie eisenspeichernde Makrophagen. Typisch sind kleine erhaltene Erythropoesenester. Die **isolierte Schädigung erythropoetischer Progenitorzellen** führt zur *aplastischen Anämie* i. e. S. Das Knochenmark weist einen selektiven Schwund der Erythropoese auf, der sich peripher in einer normochromen, normozytären Anämie widerspiegelt.

1.1.2 DNA-Synthesestörungen: Vitamin-B$_{12}$- und Folsäuremangel

Ein **Mangel an Vitamin B$_{12}$** (Umbaugastritis, Magenresektion, Magenkarzinom) oder an **Folsäure** (Sprue, Zöliakie), die an der DNA-Synthese beteiligt sind, führt zu Reifungs- und Bildungsstörung aller Körperzellen, besonders aber der Erythropoese (perniziöse Anämie). Morphologisch äußert sich diese in einer Zell- und Kernvergrößerung (Megaloblasten bzw. -zyten) bei starker Hyperplasie der Erythropoese. Durch die Ausreifungsstörung kommt es zu Entkernungsanomalien mit vermehrtem Auftreten von Kernabschnürungen in Erythroblasten und von Chromatinresten in den reifen, vergrößerten Erythrozyten (basophile Tüpfelung, Howell-Jolly-Körper). Die granulopoetischen Zellen und teilweise auch die Megakaryozyten zeigen eine charakteristische Übersegmentierung sowie Riesenstabkerne.

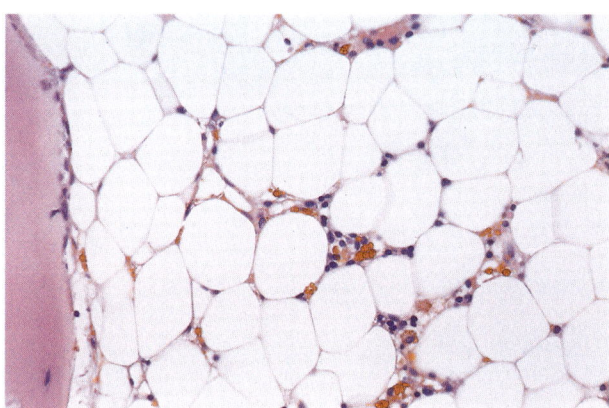

Abb. I-1: Panmyelophthise. Fettzellreiches Knochenmark mit ganz vereinzelten blutbildenden Zellen. HE-Fbg.

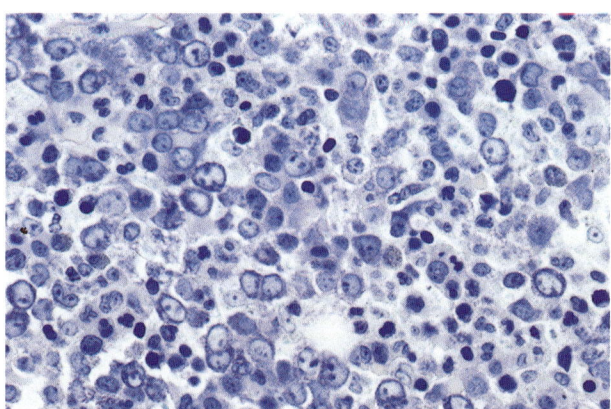

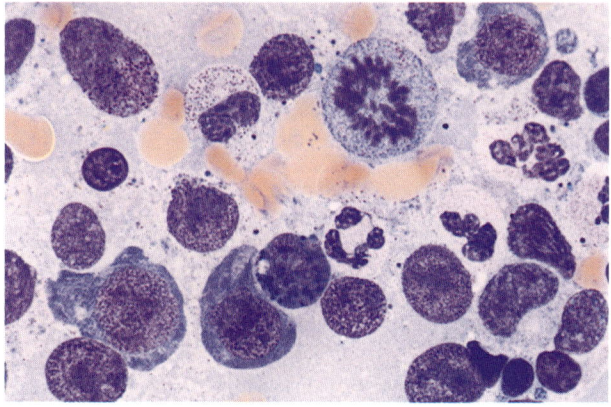

Abb. I-2: Perniziöse Anämie. Oben: Hyperplastische megalozytäre Erythropoese. Unten: Megaloblasten (Megaloblastmitose) und hypersegmentierte Granulozyten. May-Grünwald-Giemsa-(MGG-)Fbg.

Anämie-ursache	MCH	MCV	Aniso-zytose	Retikulo-zytenzahl	LDH/HBDH	Bilirubin	Hapto-globin
Eisenmangel	-	-	+	N/-	N	N	N
Akute Blutung	N	N	N	+/N	N	N	N
Tumoren und Infektionen	-/N	-/N	N	N/-	N	N	+/N
Vitamin-B$_{12}$-Mangel	+	+	+	N/-	+	N	N/-
Hämolyse	+/N/-	+/N/-	+/N/-	+	+/N	+	-/N
Thalassaemia major	-	-	+	+	N/+	N/+	N/-

Anämie-ursache	Fe	Trans-ferrin	Fe-Sät-tigung*	Ferri-tin	Leuko-zyten	Throm-bozyten	Milz-größe
Eisenmangel	-	+	-	-	N	N	N
Akute Blutung	N	N	N	N	N	N	N
Tumoren und Infektionen	-/N	-/N	N	+	N/+	-/N	N
Vitamin-B$_{12}$-Mangel	N/+	N/-	N/+	N/+	-/N/+	-/N	N
Hämolyse	N/+	N	N/+	N/+	-/N/+	-/N/+	+
Thalassaemia major	N	N	N	N/+	+	N	+

* Transferrinsättigung

1.1.3 Hämoglobinopathien

1.1.3.1 Quantitative Mangelzustände – Thalass-ämien: Es handelt sich um eine hereditäre quantitative Synthesestörung bestimmter (Beta- und Alpha-) Globinketten mit kompensatorischer Bildung von HbA$_2$, fetalem Hämoglobin oder HbH. Bei der Beta-Thalassämie ist bei der häufigeren Minor-Form – im Gegensatz zur Major-Form – HbF normal und HbA$_2$ gesteigert. Diese Erkrankungen sind häufig; sie kommen besonders im Mittelmeerraum, aber auch in Ostasien und Amerika vor. Bis zu 10% der deutschen Bevölkerung ist heterozygot für das Beta-Thalassämie-Gen. Je nachdem, ob eine homo- *(Thalassaemia major)* oder heterozygote Form *(Thalassaemia minor)* bzw. ein genetischer Defekt mit inkompletter Penetranz *(Thalassaemia intermedia* oder *minima)* vorliegt, entsteht

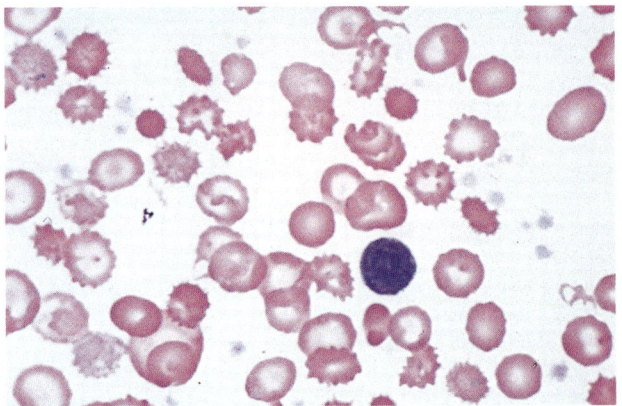

Abb. I-3: Thalassämie. Blutausstrich mit reichlich Akantho-zyten (gezackte Oberfläche) und Targetzellen. MGG-Fbg.

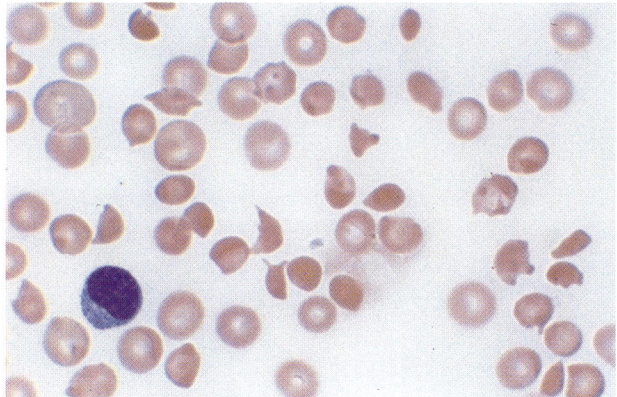

Abb. I-4: Intravasale Hämolyse. Reichlich Fragmentozyten im peripheren Blut. MGG-Fbg.

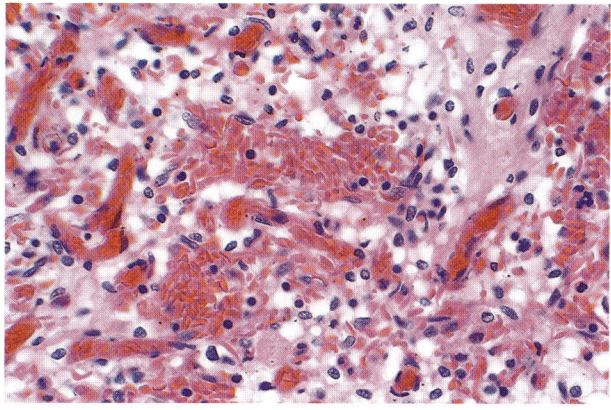

Abb. I-5: Sichelzellenanämie. In Milzsinus reichlich sichelartig verformte Erythrozyten. HE-Fbg.

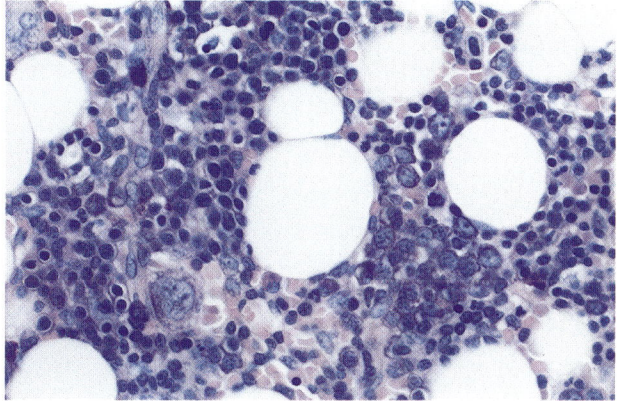

Abb. I-6: Eisenmangelanämie. Hyperplastische Erythropoese. Giemsa-Fbg.

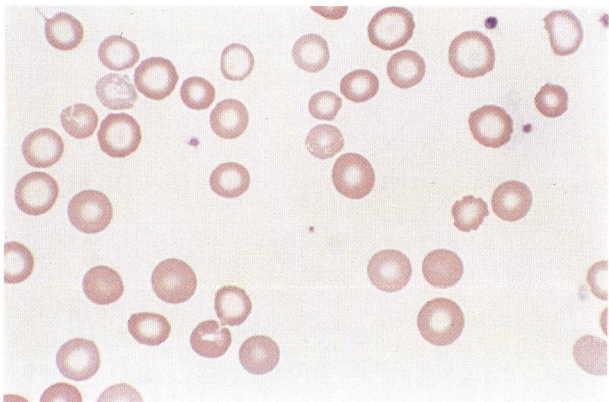

Abb. I-7: Eisenmangelanämie. Mikro- und leichte Poikylozytose im peripheren Blutausstrich. MGG-Fbg.

eine mehr oder minder schwere Anämie. Diese beruht zum einen auf einer ineffektiven Erythropoese mit verminderter Bildung von HbA, zum anderen auf einer vermehrten Hämolyse. Letztere geht auf eine erhöhte mechanische Anfälligkeit der Erythrozyten durch präzipitierende atypische Globine zurück, die zur Bildung von Innen-(Heinz-)Körpern führt. Klinisch resultiert eine hypochrome, mikrozytäre Anämie mit Targetzellen, Akanthozyten und Erythroblasten im Blut. Die starke Hyperplasie der ineffektiven Erythropoese im Knochenmark führt bei der *Thalassaemia major* zu einer Expansion des Marks mit Knochenneubildung (besonders im Schädelbereich als sog. Bürstenschädel) und zu einer extramedullären Blutbildung in verschiedenen Organen (Leber, Milz).

1.1.3.2 **Qualitative Mangelzustände:** Durch Mutationen der Globingene entstehen multiple Hb-Varianten, von denen einige über Instabilität bzw. gesteigerten Abbau zu einer Anämie führen. Die wichtigste Variante ist die **Sichelzellenanämie** (HbS-Erkrankung), die bei Schwarzen eine hohe Prävalenz besitzt. Bei Homozygotie kommt es infolge Sauerstoffmangels zu einer Polymerisation des HbS und dadurch zu einer Gestaltänderung der Erythrozyten (Sichelzellen). Diese adhärieren aneinander und führen zu Gefäßverschlüssen mit entsprechenden Durchblutungsstörungen Bei der akuten hämolytischen Krise sind die Sichelzellen im peripheren Blut nachweisbar, sonst ist das Blutbild mit Ausnahme einer konstant nachweisbaren Anämie unterschiedlich. Auch andere Hämoglobinopathien, wie z. B. HbC, können zu hämolytischen Anämien führen; gelegentlich treten sie bei Doppelheterozygotie, vergesellschaftet mit einer Sichelzellenanämie, auf.

1.2 Differenzierungsstörungen

1.2.1 Eisenmangelanämie

Es handelt sich um die häufigste Anämieform, die bei erhöhtem Eisenbedarf (Schwangerschaft, Stillzeit, im Kleinkindesalter), bei vermindertem Angebot (Unterernährung, Resorptionsstörung) oder als chronische Blutungsanämie (Metrorrhagien, Tumoren, Parasiten) vorkommt. Es besteht eine hypochrome mikrozytäre Anämie (verminderter Hb-Gehalt bei normaler bis leicht verminderter Erythrozytenzahl) mit deutlicher Anisozytose, Poikilozytose und Auftreten von Anulozyten. Das Knochenmark zeigt eine leicht hyperplastische, gering linksverschobene Erythropoese bei leeren Eisenspeichern.

1.2.2 Sideroblastische Anämie

Diese relativ seltene Anämieform kommt durch Eisenverwertungsstörungen der erythropoetischen Zellen zustande. Es existieren mehrere erbliche oder im Rahmen verschiedener Grunderkrankungen erworbene sowie idiopathische Unterformen. Bei einigen sideroblastischen Anämien bestehen Beziehungen zu den myelodysplastischen Syndromen. Morphologisch finden sich im Knochenmark – bei hyperplastischer Erythropoese und vollen Eisenspeichern – Ringsideroblasten. Im Blut überwiegen Mikrozyten mit deutlicher Aniso- und Poikilozytose.

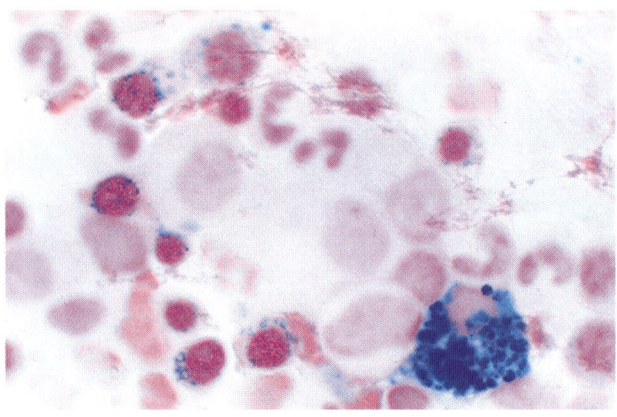

Abb. I-8: Sideroblasten bei sideroachrestischer Anämie. Mehrere Ringsideroblasten und ein mit Hämosiderin beladener Makrophage. Berliner-Blau-Reaktion.

1.3 Gesteigerter Erythrozytenverlust bzw. -abbau

1.3.1 Blutungsanämie

Wichtigste Anämieform dieser Gruppe ist die **Blutungsanämie**, die sich *akut* durch einen einfachen Erythrozytenverlust entwickelt, in chronischer Form multifaktoriell (z. B. Eisenmangel) bedingt ist. Wichtigste Ursachen eines akuten Blutverlustes sind Gefäßläsionen, die akut –bei einem zunächst noch normalen Blutbild – zu schweren Schockzuständen führen können. Erst später kommt es über einen reaktiven Einstrom von interstitiellem Wasser zum Abfall des Hb und des Hämatokriten. *Chronische Blutungsanämien* finden sich bei Sickerblutungen (z. B. aus dem Gastrointestinaltrakt); sie können bei Einschränkung des körperlichen Leistungsvermögens über einen längeren Zeitraum kompensiert werden. Aufgrund des Eisenverlustes sind diese Anämieformen häufig hypochrom und mikrozytär. Im Knochenmark unterscheiden sie sich von der sog. Infektions- und/oder Tumoranämie, die pathogenetisch weitgehend ungeklärt ist, durch leere Eisenspeicher.

1.3.2 Hämolytische Anämien

Bei den hämolytischen Anämien werden durch intrinsische (korpuskuläre Anämien) bzw. extrinsische (extrakorpuskuläre Anämien) Faktoren geschädigte rote Blutzellen in der Milz aus dem Blut eliminiert und abgebaut. Bei einigen hämolytischen Anämien kommt es darüber hinaus zur intravasalen Hämolyse.

1.3.2.1 **Korpuskuläre hämolytische Anämien:** Die *Kugelzellenanämie* (hereditäre Sphärozytose) beruht auf einer dominant vererbten Störung der Membranproteine, die – über eine abnorme Permeabilität – zu ei-

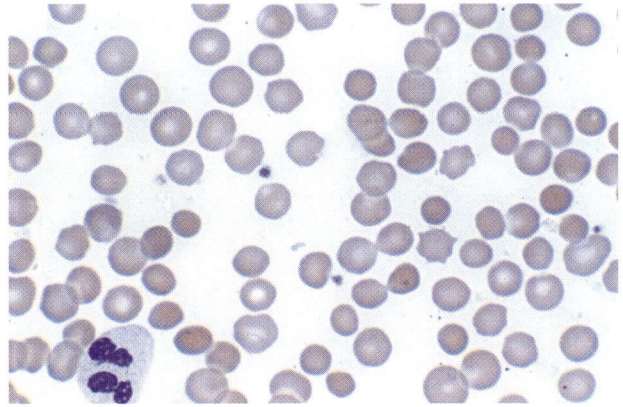

Abb. I-9: Sphärozyten im peripheren Blut. MGG-Fbg.

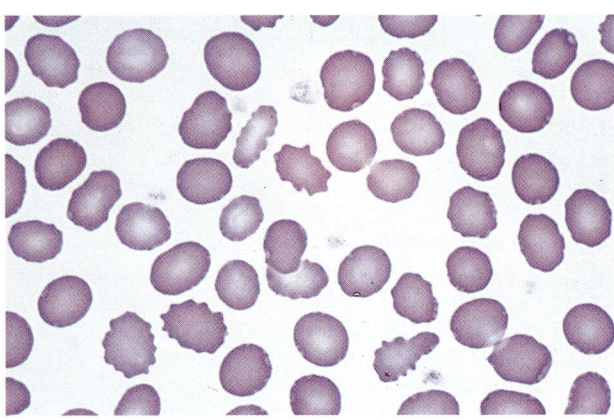

Abb. I-10: Hereditäre Ovalozytose. MGG-Fbg.

nem Natrium- und Wassereinstrom mit kugeliger Deformation der Erythrozyten (Sphärozyten) führt. Die rigiden Erythrozyten werden in der Milz zurückgehalten und von Makrophagen abgebaut. Es resultiert eine hämolytische Anämie wechselnden Schweregrades, die mit einer Splenomegalie und Hyperbilirubinämie – gelegentlich auch mit Cholelithiasis – verbunden sein kann. Die Erythropoese im Knochenmark ist wie bei allen hämolytischen Anämien hyperplastisch. Verwandte Erkrankungen, die ebenfalls mit Formveränderungen der roten Blutzellen einhergehen, sind die seltenen *hereditäre Elliptozytose* und *Stomatozytose*.

1.3.2.2 Enzymopenische Anämien: Es handelt sich um eine heterogene Gruppe von Erkrankungen, die auf Funktionsdefekten verschiedener erythrozytärer Enzymsysteme beruhen und eine gesteigerte Anfälligkeit der Zellen gegenüber Sauerstoffmangel zeigen. Der häufigste Defekt ist der Glukose-6-Phosphat-Dehydrogenase(G-6-PD)-Mangel. Je nach Defektvarianten können verschiedene klinische Krankheitsbilder (z. B. Favismus, medikamentös-toxische Hämolyse und nichtsphärozytotische hämolytische Anämie) entstehen, bei denen sich morphologisch kaum Unterschiede feststellen lassen. Ähnliche Veränderungen treten auch bei Pyruvatkinasemangel und anderen, insgesamt seltenen Enzymmangelzuständen auf. Bei vielen dieser Krankheitsbilder kommt es zur Präzipitation instabiler Hämoglobine als Heinz-Innenkörper, die aufgrund einer Behinderung der Verformbarkeit von Erythrozyten für eine gesteigerte Hämolyse mitverantwortlich sind. Im Knochenmark findet sich in allen Fällen eine Hyperplasie der Erythropoese, während im peripheren Blut eine makrozytäre Anämie mit Aniso- und Poikilozytose, gelegentlich auch Fragmentozyten nachweisbar ist. Ferner ist die Lactatdehydrogenase erhöht und das hämoglobinbindende Haptoglobin im Serum erniedrigt. Bei akuten Schüben kann es zu einer Hyperbilirubinämie kommen.

1.3.2.3 Extrakorpuskuläre hämolytische Anämien: Durch Bildung pathologischer Autoantikörper, die bei Wärme bzw. bei Kälte (Wärme- bzw. Kälteantikörper) an Erythrozyten binden, kommt es zu einer überwiegend in der Milz, selten auch intravasal ablaufenden Hämolyse. Die Erkrankung kann idiopathisch entstehen, kommt aber gehäuft als Folge lymphoproliferativer Prozesse, speziell bei Immunozytomen, vor. Im Knochenmark findet sich gewöhnlich eine Hyperplasie der Erythropoese, gelegentlich lassen sich bei einer sekundären autoimmunhämolytischen Anämie ebenso wie in der Milz Zeichen der Grunderkrankung, z. B. Lymphominfiltrate, nachweisen. Das Blutbild ist durch eine normochrome Anämie gekennzeichnet; wie bei allen Hämolysen ist das Haptoglobin erniedrigt, das Bilirubin erhöht.

Hämolysen bei Blutgruppenunverträglichkeit: Prototyp derartiger Erkrankungen ist die *Rhesus-Inkompatibilität*, die nach erfolgter Sensibilisierung der Mutter durch den diaplazentaren Übertritt von IgG-Antikörpern gegen Rh(D-)Merkmale in utero zu einer Hämolyse kindlicher Erythrozyten führt. Es kommen verschiedene Schweregrade vor; Extremfall ist der letale Hydrops fetalis. Beim Kind finden sich eine meist schwere makrozytäre Anämie mit Anisozytose, Erythroblasten, eine starke Retikulozytose und eine Polychromasie der Erythrozyten. Das Knochenmark ist massiv hyperplastisch, Milz und Leber weisen eine ausgeprägte extramedulläre Erythropoese auf. Bei Erwachsenen treten derartige Hämolysen im Rahmen von Transfusionszwischenfällen bei ABO-Blutgruppen-Inkompatibilität auf. Diese verlaufen meist akut, dramatisch, und können durch intravasale Hämolyse mit Schockzuständen und Organversagen zum Tod führen.

Physikalisch-chemische Hämolysen werden durch Flußbehinderungen des Blutstroms, etwa bei künstlichen Herzklappen und Gefäßveränderungen infolge Vaskulitiden bzw. Thrombosen (mikroangiopathische hämolytische Anämie), oder durch mechanische Belastungen infolge Gefäßkompression (z. B. sog. Marschhämoglobinurie) ausgelöst. Hämolysen können auch durch toxische (z. B. Schlangengifte) oder medikamentöse Einflüsse sowie durch Verbrennungen auftreten. Sie sind meist intravasal, so daß es dabei nicht selten zu einer Hämoglobinurie, bei massivem Hb-Anfall zu einer Nierenschädigung kommt. Im Blutbild finden sich in der akuten Phase reichlich Fragmentozyten, beim chronischen Verlauf stellt sich eine normo- bis hypochrome normozytäre Anämie bei leichter Hyperbilirubinämie ein. Auch eine Überaktivität der Milz (Hypersplenismus) gehört als Ursache einer Hämolyse in diesen Formenkreis. Dabei werden Erythrozyten infolge eines Umbaus der Milzstruktur durch mechanische Einflüsse und durch verstärkt phagozytierende Makrophagen aus der Zirkulation eliminiert und zerstört.

2 Polyglobulie

Bei den **Polyglobulien** handelt es sich um eine reaktive Erythrozytenvermehrung *(sekundäre Erythrozytose)* mit Vermehrung der Erythrozyten und Anstieg des Hämatokriten unter verstärkter Stimulation von Erythropoetin, dem Wachstumshormon der roten Blutzellen. Das Plasmavolumen entspricht meist der Norm. Im Gegensatz zur **myeloproliferativen Polyzythämie** (Polycythaemia vera) sind die Leukozyten- und Thrombozytenzahlen normal. Klinisch steht häufig eine Zyanose im Vordergrund. Die Prognose hängt vom Grundleiden ab. Polyglobulien finden sich bei einer Vielzahl von Erkrankungen, wie *Sauerstoffmangel* (in großen Höhen, Hypoxie bei Herzfehlern mit Rechts-links-Shunt, chronische, mit Fibrose einhergehende Lungenerkrankungen, Methämoglobinämie), *Nierenerkrankungen,* als *paraneoplastisches Syndrom* (bei Nierenkarzinomen [Forssel-Syndrom] und Hepatomen) und bei dienzephalen Störungen (Encephalitis epidemica). **Differentialdiagnostisch** ist eine **Pseudopolyglobulie** bei Exsikkose (Bluteindickung) abzugrenzen.

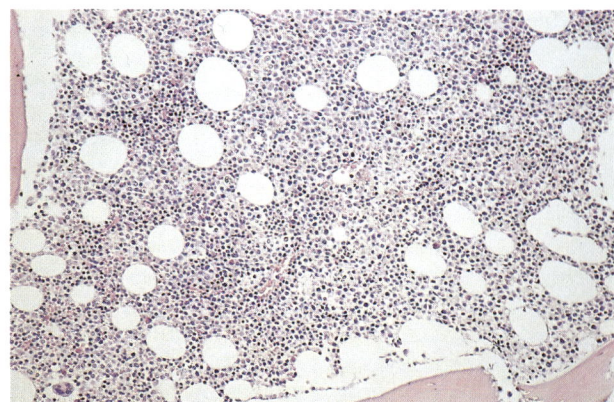

Abb. I-11: Myelodysplastisches Syndrom mit Übergang in eine akute Leukämie. Knochenmark. Giemsa-Fbg.

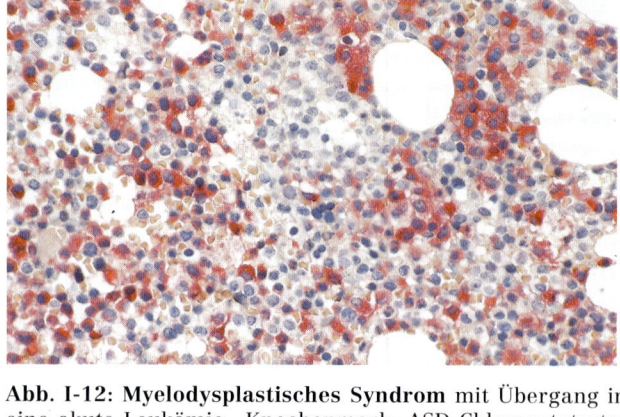

Abb. I-12: Myelodysplastisches Syndrom mit Übergang in eine akute Leukämie.. Knochenmark. ASD-Chloracetatesterase.

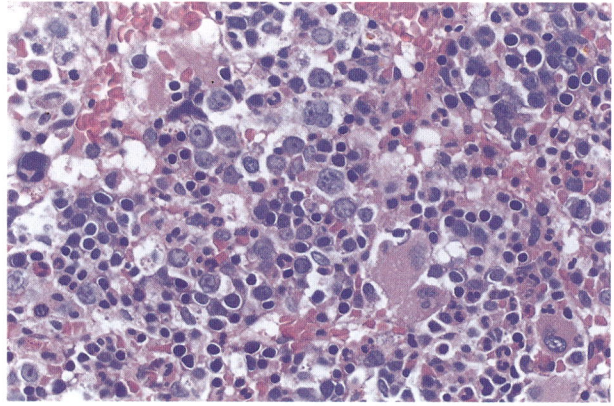

Abb. I-13: Myelodysplastisches Syndrom. Hyperplastisches Knochenmark mit dystoper Blutbildung. HE-Fbg.

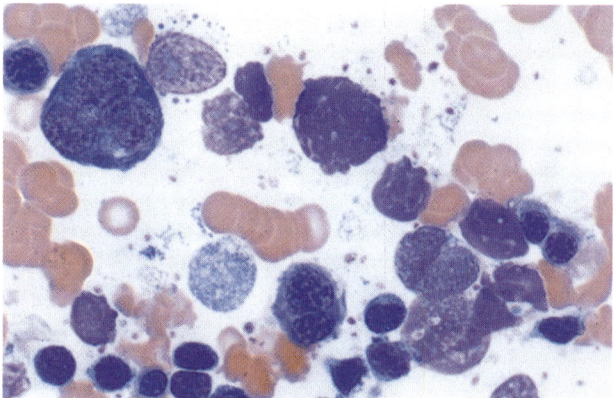

Abb. I-14: Myelodysplastisches Syndrom. Atypische hämopoetische Zellen im Knochenmarkausstrich. MGG-Fbg.

3 Myeloproliferative Erkrankungen

3.1 Myelodysplastische Syndrome

Myelodysplastische Syndrome (MDS) stellen ätiologisch ungeklärte Knochenmarkveränderungen dar, die nach wechselnd langen Zeiträumen in eine irreversible Panzytopenie oder in eine akute myeloische Leukämie übergehen können. Bestimmte Formen des MDS sind aus diesem Grunde auch als »Präleukämie« oder »smoldering leukemia« bezeichnet worden. Ein großer Teil der sideroachrestischen Anämien kann als MDS aufgefaßt werden. Die MDS-Inzidenz liegt bei einem Fall unter 100 000 Einwohnern. Die Erkrankung wird überwiegend bei älteren Patienten und gehäuft nach Therapie mit ionisierenden Strahlen oder alkylierenden Substanzen (Zytostatika) beobachtet.

Klinisch äußert sich das MDS meist in einer therapieresistenten Anämie mit Blässe und Leistungsknick.

Infektionen (Neutropenie) oder eine Blutungsneigung (Thrombozytopenie) kommen zu Beginn oder im Verlauf der Krankheit vor und sind eine häufige Todesursache. Bei 50% der Patienten tritt nach einigen Monaten bis einigen Jahren eine akute Leukämie auf, die eine wesentlich ungünstigere Prognose als die akute myeloische De-novo-Leukämie hat.

Das Knochenmark ist zumeist hyperzellulär (eine ausgeprägte Hypoplasie des blutbildenden Marks wird nur selten beobachtet) und zeigt eine abnorm verteilte (dystope) Blutbildung. Dabei finden sich Granulopoesezellen nicht nur in den typischen Reifungszonen, sondern auch durchmischt mit Erythropoesezellen in den Markbinnenräumen. Die roten Vorläuferzellen sind meist vermehrt und zeigen eine Linksverschiebung, nicht selten auch megaloblastoide Veränderungen. Die Hämatopoesezellen aller drei Reihen weisen – häufig in unterschiedlichem Ausmaß – Reifungsanomalien auf, z. B. Entkernungsstörungen der Erythroblasten, megaloblastäre Veränderungen, oft hypolobulierte oder bizarre Megakaryozytenkerne sowie eine Links-

FAB*-Klassifikation der Myelodysplasien

FAB-Typ	Blasten im KM	Blasten im Blut	Ring-sideroblasten
RA: Refraktäre Anämie	< 5%	< 1%	keine
AISA: erworbene sidero-blastische Anämie	< 5%	< 1%	+
RAEB: refraktäre Anämie mit Blastenvermehrung	5–20%	< 5%	-/+
CMML: chronische myelo-monozytäre Leukämie	< 20%	< 5%	-/+
RAEB-T: refraktäre Anämie mit Blastenvermehrung in Transformation	> 20–30%	> 5%	-/+

* French-American-British Cooperative Group

verschiebung der Granulopoese. Als Ausdruck einer Eisenverwertungsstörung der Erythroblasten können Ringsideroblasten vorhanden sein. Ferner kommen blastäre Zellelemente vor, die bei geringer Blastenzahl allerdings nur in Knochenmarkausstrichen sicher zu beurteilen sind. Das Vorhandensein von mehr als 30% Blasten zeigt einen Übergang in eine akute myeloische Leukämie an. MDS können nach der FAB-Systematik unterteilt werden.

3.2 Akute Leukämien

Akute Verlaufsformen stellen etwa die Hälfte aller Leukämien dar. Es handelt sich um klonale Neoplasien unreifer hämatopoetischer Zellen, die einen akuten Verlauf nehmen und unbehandelt innerhalb weniger Monate zum Tode führen. Im Kindesalter liegen meist akute lymphatische oder undifferenzierte Leukämien vor, während bei Erwachsenen die myeloischen Leukämien vorherrschen.

Klinisch äußern sich die akuten Leukämien in der Regel in Schwäche und allgemeinem Krankheitsgefühl, die rasch zunehmen und bei vielen Patienten mit Fieber, Nachtschweiß und Gewichtsabnahme einhergehen. Zur Zeit der Diagnosestellung zeigen etwa 10% aller Patienten bereits eine hämorrhagische Diathese mit Schleimhautblutungen. Eine zunehmende Markverdrängung und die unzureichende Ausreifung von Blutzellen führen zu einer progredienten myeloischen Insuffizienz mit Neutropenie (Infektanfälligkeit), Anämie und Thrombozytopenie (hämorrhagische Diathese), die letztlich tödlich sind. Dies spiegelt sich im Knochenmarkbefund wieder, der in allen Fällen eine meist diffuse blastäre Infiltration mit unterschiedlich ausgeprägter Verdrängung der normalen Hämatopoese zeigt. Es können prognostisch-therapeutisch rele-

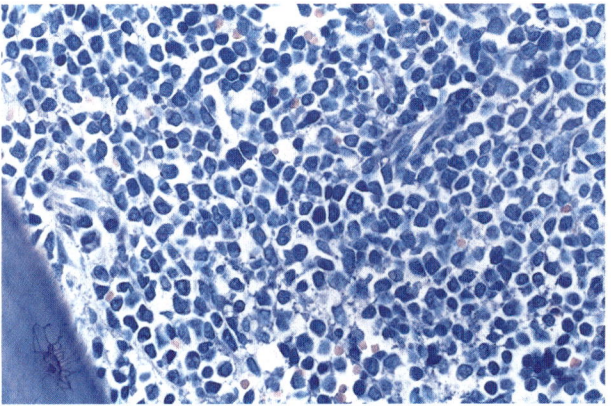

Abb. I-15: Akute myeloische Leukämie. Diffuse blastäre Infiltration des Knochenmarks mit Verdrängung der blutbildenden Zellen. Giemsa-Fbg.

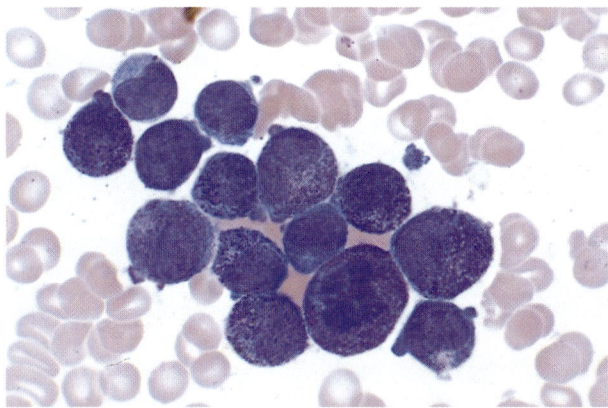

Abb. I-16: Akute Promyelozytenleukämie (FAB-Typ M3) mit vergrößerten und stark granulierten Promyelozyten im peripheren Blut. MGG-Fbg.

FAB-Klassifikation der akuten myeloischen Leukämien

Typ	FAB-Typ	Häufigkeit	Klinik
Undifferenzierte Myeloblastenleukämie	M1	20%	häufig, keine klinischen Besonderheiten
Teilweise differenzierte Myeloblastenleukämie	M2	30%	
Promyelozyten-leukämie	M3	10%	meist Erwachsene, häufig mit DIC
Myelomonozytäre Leukämie	M4	20%	häufig extramedullärer Organbefall (Haut, ZNS und andere Organe)
Monoblasten-leukämie	M5	15%	meist Kinder oder junge Erwachsene mit extramedullärem Organbefall, DIC
Erythroleukämie	M6	<5%	selten
Megakaryoblasten-leukämie	M7	<5%	selten, häufig akute Myelofibrose mit hämopoetischer Insuffizienz

vante Untergruppen der akuten Leukämien unterschieden werden. Zur näheren Subtypisierung einer akuten Leukämie sind – neben der histologischen Begutachtung eines Knochenmarkzylinders – zytologische, zytochemische, immunhistochemische sowie zytogenetische Untersuchungen an Knochenmarkausstrichen bzw. am peripheren Blut erforderlich.

3.2.1 Akute myeloische Leukämien

Bei den akuten myeloischen Leukämien (AML) handelt es sich um eine akut verlaufende neoplastische Proliferation von nicht oder nur unvollständig ausreifenden myeloischen Zellen, die unterschiedliche zytomorphologische, zytochemische und immunhistochemische Differenzierungsmerkmale zeigen können. Ihr Phänotyp ist im Einzelfall recht wechselnd, die Abgrenzung zwischen den Unterformen gelegentlich schwierig und subjektiv. Unter Verwendung der erwähnten Untersuchungsmethoden werden zur Zeit in der FAB-Klassifikation sieben AML-Subtypen definiert und von den akuten lymphatischen Leukämien (ALL) und den akuten undifferenzierten Leukämien (AUL) abgegrenzt.

Der **FAB-M1-Typ** ist eine undifferenzierte Myeloblastenleukämie, bei der die Blasten wenige Auer-Stäbchen und nur eine geringe Peroxydaseaktivität aufweisen. Zytologisch sind die Blasten durch große, rundliche Zellkerne mit mehreren Nukleolen gekennzeichnet, während zytoplasmatische Primärgranula weitgehend fehlen. Gesichert wird die myeloische Abstammung der Blasten durch den Nachweis von stabförmigen Granulaaggregaten (Auer-Stäbchen). Diese lassen sich mit der Peroxydase bzw. Chloracetatesterase-Reaktion darstellen. M1-Leukämien gehen typischerweise mit einer starken leukämischen Ausschwemmung der Blasten in das periphere Blut sowie mit einer hochgradigen Verdrängung des blutbildenden Marks einher. Der **FAB-M2-Typ** entspricht einer Differenzierung zwi-

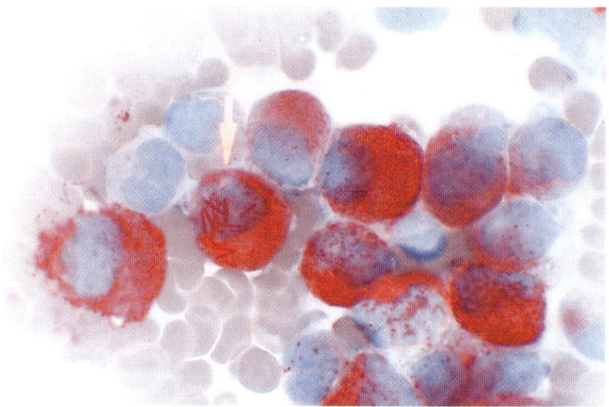

Abb. I-17: Akute Promyelozytenleukämie M3 mit Auer-Stäbchen. ASD-Chloracetatesterase.

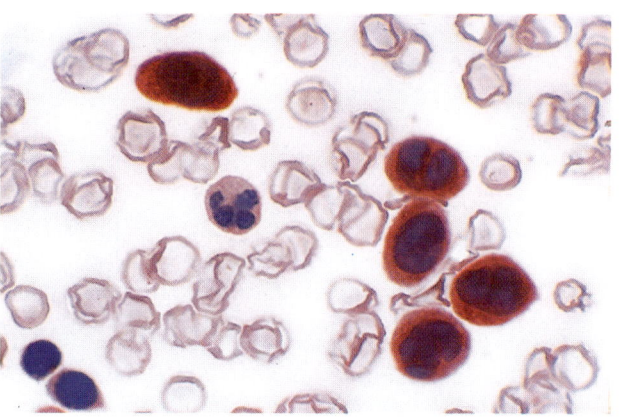

Abb. I-18: Akute myelomonozytäre Leukämie M4 mit vermehrten unreifzelligen, esterasehaltigen Monozyten. AS-Esterase-Reaktion.

schen Myeloblasten und Promyelozyten bis Myelozyten, wobei die Blasten stärker granuliert sind (und mehr Auer-Stäbchen enthalten) sowie eine stärkere Peroxydaseaktivität aufweisen.

Die **klassische Promyelozytenleukämie** mit Auftreten großer, dicht granulierter myeloischer Zellen wird als **FAB-M3-Typ** klassifiziert. M3-Leukämien können subleukämisch verlaufen, d. h. eine nur geringe leukämische Ausschwemmung aufweisen. Diese Leukämien sind gehäuft mit einer Verbrauchskoagulopathie (disseminierte intravasale Gerinnung) assoziiert und treten bevorzugt bei Erwachsenen auf.

Der **FAB-M4-Typ** charakterisiert die unter den AML sehr häufige **akute myelomonozytäre Leukämie**, bei der eine duale Differenzierung mit granulozytären und monozytären Eigenschaften vorliegt. So exprimieren die leukämischen Zellen wechselnd stark Peroxydase und Chloracetatesterase, enthalten jedoch stets reichlich das monozytäre Enzym (unspezifische Esterase). In den Zellen ist immunhistochemisch Lysozym nachweisbar, das auch als freies Enzym im Blut vorkommt. Die M4-Leukämien können mit sehr hohen Leukozytenzahlen im Blut einhergehen. Extramedulläre Infiltrate, besonders in Gingiva, Leber, Milz, Darm, Hoden und Haut, sind häufig.

Die **akute Monozytenleukämie** wird als **FAB M5** bezeichnet. Im Blut treten reichlich unreife (Monoblasten) und reife Monozyten auf. Sie enthalten – im Gegensatz zum M4-Typ – keine Chloracetatesterase, sondern exprimieren nur monozytäre Enzyme und Antigene. Das Knochenmark zeigt eine meist diffuse gleichförmige Infiltration mit weitgehender Verdrängung des blutbildenden Marks. Auch hier ist ein Befall von extramedullären Regionen häufig (Lymphknoten-, Hautinfiltrate, Gingivahyperplasie).

Die **akute Erythroleukämie** wird als **AML-M6** klassifiziert und ist durch das Auftreten abnormer, neoplastischer Erythroblasten mit polymorphen Kernen gekennzeichnet. Definitionsgemäß sind 50% der Knochenmarkzellen Erythroblasten.

Die Neoplasie unreifer Megakaryozyten wird **akute Megakaryoblastenleukämie AML-M7** genannt und zeigt eine massive, überwiegend intramedulläre Proliferation von unreifen Megakaryozyten. Diese tragen Plättchenantigene (z. B. Willebrand-Faktor) und sind typischerweise mit einer Myelofibrose vergesellschaftet.

3.2.2 Akute lymphatische Leukämien

Da alle lymphoblastischen Lymphome leukämisch ausschwemmen können und dies in der Mehrzahl der Fälle auch vorkommt, bestehen weitgehende Überschneidungen zwischen diesen soliden Tumoren und den verschiedenen akuten lymphatischen Leukämien. Diese treten vorwiegend im Kindesalter – mit einem frühen Altersgipfel zwischen dem 3. und 4. Lebensjahr – auf und stellen den größten Teil der malignen Tumo-

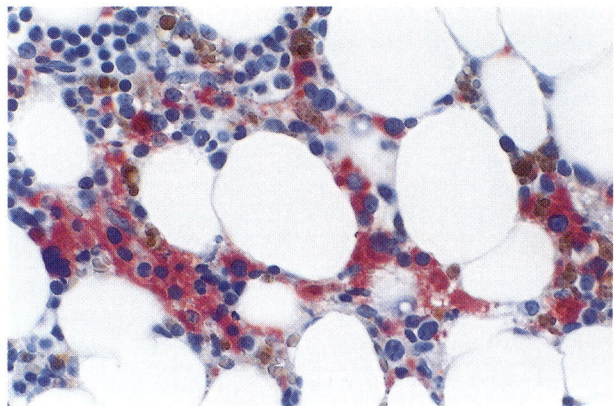

Abb. I-19: Akute Megakaryoblastenleukämie M7. Immunhistochemie.

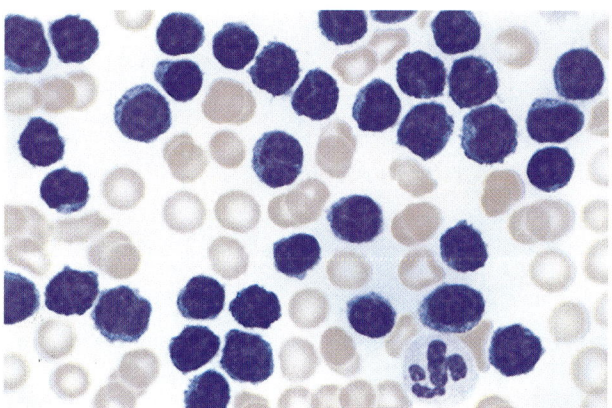

Abb. I-20: T-lymphoblastisches Lymphom mit leukämischer Ausschwemmung. MGG-Fbg.

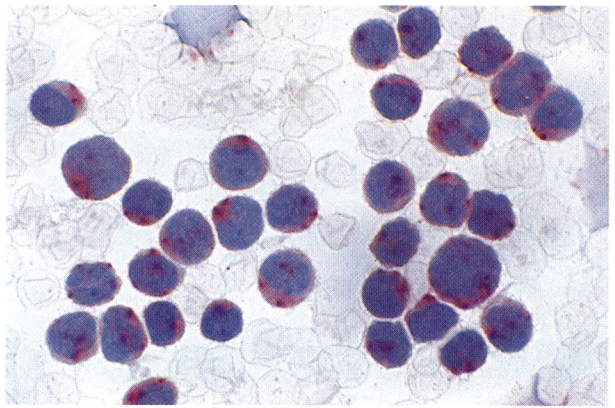

Abb. I-21: T-lymphoblastisches Lymphom mit leukämischer Ausschwemmung. Saure Phosphatase.

Klassifikation der akuten lymphatischen Leukämien (ALL)			
Immunologischer Subtyp	Morphologischer Subtyp	Inzidenz	Klinik
Common-ALL	L1, L2	50%	Lymphknotenschwellung Hepatosplenomegalie
Null-ALL (Prä-B-ALL)	L1, L2	10%	Lymphknotenschwellung Hepatosplenomegalie
B-ALL	L3	< 5%	Hepatosplenomegalie, ZNS
T-ALL	L1, L2	20%	Thymustumor, Lymphknotenschwellung, Hepatosplenomegalie, ZNS-Befall

ren dieser Altersklasse. Man kann zwischen B- und T-Zell-Typen sowie der Common-ALL unterscheiden. Während sich die B- und T-Zell-Typen über eine Expression früher Differenzierungsantigene der jeweiligen Zellinie definieren, besitzen die Tumorzellen der cALL nur das Common-ALL-Antigen (CALLA; CD10) und als Zeichen ihrer Unreife das Enzym »terminale Desoxinukleotidyltransferase« (tDT).

Klinisch verursachen die B-ALL eine abdominale Lymphknotenschwellung bzw. manifestieren sich im Knochenmark, während die T-ALL in der Regel mit einem Thymustumor und einer entsprechenden mediastinalen Raumforderung bzw. -verschattung einhergehen. Die cALL verläuft meist ohne nennenswert solide Tumorbildung.

Morphologisch enthält das Knochenmark dichte, diffus verteilte Infiltrate aus recht gleichförmigen Zellen mit rundlichen (B-) bzw. gefälteten Kernen (T-ALL), die sich auch im peripheren Blut nachweisen lassen. Die FAB-Klassifikation unterscheidet drei verschiedene Subtypen:
- **Subtyp L1** zeigt kleine Blasten mit schmalem Zytoplasma und kleinen Nukleolen.
- **Subtyp L2** stellt eine eher heterogene Zellpopulation mit großen Kernen, breiterem Zytoplasmasaum und prominenten Nukleolen dar.
- **Subtyp L3** weist große Blasten mit sehr großen Nukleolen und tiefbasophilem Zytoplasma auf.

Die Morphologie stimmt häufig nicht mit den immunologischen Befunden überein, woraus sich die Notwendigkeit einer exakten zyto- und immunhistochemischen Typisierung ergibt. Alle ALL-Zellen sind PAS-positiv und zeigen einen positiven Ausfall der Saure-Phosphatase-Reaktion. Die Zellen enthalten weder Myeloperoxidase noch Esterasen (Differentialdiagnose: akute myeloische Leukämie). Ferner sind heute subtile Analysen des Immunphänotyps mit Hilfe der fluoreszenzaktivierten Zell-Sorter (FACS) möglich.

4 Chronische myeloproliferative Erkrankungen

4.1 Chronische myeloische Leukämie

Bei der chronischen myeloischen Leukämie (CML) handelt es sich um eine chronisch verlaufende myeloproliferative Erkrankung mit leukämischer Ausschwemmung von reifen Granulozyten und ihren Vorstufen. Es existieren – da es sich um eine Erkrankung mit neoplastischer Transformation auf der Ebene der Knochenmarkstammzelle handelt – Misch- und Übergangsformen zu anderen myeloproliferativen Erkrankungen, z. B. zur megakaryozytären Myelose, bei der eine starke Proliferation von Megakaryozyten beobachtet wird. Auch die chronischen Baso- und Eosinophilenleukämien gehören zum möglichen phänotypischen Spektrum der CML.

Die Inzidenz der CML beträgt etwa einen Fall unter 100 000 Einwohnern; ihren Häufigkeitsgipfel erreicht die Erkrankung in der 4. Lebensdekade. Etwa 20% aller Leukämien gehören in diesen Formenkreis.

Pathogenetisch liegt der CML die neoplastische Transformation einer Stammzelle zugrunde (klonale Erkrankung), bei der es zumeist (> 90% der Fälle) zu einer Chromosomentranslokation (22q-9) mit Entstehung des *Philadelphia-Chromosoms* (Ph1) kommt. Durch diese Translokation findet eine Onkogenaktivierung statt, die für die neoplastische Proliferation des Zellklons verantwortlich gemacht wird. Das Philadelphia-Chromosom läßt sich durch Chromosomenanalyse von Metaphasezellen in granulo- und erythrozytären Zellen sowie in Megakaryozyten nachweisen, während es in Lymphozyten und Körperzellen nicht zu finden ist. Der Nachweis ist nahezu beweisend für eine CML. Das Fehlen eines Philadelphia-Chromosoms bei CML geht mit einer schlechteren Prognose einher.

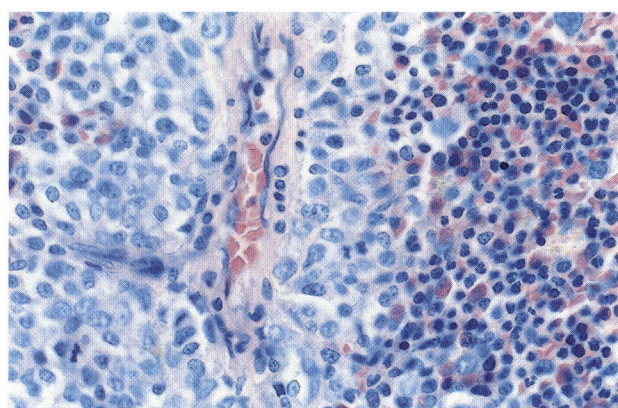

Abb. I-22: Chronische myeloische Leukämie. Perivaskulär angeordnete Myeloblasteninfiltration. Knochenmark. MGG-Fbg.

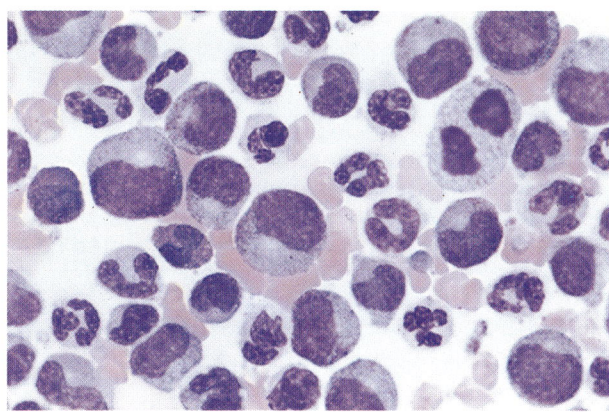

Abb. I-23: Chronische myeloische Leukämie. Myeloblasten, Promyelozyten und Myelozyten im peripheren Blut. MGG-Fbg.

Bei der CML lassen sich klinisch-morphologisch verschiedene Phasen unterscheiden. Die **chronische Phase** weist eine schleichende uncharakteristische Symptomatik mit Abgeschlagenheit, Blässe und Gewichtsverlust auf. Es können Fieber und Anämie hinzutreten; eine Splenomegalie entwickelt sich obligat. Die Überlebenszeit der Patienten ist durch eine Therapie bislang nicht zu beeinflussen und beträgt im Durchschnitt 3,5 Jahre nach Diagnosestellung. In der **Akzelerationsphase**, d. h. entweder im Blastenschub oder in der sekundären Markfibrose mit hämatopoetischer Insuffizienz, kommt es zum letalen Ausgang.

Morphologisch ist die CML im Knochenmark durch eine starke Hyperplasie mit Linksverschiebung der Granulopoese gekennzeichnet. Die Proliferation führt makroskopisch zu einer grauen Farbe des Knochenmarks und läßt sich häufig auch in den normalerweise nicht mehr an der Blutbildung beteiligten langen Röhrenknochen nachweisen. Fettzellen sind kaum noch erkennbar; die Erythropoese ist stark vermindert (das Verhältnis von Granulo-/Erythropoese [M/E-Quotient] kann bis zu einem Verhältnis von 10–50 : 1 [normal: bis 5 : 1]) ansteigen. Die Ausreifung zu reifen Granulozyten ist zwar vermindert, aber im Prinzip noch erhalten (wichtiger Unterschied zur akuten myeloischen Leukämie bzw. zum Blastenschub). Es finden sich unreife Granulopoesezellen (Promyelozyten) überwiegend in den peritrabekulären und den periarteriellen Ausreifungszonen. Die Zellen können aber auch diffus im Markraum verteilt sein. Häufig liegt eine deutliche Eosinophilie, gelegentlich auch eine Vermehrung von Basophilen vor, die auch im Blutausstrich nachweisbar sein können. Hier dominieren bei Leukozytenzahlen zwischen 250 000 und 300 000/μl (Werte von über 1 000 000/μl sind bekannt) massenhaft granulopoetische Zellen einschließlich unreifer Vorstufen (Promyelozyten und andere). Weiterhin besteht meist eine normochrome Anämie.

Die *Akzelerationsphase* ist meist durch das Auftreten eines Blastenschubs gekennzeichnet, der sich klinisch als Therapieresistenz, Fieber und Hinfälligkeit manifestiert. Der Verlauf ist durch eine zunehmende hämatopoetische Insuffizienz mit hämorrhagischer Diathese und Infektionen charakterisiert. Manchmal lassen sich auch tumorförmige leukämische Infiltrate (z. B. im Gehirn) nachweisen. Im Blut und im Knochenmark finden sich mehr als 30% Blasten bei einer peripheren Leukozytenzahl von weniger als 100 000/μl. Meist sind noch reife Granulozyten vorhanden (sog. Hiatus leucaemicus), die Blasten selbst entsprechen ungranulierten Myeloblasten. Eine lymphoide Differenzierung der Blasten, die dann negativ für myeloische Marker (Chloracetatesterase, Peroxydase) sind, kommt relativ häufig vor (in ca. 30% der Fälle). Auch andere Differenzierungen sind in Analogie zu den akuten myeloischen Leukämien möglich. In einigen Fällen stammen die Blasten nicht aus dem Knochenmark, sondern werden extramedullär, z .B. in der Milz, gebildet, um das Knochenmark sekundär zu besiedeln. Eine sekundäre Markfibrose, häufig nicht mehr von einer genuinen Osteomyelosklerose zu unterscheiden, kann zu einer hämatopoetischen Insuffizienz führen.

Andere Organe, besonders Milz, Leber und Lymphknoten, sind bei der CML infiltriert. Tumorförmige Ansammlungen unreifer granulopoetischer Vorstufen, die häufig als Hautinfiltrate auftreten, werden als **granulozytisches Sarkom** bzw. als **Chlorom** bezeichnet.

Differentialdiagnostisch kommt eine **leukämoide Reaktion des Knochenmarks** mit starker granulozytärer Hyperplasie und Linksverschiebung bei Infektionen in Betracht. Dabei liegt meist ein akutes febriles Krankheitsbild vor; eine erhebliche Vermehrung von Promyelozyten tritt kaum auf. Unter Umständen sind mehrfache bioptische Knochenmarkuntersuchungen sowie eine Chromosomenanalyse zur sicheren Diagnose erforderlich.

4.2 Osteomyelosklerose

Die Osteomyelosklerose (OMS) ist eine chronische myeloproliferative Erkrankung mit einer neoplastischen Proliferation aller drei hämatopoetischen Zellreihen, die mit einer progredienten Marksklerose und einer ausgeprägten extramedullären Hämatopoese einhergeht. Das Krankheitsbild entsteht zum einen eigenständig, d. h. primär, oder sekundär als Endstadium anderer myeloproliferativer Erkrankungen, besonders der CML, der essentiellen Thrombozythämie und der Polycythaemia vera. Aus diesen Gründen sind exakte epidemiologische Angaben schwer zu erhalten.

Pathogenetisch liegt der Erkrankung eine neoplastische Transformation der pluripotenten hämatopoetischen Stammzelle zugrunde, die durch eine Vielzahl von Noxen (ionisierende Strahlung, Chemikalien) ausgelöst werden kann. Im Gegensatz zur CML ist ein Philadelphia-Chromosom nicht vorhanden und der Index der alkalischen Leukozytenphosphatase erhöht. Die progrediente Marksklerose ist das Resultat einer Sekretion von fibroblastenstimulierenden Zytokinen durch neoplastische Megakaryozyten.

Klinisch imponiert die OMS zunächst als eine an Schwere zunehmende normochrome Anämie mit entsprechender Minderbelastbarkeit, Leistungsknick und Blässe sowie durch eine Thrombozytopenie bei meist nur gering erhöhten Leukozytenzahlen. Eine Splenomegalie wird schon früh manifest und kann bei längerer Krankheitsdauer infolge der exzessiven Milzvergrößerung erhebliche epigastrische Beschwerden sowie ein Hyperspleniesyndrom verursachen. Die OMS führt nach wechselnd langer Krankheitsdauer (mittlerer Verlauf nach Diagnosestellung etwa 5 Jahre) über eine progrediente Anämie und Thrombopenie zur hämatopoetischen Insuffizienz mit entsprechenden letalen Komplikationen.

Im peripheren Blut findet sich bei OMS meist ein *leukoerythroblastisches Blutbild* mit Erythroblasten und Myelozyten (selten auch Promyelozyten) auf einem Hintergrund aus hypochromatischen und poikilozytotischen Erythrozyten. Die Knochenmarkpunktion fördert meist sehr wenig Material (Punctio sicca). Histologisch findet sich in frühen Stadien eine Hyperplasie aller drei hämatopoetischen Zellreihen mit starker Vermehrung polymorpher Megakaryozyten, die häufig in Nestern zusammenliegen. Ferner besteht eine besenreiserartige Zunahme argyrophiler Fasern. Die Sinus sind meist erweitert. In späteren Stadien kommt es zu einer zunehmenden narbigen Verödung des Marks und zu einer Osteosklerose mit einem unregelmäßigen, neugebildeten Geflechtknochen. Wie die CML führt auch die OMS zu einer ausgeprägten extramedullären Infiltration der Milz und der Leber.

Die **Differentialdiagnose** umfaßt in Frühstadien – bei fehlender Faservermehrung – vor allem die essentielle

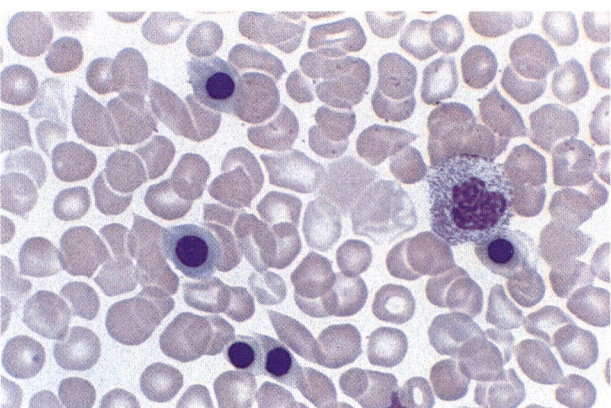

Abb. I-24: Osteomyelosklerose. Promyelozyt und fünf Normoblasten im peripheren Blut (leukoerythroblastäres Bild). MGG-Fbg.

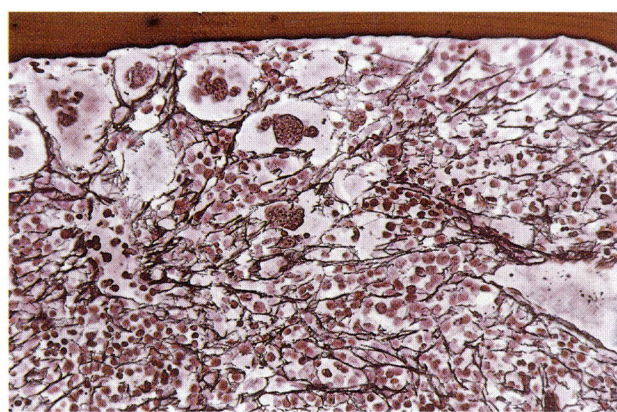

Abb. I-25: Osteomyelosklerose. Ausgeprägte Faservermehrung im zellreichen Stadium. Gitterfaserfärbung nach Gomori.

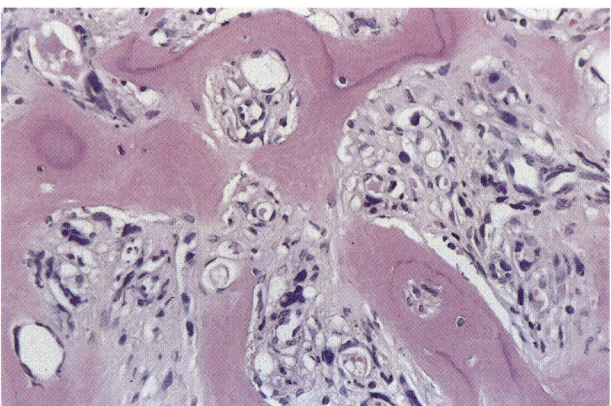

Abb. I-26: Osteomyelosklerose mit ausgeprägter Vermehrung von kollagenem Bindegewebe, das die Markräume ausfüllt. Spätstadium. HE-Fbg.

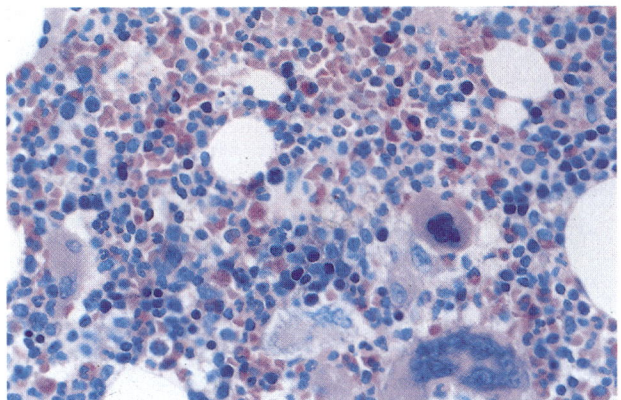

Abb. I-27: **Polycythaemia vera.** Trilineare Vermehrung hämopoetischer Zellen. Knochenmark. Giemsa-Fbg.

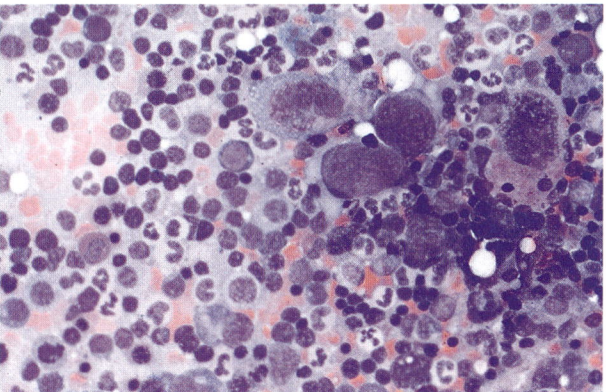

Abb. I-28: **Polycythaemia vera.** Vermehrte megakaryoblastäre Zellen im Knochenmarkausstrich. MGG-Fbg.

Thrombozythämie und bei starker Hyperzellularität des Knochenmarks auch die Polycythaemia vera.

4.3 Polycythaemia vera rubra

Die Polycythaemia vera rubra stellt eine chronische myeloproliferative Erkrankung dar, die auf einer neoplastischen Transformation der pluripotenten hämatopoetischen Stammzelle beruht. Im Vordergrund steht eine Zunahme der absoluten Erythrozytenmasse, aber auch die Anzahl der Leukozyten und Thrombozyten ist erhöht.

Die Erkrankung ist mit einer Inzidenz von 0,5 bis 2 Fällen unter 100 000 Einwohnern selten; der Altersgipfel liegt zwischen 50. und 60. Lebensjahr. Die Überlebenszeit beträgt unter Therapie zwischen 10 und 15 Jahre. Klinisch imponiert die Polycythaemia vera zunächst als Rötung der Haut und der sichtbaren Schleimhäute (Plethora). Ferner bestehen häufig Bluthochdruck und Pruritus. Gelegentlich sind Magenulzera durch Thrombose kleiner Blutgefäße das erste Krankheitssymptom. Im Blut finden sich Erythrozytenzahlen zwischen 7 und 12 Millionen pro µl bei Hämatokrit- und Hämoglobinwerten von über 0,8 bzw. 180 g/l. Häufig besteht auch eine mäßige Leukozytose sowie eine ausgeprägte Thrombozytose. Die Blutsenkungsgeschwindigkeit ist stark verzögert. Später stehen Komplikationen, wie Thrombosen, Embolien und Hyperurikämie, im Vordergrund. Die Polycythaemia vera führt in etwa 60% der Fälle zu einer sekundären Myelosklerose und somit zur hämatopoetischen Insuffizienz. Diese *Erschöpfungsphase* (»spent phase«) geht paradoxerweise mit einer zunehmenden Anämie bei Proliferation der granulopoetischen Zellen und Megakaryozyten einher. Die Entwicklung einer akuten Leukämie kann sowohl direkt aus einer floriden Polycythaemia vera als auch aus den Sekundärveränderungen erfolgen.

Morphologisch imponiert eine ausgeprägte Hyperplasie des blutbildenden Marks mit Ausdehnung des dunkelroten Marks in die langen Röhrenknochen und einem fast vollständigen Schwund der Fettzellen. Es zeigt sich eine trilineare Vermehrung hämatopoetischer Zellen mit besonders starker Vermehrung von polymorphen Megakaryozyten und Erythroblasten (Granulopoese/Erythropoese-[M/E-]Quotient von ≥ 0.5). Allerdings existieren auch Unterformen der Polycythaemia vera, bei denen eine Megakaryozytenvermehrung nicht beobachtet wird (bilinearer Typ). Die Eisenspeicher des Knochenmarks sind fast stets entleert; eine Faservermehrung kann bestehen. Im Knochenmarkausstrich ist eine Polycythaemia vera nur unter Vorbehalt zu diagnostizieren bzw. von reaktiv-hyperplastischen Zuständen abzugrenzen.

Differentialdiagnostisch ist in erster Linie an eine *reaktive Erythrozytose* (Polyglobulie) zu denken, bei der der Erythropoetinspiegel – im Gegensatz zur Polycythaemia vera – erhöht ist und sich meist eine andere Grunderkrankung nachweisen läßt. Ferner kommen differentialdiagnostisch eine *essentielle Thrombozythämie* sowie eine *chronische myeloische Leukämie* in Frage, die sich durch eine verminderte Erythropoese von der Polycythaemia vera abgrenzen lassen.

Wie bei anderen chronischen myeloproliferativen Erkrankungen ist eine extramedulläre Beteiligung der Milz und der Leber häufig und manifestiert sich als Hepatosplenomegalie.

4.4 Essentielle Thrombozythämie

Bei der essentiellen (primären) Thrombozythämie handelt es sich um die seltenste der chronischen myeloproliferativen Erkrankungen. Sie ist definiert durch

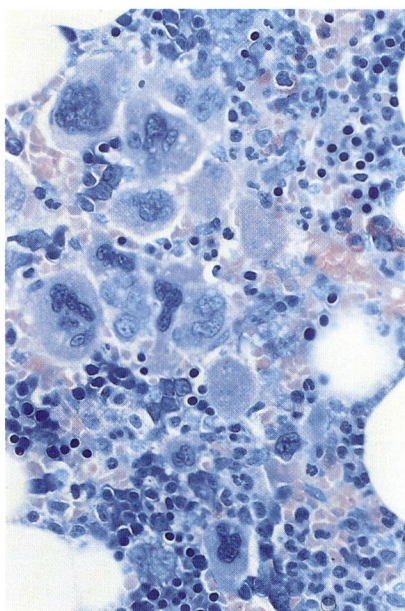

Abb. I-29: Essentielle Thrombozythämie. Vermehrte und atypische Megakaryozyten im Knochenmark. Giemsa-Fbg.

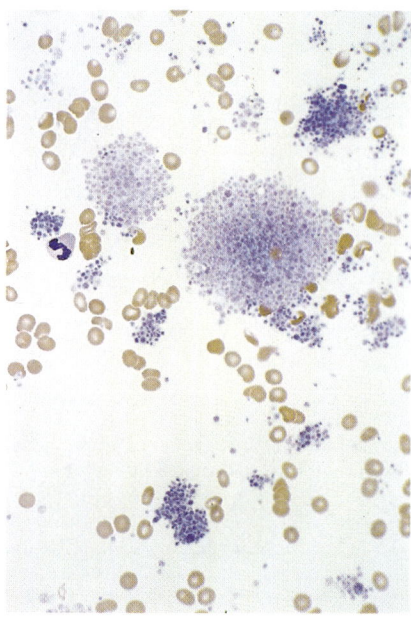

Abb. I-30: Essentielle Thrombozythämie. Stark vermehrte Thrombozyten von unterschiedlicher Form und Größe. Peripheres Blut. MGG-Fbg.

eine Thrombozytose von mehr als 1x10⁶/µl, eine massive Vermehrung von Megakaryozyten und Thrombozyten im Knochenmark und durch das Fehlen eines Philadelphia-Chromosoms. Ferner kann eine zu einer reaktiven Thrombozytose führende Grunderkrankung ausgeschlossen werden. Pathogenetisch liegt eine neoplastische Transformation pluripotenter hämatopoetischer Stammzellen vor, die die häufig auftretenden Mischformen und Übergänge in andere Erkrankungen dieses Formenkreises erklärt.

Klinische Befunde der meist nach der 5. Lebensdekade auftretenden essentiellen Thrombozythämie sind Anämie, Thrombose- und Blutungsneigung (häufig gastrointestinale Blutungen). Im weiteren Verlauf kommt es zu venösen oder arteriellen Thrombosen, wobei ein akraler Befall mit Erythromelalgie, Livedo reticularis oder Gangrän besonders charakteristisch ist. Bei 60% besteht eine Splenomegalie; 20% der Patienten bleiben asymptomatisch. Über 50% der Patienten überleben 5 Jahre nach Diagnosestellung, sind aber ständig durch Thrombose- oder Blutungskomplikationen bedroht. Die essentielle Thrombozythämie kann final in eine andere myeloproliferative Erkrankung (z. B. in eine akute Leukämie) übergehen.

Morphologisch zeigt das Knochenmark eine extreme Vermehrung von Megakaryozyten und ihren Vorstufen sowie eine ausgeprägte Ansammlung von Blutplättchen, die häufig in größeren Aggregaten in Form von Nestbildung zusammenliegen. Die Megakaryozyten selbst sind hyperlobuliert und besitzen als Zeichen der gesteigerten Plättchenproduktion ein breites Zytoplasma. Eine leichte Faservermehrung kann vorhanden

sein, erreicht aber nie das Ausmaß wie bei der OMS. Ferner besteht eine Vermehrung der erythro- und granulopoetischen Vorstufen.

Differentialdiagnostisch sind in erster Linie reaktive Thrombozytosen, z. B. nach Splenektomie, bei chronischen entzündlichen Erkrankungen und soliden Tumoren zu berücksichtigen. Auch andere myeloproliferative Erkrankungen (CML, OMS) kommen in Frage, bei denen eine (meist aber nicht isolierte) Thrombozytose auftreten kann.

4.5 Generalisierte Mastozytosen

Proliferationen von Mastzellen können *lokalisiert* (z.B. Urticaria pigmentosa der Haut) oder *generalisiert* auftreten. Bei **generalisierten Mastozytosen**, die man als myeloproliferative Erkrankungen auffassen kann, wird eine *systemische Form* mit Beteiligung von Haut und Knochenmark und einer insgesamt recht günstigen Prognose von der *malignen Mastozytose* abgegrenzt. Letztere zeigt meist keine Hautläsionen, dafür aber eine Infiltration von Lymphknoten, Milz und Leber. Die Prognose ist schlecht.

Klinisch kommt eine *systemische Mastzellvermehrung* meistens im Kindesalter als benigne generalisierte Infiltration der Haut als Knötchen, Plaques oder als Erythem vor. Sie verursacht durch die Degranulierung der infiltrierenden Mastzellen einen intensiven Juckreiz. Häufig bildet sich diese Urticaria pigmentosa im Lauf des Lebens spontan zurück.

Bei einer zweiten, in der Regel *maligne* verlaufenden Form der systemischen Mastozytose kommt es zur Infiltration des Knochenmarks, der Leber, der Milz und des Gastrointestinaltrakts. Die Freisetzung von Histamin aus den Granula der Mastzellen verursacht einen Flush und Blutdruckabfälle, die letal verlaufen können. Etwa 15% dieser Patienten entwickeln eine *Mastzellenleukämie.*

Morphologisch imponieren die Hautläsionen einer Mastozytose als knotenförmige Infiltrate des Koriums bzw. der Kutis. Die meist spindeligen Zellen mit ovalen, häufig gekerbten Kernen und einem hellen Zytoplasma können, müssen aber nicht, in der Giemsa-Färbung Granula zeigen. Sie sind selektiv mit einer Toluidin-Blau-Färbung und durch eine Naphthol-ASD-Chloracetatesterase-Reaktion darstellbar. Eine Lymphknotenbeteiligung gibt sich in der Regel als mäßige Lymphadenopathie zu erkennen, die bei der malignen Mastozytose häufig generalisiert vorkommt. Sowohl bei der systemischen als auch bei der malignen Variante wird eine Hepatosplenomegalie beobachtet. Im Knochenmark tritt die Mastozytose typischerweise mit peritrabekulären Infiltraten in Erscheinung, die mit einer erheblichen Fibrosierung einhergehen.

4.6 Plasmozytom

Das Plasmozytom stellt eine Neoplasie der Plasmazellen des Knochenmarks dar und kann daher als ein extranodales Non-Hodgkin-Lymphom aufgefaßt werden. Das Plasmozytom ist der häufigste generalisierte Knochentumor; er tritt vorwiegend im fortgeschrittenen Erwachsenenalter (6–7. Lebensjahrzehnt) auf. Die Prognose ist sehr ungünstig: In der Regel beträgt die Überlebenszeit weniger als 3 Jahre. Es können alle Knochen durch disseminierte Plasmozytomherde (multiples Myelom) befallen werden. Solitäre und extramedulläre Plasmozytome sind ebenso wie eine extraossäre Disseminierung des Tumors selten.

Plasmozytome können die Immunglobuline IgM, IgG, IgA und IgD, extrem selten Immunglobulin E produzieren. Zusätzlich zu dem kompletten Immunglobulin können leichte Ketten gebildet werden. Andere Plasmozytome bilden nur leichte Ketten *(Leichte-Ketten-Krankheit)* ohne das komplette Immunglobulin. Die Produktion von leichten Ketten ist prognostisch ungünstig, da sie zur Amyloidose und zur Paraproteinniere führt. Einige Plasmozytome bilden weder das komplette Immunglobulin noch leichte Ketten *(nichtsekretorische Plasmozytome).*

Klinisch äußert sich das Plasmozytom sehr häufig in zunehmenden Knochenschmerzen und einem allgemeinen Krankheitsgefühl; eine Anämie kann hinzutreten. Pathologische Frakturen durch Knochendestruktion, die sich röntgenologisch als ausgestanzte Osteolysen manifestieren, können entsprechende funktionelle, manchmal auch neurologische Ausfälle nach sich

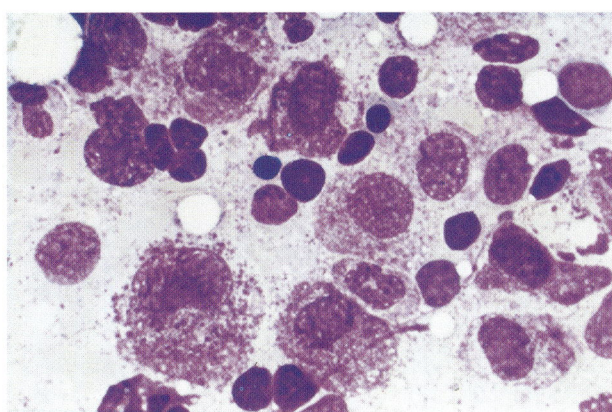

Abb. I-31: Generalisierte Mastozytose. Vermehrte und atypische Mastzellen. Knochenmark. MGG-Fbg.

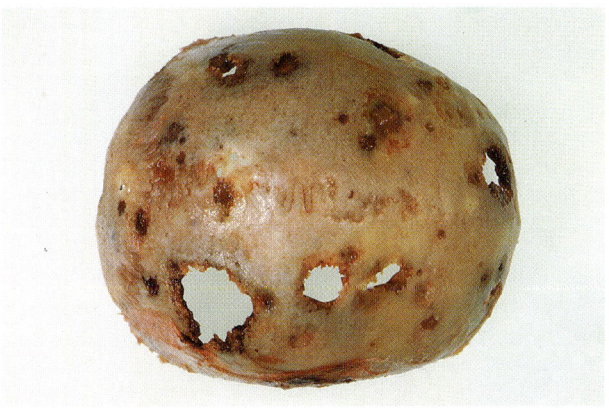

Abb. I-32: Plasmozytom. »Lückenschädel«: multiple, unterschiedlich große Knochendefekte infolge einer Osteolyse.

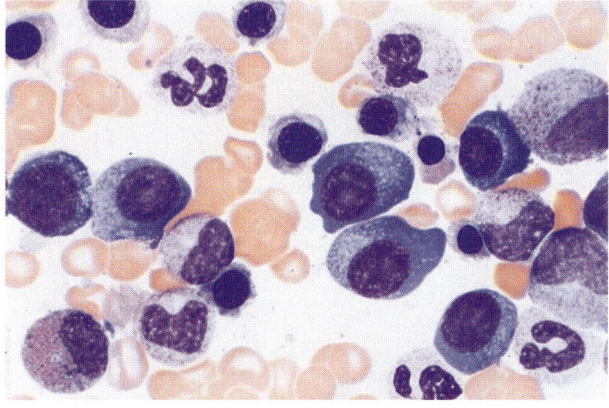

Abb. I-33: Plasmozytom. Unterschiedlich differenzierte Plasmazellen. Ausstrich aus Plasmozytominfiltrat. MGG-Fbg.

ziehen. Die meisten Plasmozytome produzieren und sezernieren monoklonale Immunglobuline bzw. -frag mente. Falls Leichtkettenproteine vorliegen, können diese im Urin ausgeschieden werden *(Bence-Jones-Proteine)* und zu schweren Nierenschäden führen.

Die **Diagnose** wird in der Regel anhand des klinischen Bildes, des Röntgenbefunds, der maximal erhöhten Blutsenkungsgeschwindigkeit und durch den Nachweis einer monoklonalen Immunglobulinvermehrung im Serum bzw. im Urin (Immunelektrophorese) gestellt. Die zyto- und/oder histologische Knochenmarkuntersuchung zeigt eine Infiltration mit Plasmazellen, die über 10% aller Knochenmarkzellen ausmacht. Typischerweise gibt es sehr *reifzellige Plasmozytome*, deren Zellen sich von normalen Plasmazellen nicht unterscheiden, und solche mit *unreifen Zellformen*, die in der Regel eine schnellere Progredienz aufweisen. Die klinische Stadieneinteilung berücksichtigt neben dem Grad der Anämie (Hb < 10g/dl) auch eine Hyperkalzämie (Ca > 2,6 mM), das Ausmaß der Ig-Vermehrung im Blut und Urin sowie Anzahl und Ausdehnung der Osteolysen.

Makroskopisch zeigen die betroffenen Knochen unscharfe graurötliche, glasige (»himbeergeleeartige«) weiche Herde, die histologisch Ansammlungen von Plasmazellen entsprechen. Plasmozytome können unterschiedliche Verteilungsmuster und Differenzierungsgrade der Tumorzellen aufweisen, die die Prognose beeinflussen: je geringer und herdförmiger die Infiltration und je reifzelliger die neoplastischen Zellen, desto länger die Überlebenszeit. Im Knochenmarkausstrich lassen sich meist reichlich Plasmazellen mit typischen rundlichen Kernen und perinukleären Aufhellungen nachweisen. Bei anaplastischen Varianten liegt eine dichte diffuse Infiltration durch Tumorzellen vor, die an Immunoblasten erinnern und mit einem B-immunoblastischen Lymphom verwechselt werden können. Neoplastische Plasmazellen enthalten zwar monotypische Immunglobuline und exprimieren häufig myeloische Marker, zeigen aber weder Common-Leukocyte-Antigen (CLA; CD45) noch B-Zell-Marker.

Die **Differentialdiagnose** umfaßt klinisch die *monoklonale Gammopathie* unklarer Bedeutung (MGUS), die in einem Teil der Fälle auf reaktive Veränderungen zurückzuführen ist, in einem anderen in ein Plasmozytom übergeht. Morphologisch müssen einerseits unspezifisch-reaktive Veränderungen mit einer meist streng perivaskulären Plasmozytose des Knochenmarks, andererseits ein lymphoplasmozytisches Immunozytom, ein B-IB, gelegentlich auch eine akute myeloische Leukämie abgegrenzt werden.

4.7 Knochenmarkmetastasen

Im Knochenmark kommen hämatogene Metastasen verschiedener Primärtumoren vor. Meist handelt es sich um Karzinome. Hier sind die Neubildungen zu

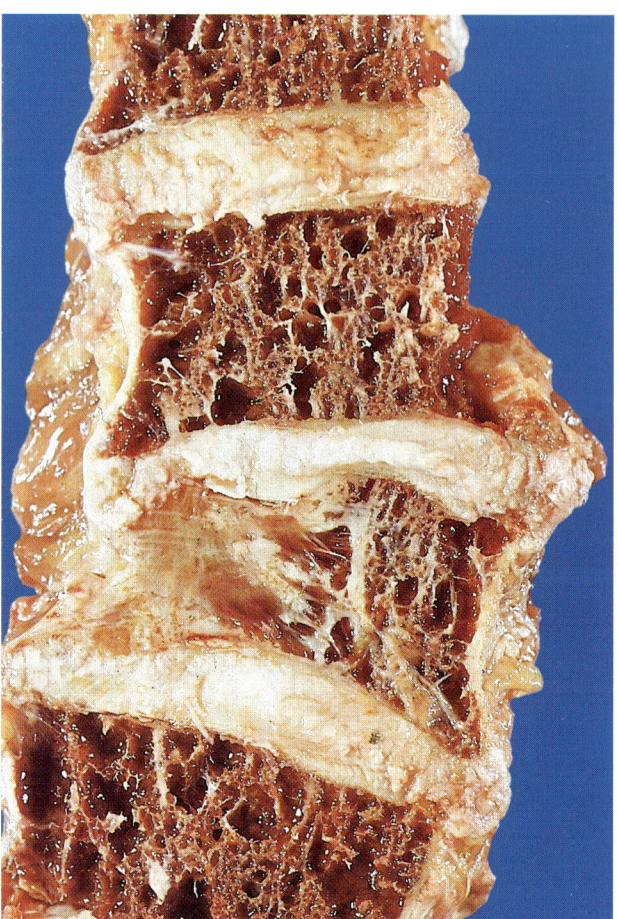

Abb. I-34: Plasmozytom. Fortgeschrittene Osteoporose mit einer pathologischen Fraktur im Bereich eines Wirbelkörpers.

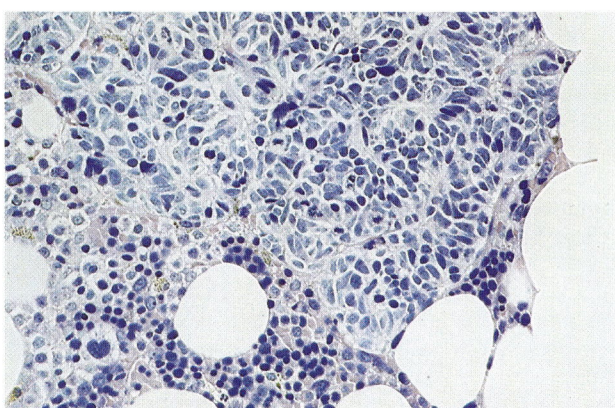

Abb. I-35: Knochenmarkmetastasen. Verbände eines kleinzelligen Bronchialkarzinoms im Knochenmark. Giemsa-Fbg.

nennen, die Knochenmetastasen setzen: Bronchial-, Mamma-, Nieren-, Prostata- und Schilddrüsenkarzinome. Die Metastasen können das Knochenmark ausfüllen und in einem fortgeschrittenen Stadium mit Anämie und extramedullärer Blutbildung (osteoplastisches Prostatakarzinom) einhergehen.

J. Störungen der Hämostase und Fibrinolyse

1 Hämorrhagische Diathese

Verdacht auf eine Hämostasestörung besteht bei Spontanblutungen in Form von Petechien (insbesondere an abhängigen oder mechanisch belasteten Körperpartien) oder disseminierten Hämatomen, bei starken Nachblutungen nach Zahnextraktionen und bei rezidivierenden Gelenksblutungen. Frühzeitiges Auftreten von Blutungen (Nabelblutung) spricht für eine angeborene Blutungsneigung (Familienanamnese!). Die erworbene hämorrhagische Diathese ist überwiegend iatrogen (z. B. Behandlung mit Vitamin-K-Antagonisten zur Gerinnungshemmung).

1.1 Störungen der primären Hämostase (Blutstillung)

Begriffsbestimmung und Pathogenese: Bei isoliert defekter primärer Hämostase ist die Blutungszeit verlängert, die Blutgerinnung dagegen meist normal. Als Ursache kommen Thrombozytopenie, Thrombozytopathie (Defekte der Thrombozytenfunktion) und unzureichende Funktion des Willebrand-Proteins in Betracht. Eine hämorrhagische Diathese kann allerdings auch bei erhöhter Thrombozytenkonzentration (Thrombozytose als passagere, Thrombozythämie als überdauernde Steigerung) beobachtet werden. Die Blutungsneigung trotz erhöhter Thrombozytenzahl wird auf eine gleichzeitige Funktionsstörung der vermehrt gebildeten Plättchen zurückgeführt (unzureichende Aktivierbarkeit und Aggregationsneigung). Etwa 70% der Fälle von Blutungsneigung sind durch Thrombozytopenie bzw. -pathie bedingt, wobei die hereditären Störungen nur etwa 1% ausmachen.

1.1.1 Thrombozytopenie

Bei Thrombozytopenie ist mit einer hämorrhagischen Diathese (thrombozytopenische Purpura) zu rechnen, wenn die Thrombozytenkonzentration im Venenblut unter 50 G/l (50 000/µl) sinkt. Bei Thrombozytenkonzentrationen unter 20 G/l (20 000/µl) ist die Hämostase mit Sicherheit insuffizient. Eine Thrombozytopenie kann durch unzureichende Neubildung, verkürzte Lebensdauer, erhöhten Verbrauch oder Umverteilung von Thrombozyten zuungunsten des zirkulierenden Blutes bedingt sein.

Beim autosomal rezessiv vererbten **Fanconi-Syndrom** ist die Blutzellbildung allgemein gestört, aber zunächst (im frühen Schulalter) manifestiert sich die Störung der Thrombopoese. Bereits im Säuglingsalter kommt es bei der **familiären amegakaryozytären Thrombozytope**-

nie, die ebenfalls autosomal rezessiv vererbt wird, zu schweren Blutungen. Die Erkrankung geht häufig mit Skelettfehlbildungen, wie beidseitige Radiusaplasie, einher. Beim **May-Hegglin-Syndrom**, einer seltenen, autosomal dominanten Erbkrankheit, ist die Thrombozytopenie mit einer Leukozytopenie vergesellschaftet.

Verminderte Thrombozytopoese

Angeborene Thrombozytopenien
Konstitutionelle Panmyelopathie (Fanconi-Syndrom)
Kongenitale Thrombozytopenie mit Radiusaplasie
May-Hegglin-Syndrom
Wiskott-Aldrich-Syndrom

Erworbene Thrombozytopenien
Panmyelopathien
Infiltration des Knochenmarks bei Leukämien und Karzinosen
Ionisierende Strahlen
Myelotoxische Medikamente
Hypovitaminosen (B$_{12}$, Folsäure)

Verkürzte Lebenszeit der Thrombozyten
Autoimmunerkrankungen
Idiopathische Thrombozytopenie (Morbus Werlhof)
Evans-Syndrom
Lupus erythematodes

Alloimmunerkrankungen
Fetomaternale Inkompatibilität
Bluttransfusionen
Medikamente (z. B. Chinin)
Parainfektiöse Thrombopenie
Postinfektiöse Thrombopenie

Nichtimmunologische Ursachen
Mechanische Schädigung bei extrakorporaler Zirkulation oder Herzklappenersatz
Verbrauchskoagulopathie
Thrombotisch-thrombozytopenische Purpura (TTP)
Hämolytisch-urämisches Syndrom (HUS)

Verteilungsstörungen
Sequestration in der Milz bei Splenomegalie oder kavernösem Hämangiom (Kasabach-Merritt-Syndrom)

Ursache der in den ersten Lebensjahren symptomatisch werdenden hämorrhagischen Diathese ist eine Störung der Plättchenbildung aus den Megakaryozyten (Riesenplättchen im Blutausstrich). Abnorm klein dagegen (und funktionsgestört) sind die Thrombozyten bei Patienten mit dem X-chromosomal rezessiv vererbten **Wiskott-Aldrich-Syndrom**, bei dem zusätzlich eine allgemeine Immunschwäche besteht. Die betroffenen Knaben sterben meist im ersten Lebensjahrzehnt an Infektionen oder Blutungen.

Beim **Morbus Werlhof** (*idiopathische thrombozytopenische Purpura*) ist die Oberfläche der Thrombozyten mit Autoantikörpern (IgG) und Komplement besetzt. Durch Zerstörung dieser Thrombozyten vor allem in der Milz ist die Halblebenszeit deutlich verkürzt. Trotz kompensatorisch gesteigerter Thrombozytopoese kommt es zur Thrombozytopenie. Eine verringerte Thrombozytenlebenszeit infolge Bindung von Antikörpern wird auch bei autoimmunhämolytischer Anämie (**Evans-Syndrom**) beobachtet.

Beim **Lupus erythematodes** treten neben den typischen antinukleären Antikörpern auch Autoantikörper gegen Thrombozytenantigene auf, die nach Bindung Komplement aktivieren und zur Zerstörung der Plättchen durch den MAC (Membrane-Attack Complex) des Komplementsystems führen. In der Konsequenz gleiche Auswirkung hat die Bindung von antithrombozytären Antikörpern, die im Verlauf der Schwangerschaft transplazentar oder bei Bluttransfusionen in den Körper gelangen. **Medikamente** wie Chinin induzieren die Bildung von Antikörpern, und der mit diesen gebildete Antigen-Antikörper-Komplex besitzt hohe Affinität für die Thrombozytenmembran. Thrombozyten, die derartige Antigen-Antikörper-Komplexe an ihre Fc-Rezeptoren gebunden haben, werden von Makrophagen oder aktiviertem Komplement lysiert. Zur **parainfektiösen Thrombozytopenie** kommt es, wenn sich an die Oberfläche der Thrombozyten Bakterien oder Viren heften. Bei der gegen diese ausgelösten Abwehrreaktion können die Blutplättchen mit zerstört werden. Die **postinfektiöse Thrombozytopenie** bei Erkrankungen wie Röteln oder Pfeiffer-Drüsenfieber wird durch Anregung der Produktion von Antikörpern gegen Oberflächenantigene von Thrombozyten ausgelöst. Nach Bindung an die Thrombozyten führen diese Antikörper zu Aggregation und Lyse der Blutplättchen. Bei der **thrombotisch-thrombozytopenischen Purpura** und beim **hämolytisch-urämischen Syndrom** sind Immunprozesse im Spiel, aber die Thrombopenie geht wahrscheinlich auf einen vermehrten Verbrauch (z. B. Auslösung disseminierter Gerinnung durch Gefäßendothelschädigung) zurück.

1.1.2 Thrombozytopathie

Auch bei normaler Thrombozytenkonzentration wird die Hämostase insuffizient, wenn die Fähigkeit der Thrombozyten zur Adhäsion an die verletzte Gefäß-

wand, zur Aggregation mit anderen Thrombozyten oder zur Freisetzung von an der Blutstillung mitwirkenden Substanzen vermindert ist.

Die **Adhäsionsfähigkeit** der Thrombozyten an freigelegtes Subendothelgewebe ist bei angeborenem Mangel an einem Adhäsionsrezeptor für den Komplex aus Willebrand-Protein und Faktor VIII, über den sich die Thrombozyten an freigelegtes Kollagen binden, gestört. Das angeborene, autosomal rezessiv vererbte Fehlen dieses Rezeptors (Glykoprotein-I-Komplex) wird als **Bernard-Soulier-Syndrom** bezeichnet. Die betroffenen Thrombozyten können nach Aktivierung durch ADP, nicht aber durch Ristocetin aggregieren. Im Blutausstrich sind Riesenplättchen zu finden.

Die **Aggregationsfähigkeit** der Thrombozyten ist vermindert bei der nach **Glanzmann** benannten Thrombasthenie, einem autosomal rezessiv vererbten Bildungsdefekt der Fibrinogenrezeptoren (Glykoproteine IIb/IIIa). Diese Thrombozyten können durch Ristocetin, nicht aber durch die physiologischen Aktivatoren ADP oder Adrenalin aggregiert werden. Adhäsion und Aggregation der Thrombozyten sind auch bei ungenügender Bildung von funktionsfähigem Willebrand-Protein durch das Gefäßendothel (**Willebrand-Jürgens-Krankheit**) und bei **Fibrinogenmangel** gestört.

Eine weitere Form des Funktionsdefekts kommt durch **Störung von Aktivierbarkeit oder Freisetzungsreaktion** der Thrombozyten zustande. Bei einer (seltenen) Thrombopathie sind aktivierte Thrombozyten nicht zur Exprimierung von Phospholipiden (**Plättchenfaktor 3**) in der Lage, so daß die Basis für die Bildung der Reaktionskomplexe der Gerinnungskaskade ausfällt. Häufiger sind Störungen der Freisetzungsreaktion, vor allem der Produktion von **Thromboxan A$_2$**. Bei Fehlen dieser vasokonstringierenden und sowohl die Aktivierung als auch die Aggregation von Thrombozyten fördernden Substanz ist die Blutstillungsfähigkeit, aber auch die Neigung zu spontaner Thrombenbildung herabgesetzt.

Auf einer Hemmung der zur Thromboxansynthese erforderlichen Zyklooxigenase beruht die **Aggregationshemmung durch nichtsteroidale Antirheumatika**, insbesondere durch Azetylsalizylsäure. Die Aktivierbarkeit der Plättchen wird durch Aktivatoren der Adenylatzyklase (Anstieg des cAMP), wie Prostaglandine oder Adenosin, bzw. durch Hemmer der cAMP-spaltenden Phosphodiesterase (Dipyridamol, Theophyllin) herabgesetzt. In gleicher Richtung wirken (wahrscheinlich über Membranstabilisierung) Glukokortikoide, Antihistaminika, Lokalanästhetika und Antidepressiva sowie Betalaktam-Antibiotika. Die Thrombozytenaggregation kann daneben durch Heparin oder Dextran gehemmt werden.

Eine allgemeine Herabsetzung der Funktionsfähigkeit der Plättchen wird bei **Urämie**, bei myeloproliferativen

Erkrankungen und nach Hyperfibrinolyse (Wirkung von Fibrinopeptiden) beobachtet. Bei **Paraprote-inämien** (z. B. monoklonale Gammopathie) wird die Bildung der Enzymkomplexe der Gerinnungskaskade auf der Thrombozytenmembran durch Adsorption dieser Proteine gestört, wodurch insbesondere die sekundäre Hämostase betroffen ist.

1.2 Störungen der sekundären Hämostase (Blutgerinnung)

Begriffsbestimmung und Pathogenese: Bei Defekten der plasmatischen Gerinnung ist die initiale Blutstillung häufig unauffällig (normale Blutungszeit), aber infolge ausbleibender Verfestigung und Retraktion des zunächst gebildeten Thrombozytenthrombus kommt es bei Nachlassen der Vasokonstriktion zu Nachblutungen. Neben verzögerter Nachblutung nach Verletzung sprechen flächenhafte Blutungen und rezidivierende Gelenkblutungen für eine Insuffizienz der sekundären Hämostase. Ursache von Blutgerinnungsstörungen können sein:
- unzureichende Konzentration von Proenzymen, Kofaktoren oder Substrat der Gerinnungskaskade,
- qualitative Defekte von Gerinnungsfaktoren,
- Auftreten von Inhibitoren der Gerinnungsenzyme.

1.2.1 Defekte der intrinsischen Gerinnungsaktivierung

Eine Störung des intrinsischen Systems ist bei verlängerter partieller Thromboplastinzeit und normaler Prothrombin- und Thrombinzeit anzunehmen.

Bei allen drei wesentlichen Komponenten der Startphase der intrinsisch aktivierten Gerinnung (**Faktor XII** oder Hageman-Faktor, **Präkallikrein** oder Fletcher-Faktor, **HMW-Kininogen** oder Fitzgerald-Faktor) sind autosomal rezessiv erbliche Mangelzustände bekannt. Diese führen jedoch in der Regel nicht zu klinisch relevanter hämorrhagischer Diathese, eher noch zu thrombotischer Diathese. Der Faktor-XII-defiziente Patient John Hageman, nach dem dieser Faktor benannt wurde, verstarb an einem durch Koronarthrombose ausgelösten Herzinfarkt. Es ist daher wahrscheinlich, daß die intrinsische Kontaktaktivierung in vivo durch die Aktivierung von Faktor IX über die Querverbindung von Faktor VII des extrinsischen Wegs ersetzt werden kann. In gleiche Richtung weist der Befund, daß es bei Enthemmung der Kontaktaktivierung durch genetisch bedingten Mangel des XIIa-, XIIf-, Kallikrein- und XIa-inaktivierenden C1-Inhibitors nicht zu thrombotischer Diathese, sondern zur gehäuften Auslösung von Entzündungsprozessen mit Ödembildung kommt (hereditäres angioneurotisches Ödem). Zur **geringen Auswirkung von Störungen des Faktor-XII-Systems** auf die Blutgerinnung trägt bei, daß in diesem System

Hämostase und Fibrinolyse parallel aktiviert werden. Ebenfalls in der Regel geringe Auswirkungen auf die Gerinnung hat der (sehr seltene) autosomal rezessiv erbliche **Faktor-XI-Mangel**.

Die Funktion des von der aktivierten Proteinase IXa mit dem Kofaktor VIIIa gebildeten Emzymkomplexes ist für die normale Blutgerinnung essentiell. Bei der X-chromosomal vererbten **Hämophilie A** (Prävalenz zwischen 1:20 000 und 1:10 000) besteht Mangel an Faktor VIII (Konzentration unter 1% der Norm), bei der gleichartig vererbten **Hämophilie B** Mangel an Faktor IX. In beiden Fällen kommt es nach Traumen bei annähernd normaler primärer Hämostase (intakte Thrombozytenfunktion) zu schweren, z. T. lebensgefährlichen Nachblutungen. Außerdem treten auch ohne merkbare Verletzung Blutungen vor allem in Gelenkhöhlen (Hämarthros) und im Verdauungstrakt auf.

1.2.2 Defekte der extrinsischen Gerinnungsaktivierung

Auf eine Fehlfunktion des extrinsischen Systems weist eine **verlängerte Prothrombinzeit bei normaler partieller Thromboplastin- und Thrombinzeit** hin.

Die seltenen Störungen des extrinsischen Aktivierungswegs beruhen auf genetisch bedingt (autosomal rezessiv vererbt) unzureichender Produktion von **Faktor VII** oder auf einer Produktion funktionell defekten Faktor-VII-Proteins. Manche der Betroffenen weisen eine so starke hämorrhagische Diathese auf, daß sie bereits im Säuglings- oder Kleinkindesalter an inneren Blutungen, insbesondere an Hirnblutungen, sterben. Andere bleiben symptomlos, obwohl die koagulatorische Aktivität des Faktors VII unter 10% der Norm liegt, und überstehen sogar größere Operationen komplikationslos. Wie bei den Patienten mit Hageman-Faktor-Mangel ist bei Patienten mit Faktor-VII-Mangel gehäuft eine thrombotische Diathese mit dem Auftreten thrombembolischer Erkrankungen zu beobachten; dies ist bisher kausal nicht zu erklären.

1.2.3 Störungen der Gerinnungsendstrecke

Wenn der Prothrombinasekomplex trotz intakter intrinsischer und/oder extrinsischer Aktivierung nicht genügend Thrombin aus Prothrombin abspalten kann, sind bei normaler Thrombinzeit Quick-Wert und aPTT pathologisch. Ist auch die Thrombinzeit verlängert, muß zunächst eine Kontamination der Probe mit Heparin ausgeschlossen werden. Dies erfolgt mit Bestimmung der *Reptilasezeit*, bei der die Gerinnungsauslösung nicht von Heparin beeinflußt wird. Ist auch die Reptilasezeit verlängert, folgt die Bestimmung der Fibrinogenkonzentration und bei erniedrigtem Wert die Messung der Fibrinopeptide (Differenzierung zwischen primärer Hypofibrinogenämie und

Hyperfibrinolyse). Ist der Fibrinogenspiegel normal, kommen als Ursache der Gerinnungsstörung Paraproteinämie und Urämie in Frage.

Ein angeborener, autosomal rezessiv **vererbter Mangel an den Gerinnungsfaktoren I, II, V, X oder XIII** ist sehr selten. Die klinische Ausprägung der Gerinnungsstörung beim angeborenen Defekt der Faktoren X (Stuart-Prower-Faktor), V (Parahämophilie) und II (Hypo- oder Dysprothrombinämie) ist ähnlich variabel wie die beim Faktor-VII-Mangel. Bei homozygotem Faktor-XIII-Mangel sind Nabelschnurblutungen, intrakranielle Blutungen, Weichteilhämatome und Blutungen in die ableitenden Harnwege sowie postoperative (verzögerte) Blutungen und Wundheilungsstörungen typisch. Ähnlich schwer (mit Ausnahme der Wundheilungsstörungen) sind die Symptome bei Hypo- bis Afibrinogenämie, während die (autosomal dominant vererbte) Dysfibrinogenämie meist symptomlos bleibt.

Erworbene Störungen der Gerinnungsendstrecke gehen hauptsächlich auf eine unzureichende Verfügbarkeit des für die Konfektionierung der Faktoren II, VII, IX und X sowie von Protein C erforderlichen **Vitamin K** zurück. Kausal kommt außerdem eine unzureichende Produktion der Gerinnungsfaktoren bei **Leberinsuffizienz** in Frage. Eine (meist leichte) Gerinnungsstörung kann Folge der Bildung von **Autoantikörpern** vor allem gegen den Prothrombinasekomplex sein, wie sie bei Lupus erythematodes und bei rheumatoider Arthritis beobachtet wird. Hauptsächlich die Gerinnungsendstrecke versagt bei **Verbrauchskoagulopathie** (disseminierte intravaskuläre Gerinnung) und Überaktivierung des Fibrinolysesystems mit Spaltung auch von Gerinnungszymogenen und Fibrinogen durch Plasmin.

2 Thrombotische Diathese

Begriffsbestimmung und Pathogenese: Die thrombotische Diathese als gesteigerte Neigung zur spontanen Bildung von Gerinnseln im Gefäßbett beruht auf einer Störung des Gleichgewichts zwischen der intrinsischen (oder extrinsischen) Gerinnungsaktivierung und den natürlichen Mechanismen der Gerinnungshemmung und Fibrinolyse. Der Verdacht auf eine Übergerinnbarkeit des Blutes ist gegeben, wenn bei rezidivierender Thrombenbildung lokal-vaskuläre Ursachen und erhöhte Viskosität bzw. verlangsamte Blutströmung ausgeschlossen werden können. Eine pathologisch gesteigerte allgemeine Gerinnungsneigung führt zu rezidivierender Thrombenbildung vor allem im venösen Kreislaufteil (Risiko der Lungenembolie). Die klinische Diagnose wird durch Phlebographie oder szintigraphisch nach Injektion von ^{125}J-Fibrinogen gesichert.

2.1 Symptomatisch gesteigerte Gerinnselbildung

Eine lokale Schädigung des Gefäßendothels mit Umschlag der antikoagulatorischen in prokoagulatorische Funktion überwiegt im arteriellen Gefäßbett, eine Strömungsverlangsamung und eine erhöhte Gerinnungsneigung überwiegen im venösen Bereich als Ursache lokaler Thrombenbildung.

Symptomatisch überschießende Gerinnungsaktivierung ist zu erwarten bei
– größeren Operationen und Traumen
– Verbrennungen
– Sepsis
– malignen Tumoren
– langdauernder Ruhigstellung
– Schwangerschaft
– Östrogenzufuhr
– Herzinsuffizienz
– Exsikkose, vor allem im hohen Alter
– Paraproteinämie.

Zur **Überaktivierung der extrinsischen Gerinnung** kommt es, wenn unter dem Einfluß von Makrophagen-Botenstoffen (Interleukin 1 = IL1, Tumornekrosefaktor = TNF bzw. Kachektin) die gerinnungshemmende Funktion des Endothels in eine prokoagulatorische umgekehrt wird. Zur Ausschüttung dieser Zytokine kommt es bei entzündlich-infektiösen oder toxischen Prozessen, besonders intensiv bei Blutvergiftung mit endotoxinfreisetzenden Bakterien. IL1 und TNF hemmen die Freisetzung von Prostazyklin und induzieren die Exprimierung von Phospholipiden an der Endotheloberfläche, die wie die Phospholipide aktivierter Thrombozyten die Basis zur Bildung der Enzymkomplexe der Gerinnungskaskade bereitstellen. Außerdem regen sie das Endothel zur Ausschüttung von plättchenaktivierendem Faktor (PAF) und zur Exprimierung von Gewebsthromboplastin an, das über die Aktivierung von Faktor VII die extrinsische Gerinnung startet. Bei massiver Ausschüttung der Abwehrhormone kommt es zu disseminierter intravaskulärer Gerinnung (DIC). Über den gleichen Mechanismus scheint die gesteigerte Gerinnungsneigung bei chronischen Abwehrreaktionen gegen bösartige Tumoren bewirkt zu werden, die als »Trousseau-Syndrom« bekannt ist.

Obwohl Gefäßwandschädigung und Strömungsverlangsamung als Ursache symptomatischer thrombotischer Diathese im Vordergrund stehen, kann es auch zu prokoagulatorischen Veränderungen des Blutes kommen. In Streßsituationen wird die hepatische Sekretion von Akute-Phase-Proteinen, zu denen auch das Fibrinogen gehört, unter dem Einfluß der Makrophagenbotenstoffe Interleukin 1 und 6 gesteigert. Die resultierende Hyperfibrinogenämie wirkt direkt und über eine Strömungsverlangsamung infolge erhöhter Blutviskosität prokoagulatorisch.

2.2 Überschießende Thrombozytenaktivierung

Mit einer thrombotischen Diathese ist zu rechnen, wenn die Thrombozytenzahl über 3500 G/l (3,5 Millionen/µl), also auf mehr als das Zehnfache der normalen Obergrenze ansteigt. Eine derartige Thrombozytenkonzentration wird in der Regel nur bei **primärer, essentieller Thrombozythämie**, nicht aber bei sekundärer (reaktiver) Thrombozytose infolge Milzentfernung oder Stimulation der Thrombozytopoese durch Entzündung, Blutung, Eisenmangel oder bösartige Geschwülste erreicht. Bei mäßig erhöhter Thrombozytenkonzentration ist das Hinzutreten anderer proko-agulatorischer Faktoren zur Auslösung pathologischer Thrombenbildung erforderlich. Durchblutungsstörungen auf der Basis der Behinderung der Mikrozirkulation sind bei Thrombozythämie häufiger als thrombotische Gefäßverschlüsse, und bei vielen Patienten ist trotz stark erhöhter Thrombozytenzahl sogar die Blutungsneigung erhöht, da die Thrombozythämie häufig mit Funktionsdefekten der Thrombozyten einhergeht.

Die gerinnungshemmende Funktion der Gefäßinnenwand wird lokal geschwächt, aufgehoben oder sogar in eine gerinnungsfördernde Wirkung verwandelt, wenn mechanisch oder chemisch schädigende Einflüsse die Endotheltapete, z. B. bei *Atherosklerose,* zerstören. Am Kollagen und am Willebrand-Protein im freigelegten subendothelialen Bereich können sich Thrombozyten anheften, und von diesem Startpunkt aus kann sich ein Thrombus bilden. Diese lokale Überaktivierung der Gerinnung durch Endothelläsion erfolgt in der Regel im arteriellen Gefäßbett.

2.3 Insuffizienz der Gerinnungshemmung und Fibrinolyse

Ein Versagen der Kontrolle der Gerinnungskaskade kann auf angeborenem oder erworbenem **Mangel an Kontrollproteinen** beruhen. In diesem Zusammenhang scheinen α_2-Makroglobulin, α_1-Antiproteinase und C1-Inhibitor ohne Bedeutung zu sein, denn bei Patienten mit hereditär vermindertem Plasmaspiegel dieser Proteine wurde keine Häufung thrombotischer Komplikationen beobachtet. Dagegen führen Mangel an **Antithrombin III, Heparin-Kofaktor II** und an **Protein C** bzw. **Protein S** zu thrombotischer Diathese. Die Prävalenz der erblich erhöhten Gerinnungsneigung wird (einschließlich der genetischen Defekte in der Synthese von Fibrinogen und in Fibrinolysefaktoren wie tPA) auf über 1:5000 geschätzt und liegt damit höher als die der kongenitalen hämorrhagischen Diathesen. Bei jüngeren Patienten (Lebensalter < 45 Jahre) mit anderweitig unerklärbarer thrombotischer Diathese ist in jeweils 5% der Fälle mit einem angeborenen oder erworbenen Mangel an den Proteinen C und S sowie an Antithrombin III zu rechnen. Ein Mangel an Heparin-Kofaktor II ist extrem selten.

Erworbene Mangelzustände von Protein C, Protein S und Antithrombin III sind vor allem zu erwarten, wenn die hepatische Synthese aufgrund von Lebererkrankungen unzureichend ist. Daß bei chronisch Leberkranken trotzdem nur selten eine thrombotische Diathese besteht, liegt an der gleichzeitig verminderten Produktion der plasmatischen Gerinnungsfaktoren. Wichtiger ist ein Abfall der Antithrombin-III-Konzentration bei Überaktivierung der Gerinnung, z. B. bei Blutvergiftung und als Verbrauchssymptom bei längerdauernder Heparingabe.

Außer Kontrolle kann die Gerinnung auch bei einem Überschuß an plasmatischen Gerinnungsfaktoren geraten. Die Synthese von Gerinnungsfaktoren in der Leber kann durch Östrogene stimuliert werden. Bei exogener Zufuhr von **Östrogen** in hohen Dosen (z. B. zur Antikonzeption) ist mit vermehrter Gerinnungsneigung zu rechnen.

Bei bis zu 5% der jüngeren Patienten ist die unklare venöse Thromboseneigung auf ein **Ungleichgewicht zwischen Hämostase und Fibrinolyse** zurückzuführen, das durch Mangel an Plasminogen, unzureichende Ausschüttung von tPA, erhöhte Konzentration von Plasminogenaktivatorinhibitoren oder defekte Fibrinogenstruktur (Dysfibrinogenämie) bedingt wird. Bei der Dysfibrinogenämie ist die Neigung zur Gerinnselbildung trotz verlängerter Thrombinzeit in der Regel gesteigert. Insgesamt kann derzeit jedoch nur bei jedem vierten jüngeren Patienten mit unerklärbarer venöser Thrombenbildung ein Defekt von Gerinnungsproteinen als Ursache verifiziert werden.

K. Hämatologische Paraneoplasien

1 Vorbemerkungen

1948 schlug Denny-Brown den Begriff »paraneoplastisches Syndrom« für verschiedene Stoffwechselstörungen, Blut- und Gefäßerkrankungen, kardiovaskuläre Syndrome, Endokrinopathien, Haut-, Muskel- und Nervenbefunde vor, die zwar zusammen mit Tumoren auftreten, aber nicht durch eine direkte, das heißt lokale Einwirkung der Geschwulst oder einer Metastase hervorgerufen werden. Zu diesem Formenkreis der Paraneoplasien gehören auch verschiedene hämatologische Krankheitsbilder, die eine Neubildung begleiten und sich in Form einer Anämie, Hämolyse, Polyglobulie, leukämoiden Reaktion oder einer Gerinnungsstörung manifestieren können. Als diagnostische Kriterien einer Paraneoplasie gelten folgende Voraussetzungen:

1. Die Veränderungen lassen sich nur durch den Tumor und keine andere Noxe erklären.
2. Nach Entfernung oder Rückbildung der Geschwulst bessert oder bildet sich die Paraneoplasie zurück.
3. Rezidive oder Metastasen des Tumors führen erneut zu einem Aufflammen der Paraneoplasie.
4. Es liegt eine statistisch signifikante Korrelation zwischen der Paraneoplasie und dem Tumor vor.
5. Die Paraneoplasie kann gleichzeitig mit dem Tumor auftreten, sie kann aber auch zeitlich wesentlich früher oder später klinisch manifest werden.

Die Diagnose **Paraneoplasie** ist ein Arbeitsbegriff, der darauf hinweist, daß zwischen Tumor und bestimmten Symptomen ein Zusammenhang besteht, der aber kausalpathologenetisch noch nicht geklärt ist. Bei bekannter Pathogenese sind diese Befunde ein Bestandteil des **Tumorsyndroms**. Liegt ein Zusammentreffen von zwei eigenständigen Krankheiten vor, dann spricht man von einer **Tumorsyntropie**. Einige Paraneoplasien werden heute noch als solche bezeichnet, obwohl die Pathogenese weitgehend geklärt ist. Hier sind bestimmte endokrine paraneoplastische Syndrome zu nennen.

Die wichtigsten **hämatologischen paraneoplastischen Syndrome** sind in der Tabelle aufgezählt. Die allgemeine Häufigkeit ist nicht bekannt, es liegen lediglich Zahlen für einige Formen vor:
- *Hämolytische Anämien* treten bei ca. 2 bis 15% aller malignen Systemerkrankungen (insbesondere bei Hodgkin- und Non-Hodgkin-Lymphomen) auf.
- *Polyglobulien* kommen beim Adenokarzinom der Niere in 2 bis 4% der Fälle vor.
- *Leukämoide Reaktionen* werden in 6 bis 12% der Karzinome des Verdauungstraktes nachgewiesen.

Die **Alters- und Geschlechtverteilung** der Patienten mit Paraneoplasien und mit Primärtumoren (mit und

Hämatologische Paraneoplasie	relative Häufigkeitsverteilung
1. Hämolytische Anämie	21%
2. Polyglobulie	19%
3. Thrombozytopenie	14%
4. Leukämoide Reaktion	13%
5. Koagulopathie	13%
6. Aplastische Anämie	10%
7. Verbrauchskoagulopathie	10%

Die relative Häufigkeitsverteilung bezieht sich auf 565 ausgewertete hämatologische Paraneoplasien.

Para- neoplasie	vor dem Tumor	gleich- zeitig	nach dem Tumor
Aplastische Anämie	29% 48 Monate	54% ≈	41% 62 Monate
Hämolytische Anämie	28% 5 Monate	32% ≈	40% 15 Monate
Polyglobulie	71% 17 Monate	0% ≈	29% 15 Monate
Koagulo- pathie	40% 4 Monate	46% ≈	14% 15 Monate
Verbauchs- koagulopathie	72% 1 Monat	11% ≈	17% 23 Monate
Thrombo- zytopenie	9% 16 Monate	52% ≈	39% 14 Monate

Zeitliche Beziehungen zwischen den Diagnosen »Paraneoplasie« und »Tumor«

ohne Paraneoplasie) stimmt weitgehend überein. Der Häufigkeitsgipfel liegt bei Männern im 6., bei Frauen im 5.Dezennium. Die **Lokalisation des Primärtumors** kann bei den verschiedenen Paraneoplasieformen recht charakteristisch sein (z. B. Thymus bei aplastischen Anämien oder Niere bei sekundären Polyglobien). Auch die **zeitlichen Beziehungen zwischen Paraneoplasie und Tumor** sind – je nach klinischer Form oder Tumorlokalisation – sehr unterschiedlich: Insgesamt werden die hämatologischen Paraneoplasien in 40% der Fälle vor der Neubildung klinisch manifest. In jeweils 30% treten sie gleichzeitig oder erst nach der Geschwulst auf.

Para-neoplasie	Zeitliche Manifestation	Häufigster Tumor
Aplastische Anämie	später als	Thymom
Hämolytische Anämie	eher oder gleichzeitig	Leukämie, Magen-karzinom
Polyglobulie	eher oder gleichzeitig	Nierenkarzinom
Leukämoide Reaktion	eher oder gleichzeitig	Magen-, Bronchus-, Mammakarzinom
Koagulopathie	eher oder gleichzeitig	Pankreas-, Bronchus-Magenkarzinom
Verbrauchs-koagulopathie	eher oder gleichzeitig	Leukämie, Prostata-, Magenkarzinom
Thrombo-zytopenie	eher oder gleichzeitig	Gefäßtumoren

Zeitliche Beziehungen zwischen »Paraneoplasie« und »Tumorlokalisation«

2 Paraneoplasieformen

2.1 Paraneoplastische Anämien

2.1.1 Paraneoplastische aplastische Anämie und Erythroblastophthise

Beide Krankheitsbilder sind durch eine herabgesetzte Bildung korpuskulärer Blutelemente gekennzeichnet. Die Ursache beruht nicht auf einem Mangel an den zur Hämopoese notwendigen Substanzen (wie z.B. bei der hypochromen oder perniziösen Anämie), sondern auf einem Defekt im Blutbildungssystem selbst. Bei der **aplastischen Anämie** liegt eine Verminderung aller korpuskulären Elemente des peripheren Blutes (Anämie, Leukopenie und Thrombozytopenie) vor mit einer entsprechend zahlenmäßigen Verminderung der Knochenmarkvorstufen. Die **Erythroblastophthise** zeichnet sich durch eine normochrome Anämie und herabgesetzte Erythrozytopoese bei sonst normalen Leukozyten- und Thrombozytenwerten aus. In den meisten Fällen liegt als Grundleiden ein Thymom vor. Karzinome in der Lunge, im Magen oder im Pankreas stellen Einzelbeobachtungen dar. Das Syndrom »Tumor und aplastische Anämie« kann auch mit anderen Krankheitsbildern bzw. Symptomen vergesellschaftet sein: Agammaglobulinämie, Myasthenia gravis, Malabsorptionssyndrom oder Thyreoiditis Hashimoto.

2.1.2 Paraneoplastische hämolytische Anämie

Die hämolytische Anämien sind durch eine verkürzte Lebensdauer der Erythrozyten gekennzeichnet. Als Folge des peripheren Erythrozytenverlustes kommt es bei ungestörter Knochenmarkfunktion zu einer entsprechenden Steigerung der Erythrozytopoese. Die paraneoplastischen hämolytischen Anämien gehören vorwiegend zum serogenen Typ und werden zu den symptomatisch erworbenen Formen gezählt. Als neoplastische Grundleiden kommen vor allem generalisierte Systemerkrankungen (lympho- und myeloproliferative Leiden, metastasierende Neubildungen sowie verschleimende Karzinome des Magens oder des Ovars) vor. Klinische Leitsymptome sind Ikterus ohne Pruritus, Hepatomegalie und/oder Splenomegalie. Die paraneoplastische Hämolyse wird häufiger vor dem Tumor klinisch manifest.

2.2 Paraneoplastische Polyglobulie (Forssel-Syndrom)

Es handelt sich um eine Vermehrung der korpuskulären Blutelemente, die sekundär bei bestimmten Neubildungen vorkommen können. Meist liegen Adenokarzinome der Niere, seltener maligne Hepatome, Hämangioendotheliome des Kleinhirns oder Uterusmyome vor.

2.3 Paraneoplastische leukämoide Reaktion

Leukämoide Reaktionen stellen sekundäre Veränderungen des hämopoetischen Systems auf eine Vielzahl von exogenen und/oder endogenen Reizen dar. Sie reichen von der überaus häufigen Leukozytose mit mäßigem Leukozytenanstieg und mäßiger Linksverschiebung bis zu den schwersten Formen, die sich nur schwer von einer echten Leukämie abgrenzen lassen. Bei leukämoiden Reaktionen kommt es zu einer Ausschwemmung von unreifen Zellen der weißen Blutbildung, die manchmal auch von unreifen erythropoetischen Zellen – als erythroleukämoide Reaktion – begleitet wird. Als Ursache kommen vor allem maligne Neoplasien mit oder ohne Knochenmetastasierung in Frage. Zu den häufigsten nachgewiesenen Primärtumoren zählen verschleimte Magen- und Bronchuskarzinome. Seltener kommen Neubildungen in Mamma, Niere, Darm oder Gallenblase vor.

2.4 Paraneoplastische Gerinnungsstörungen

2.4.1 Paraneoplastische Makrothrombosen

Unter Thrombose versteht man eine intravasale Gerinnung im Herzgefäßsystem. Die Thrombosen zeigen in der Regel eine klar definierte klinische Symptomatik und eine bevorzugte Lokalisation (zum Beispiel in den tiefen Beinvenen, Beckenvenen oder Koronararterien).

Paraneoplastische Thrombosen sind dagegen klinisch uncharakteristisch und gehen mit atypischen Lokalisationen einher. Zu diesen Formen gehören die multiplen Thrombosen in den oberflächlichen Extremitätenvenen und die Thrombophlebitis saltans (diskontinuierliche Ausbreitung der intravasalen Gerinnung). Auch die **Phlegmasia caerulea et alba dolens** stellt keine ungewöhnliche Manifestationsform einer paraneoplastischen Hyperkoagulabilität dar. Zu den häufigsten nachgewiesenen Primärtumoren zählt das Pankreaskarzinom, aber auch Bronchuskarzinome sowie Neubildungen in Magen-Darm-Trakt und Ovar werden diagnostiziert.

Bei einigen Patienten wird ≈ neben der oben genannten Thromboseneigung in Gefäßen ≈ auch eine Endocarditis verrucosa simplex thrombotica beobachtet, die als **Tumorendokarditis** oder **paraneoplastische Endokarditis** bezeichnet wird.

2.4.2 Paraneoplastische Verbrauchskoagulopathie

Die Verbrauchskoagulopathie ist durch einen erworbenen Mangel plasmatischer Gerinnungsfaktoren im zirkulären Blut gekennzeichnet und geht mit einer disseminierten intravasalen Mikrothrombosierung einher. Bevorzugt betroffen ist die terminale Strombahn in Lungen, Nieren, Myokard und Leber. Histologisch ist die Lichtung der betroffenen Kapillaren, Arteriolen und Venolen durch homogene, eosinrote Fibrin- und Thrombozytenmassen verlegt. Zu den Komplikationen zählen örtliche Durchblutungsstörungen (meist als hämorrhagische Infarzierung). Das klinische Bild ist durch eine hämorrhagische Diathese bei Fibrinogenopenie und Thrombozytopenie gekennzeichnet. Zu den häufigsten Neubildungen, die von einer paraneoplastischen Verbrauchskoagulopathie begleitet werden, zählen myeloproliferative Erkrankungen (promyelozytäre Leukämien), seltener werden Prostata-, Magen- oder Pankreaskarzinome festgestellt.

2.4.3 Paraneoplastische Thrombozytopenie

Eine ausgeprägte Herabsetzung der Thrombozytenzahl im peripheren Blut geht mit einer hämorrhagischen Diathese einher: Purpura mit punktförmigen Blutungen in Haut und Schleimhäuten (Mundhöhle, Magen, Darm und Harnwege). Paraneoplastische Thrombozytopenien werden bevorzugt bei Gefäßneubildungen (kavernöse Hämangiome im Bereich der Körperoberfläche) nachgewiesen. Ein typisches Beispiel ist die von Kasabach-Merritt (1940) beschriebene Trias: Riesenhämangiom, Thrombozytopenie und hämorrhagische Diathese. Formalpathogenetisch wird eine Sequestration oder Zerstörung der Thrombozyten im Tumor angenommen, da die Megakaryopoese meist normal ist. Das **Kasabach-Merritt-Syndrom** tritt überwiegend bei Säuglingen (in 50% der Fälle liegt die Neubildung schon zum Zeitpunkt der Geburt vor) und Kleinkindern auf. Zu den klinischen Manifestationen zählen Blutungen (vorwiegend im Tumor selbst), Hautpurpura, Gingivorrhagien, Melaena, Hämaturien u. a.

Quellennachweis

Garske U. Histogenese der epithelialen Thymustumoren. Inaugural-Dissertation. Marburg, 1993

Thomas C. Histopathologie. 11. Aufl. Stuttgart, New York: Schattauer, 1992

Thomas C. Makropathologie. 8. Aufl. Stuttgart, New York: Schattauer, 1993

Thomas C. (Hrsg). Internationales Lehrbuch für Pharmaberater. Schmitz-Moormann P, Pflüger K-H: Blut- und Lymphsystem. Stuttgart, New York: Schattauer, 1986

L. Sachverzeichnis

AB0-Blutgruppensystem 18
Abt-Letterer-Siwe-Erkrankung 88
Adhäsionsfähigkeit der Thrombozyten 132
Agammaglobulinämie Bruton 49
Aggregationsfähigkeit der Thrombozyten 47, 132
Aggregationshemmung der Thrombozyten 132
AIDS 50
Akanthozyten 40
Albumin 26
ALL (akute lymphatische Leukämie)
Altersveränderungen 50
Ammenzelle (Thymus) 7
Amyloid (Lymphknoten) 51
Anämie, aplastische 115
–, enzymopenische 119
–, hämolytische 101, 118
–, paraneoplastische hämolytische 137
–, perniziöse 115
–, sideroblastische 118
Angina ulcero-membranacea Plaut-Vincent 110
Angiosarkom (Milz) 103
Anisozytose 14
Ankyrin 16
Ann-Arbor-Systematik (HL) 66
Antiproteinasen 29
Antithrombin 35
Arthritis, rheumatoide 61
Asteroid-Bodies 59

BALT (Bronchus-Associated Lymphoid Tissue) 1
Bernard-Soulier-Syndrom 132
BFU (Burst Forming Units) 12
BL (Burkitt-Lymphom) 79
Blut 8
Blutausstrich 44
Blutbildparameter 39
Blutbildung, extramedulläre 91, 105
Blutgerinnung 133
–, Kontrolle 35
Blutgruppen 18
–, Bestimmung 46
–, Merkmale 18
Blutkörperchen, rote 14
–, weiße 19
Blutplasma 25
Blutplättchen: siehe Thrombozyten
Blutsenkung 16
Blutsenkungsgeschwindigkeit 40
Blutstillung 131

Blutungsanämie 118
Blutuntersuchungen, laborchemische 40
Blutzellen 9
B-Lymphozyten 2, 4, 25
BPA (Burst Promoting Activity) 12
Bronchialkarzinom 130
BSG (Blutkörperchensenkungsgeschwindigkeit) 40
Burkitt-Lymphom 79
B-Zell-Lymphom, großzelliges mediastinales 81
–, monozytoides 81

Castleman-Erkrankung 62
CD (Cluster Definition) 41
CFU (Colony Forming Units) 12
CFU-E (Colony Forming Units Erythrocyte) 12
CFU-GM (Colony Forming Units Granulocytic Monocytic) 12
Chemotaxis 20
Chlorom 91, 125
Cholesterinembolie (Milz) 95
Clearing-Technik 43
CLL (chronische lymphatische Leukämie)
CML (chronische myeloische Leukämie)
Computertomographie 42
Cooley-Anämie 101

Defensine 20
Diathese, hämorrhagische 131
–, thrombotische 48, 134
Differentialblutbild des Knochenmark 45
–, peripheres 44
Di-George-Syndrom 106
Diphtherie (Milz) 99, 110
Diskozyt 17
DNA-Synthesestörungen 115
Druck, kolloidosmotischer 27
Dutcher-Bodies 75

EBV (Epstein-Barr-Virus) 111
EBV-Lymphadenitis 57
Echinokokkose (Milz) 100
Echinozyt 17
Eisenmangelanämie 117
ELAM (endotheliale Leukozyten-Adhäsionsmoleküle) 20
Endokarditis, paraneoplastische 138
Endoskopie 41
Entzündungen 110
Epitheloidzellen 11

Epitheloidzellreaktionen, kleinherdige 54
Erkrankungen, myeloproliferative 90, 120, 124
Erythroblast 9
Erythroblastophthise, paraneoplastische 137
Erythroleukämie, akute 123
Erythropoese 9
Erythropoetin 12
Erythrozyten 8, 39
–, Fließverhalten 16
–, Konzentration 14
–, Membran 16
–, polychromatische 40
–, Volumen 14
Erythrozytenwand 16
Erythrozytophagozytose 89
Erythrozytopoese 12
Erythrozytose, reaktive 127

FAB-Klassifikation 121
Faktor X, XI, XII 33
Fanconi-Syndrom 131
Färbungen, histologische 43
Felty-Syndrom 61, 101
Fibrin 33
Fibrinolyse 29, 33, 48
–, Aktivierung 33
–, Störungen 131
Fibroadenie (Milz) 95
Finkeldey-Zelle 111
Fleckmilz 94
Flexibilitätsverlust (Erythrozyten) 17
Fluiditätsverlust (Erythrozyten) 17
Fokuskrankheit 113
Follikelhyperplasie (Lymphknoten) 53
Folsäuremangel 115
Forssel-Syndrom 119, 137
Fremdkörper 60
FTS (Thymulin) 36

Gandy-Gamna-Knötchen 96
Ganzkörperhämatokrit 40
Gedächniszelle 5, 25
Gerinnselbildung, gesteigerte 134
Gerinnung, Aktivierung 31
–, Aktivierungsdefekte 133
–, Endstrecke 33
–, plasmatische Faktoren 29
–, Störungen 133
Gerinnungshemmung, Insuffizienz 135

Gerinnungskaskade 35
Gerinnungsstörungen, paraneoplastische 137
Gerinnungssystem 46
Gewebefaktor III 32
Gewebeinschlüsse, hamartomatöse (Lymphknoten) 50
Ghost-Zellen 101
Globuline 26
Granulozyt 9, 19
–, basophiler 21
–, eosinophiler 21
–, neutrophiler 19
Granulozytopoese 13

Haarzellenleukämie 73
Hämangiom, kavernöses (Milz) 102
Hämatoidin 99
Hämatokrit 14, 39
Hämoglobin, Bestimmung 39
–, Konzentration 14
Hämoglobinopathien 116
Hämolyse 17
– bei Blutgruppenunverträglichkeit 119
–, chemische 18
–, intravasale 117
–, kolloidosmotische 18
–, mechanische 18
–, osmotische 17
–, physikalisch-chemische 119
Hämophilie 133
Hämopoeseperiode 1
Hämostase 29
–, primäre 30, 46
–, sekundäre 30, 47
–, Störungen 101
Hämozytopoese 12
Hand-Christian-Schüller-Erkrankung 88
Hassall-Körperchen 6
Hb (Hämoglobin) 14, 39
HbS-Erkrankung 117
Helferzellen 24
Heparin 35
Herpangina 112
Histiozyten seeblaue 51
Histiozytose, maligne 90
–, mykobakterielle 59
HIV (Human Immunodeficiency Virus) 50, 100
HL (Hodgkin-Lymphom) 65, 103
–, lymphozytenarmer Typ 69
–, lymphozytenreicher Typ 67
–, Mischtyp 68
–, nodulär-sklerosierender Typ 67f.
–, Paragranulomtyp 67
–, Sonographie 41

HMW (High Molecular Weight) 30
HMW-Kininogen 30
Hodgkin-Lymphom: siehe HL
Hodgkin-Zelle 68
Howell-Jolly-Körper 115
Hülsenkapillaren (Milz) 5
Hyalinose 51
Hyperplasie, follikuläre lymphatische 52
Hypersplenismus 92

ICAM (Inducible Cell-Adhesion Molecules) 20
Immundefekte, iatrogene 49
Immundefektsyndrome 49
Immunglobuline 29
Immunhämolyse 18
Immunoblasten 2, 4
Immunozytom 74
Infektion, mykobakterielle 58
Integrine 21, 30
Involution 106, 110
Isoantikörper 18

Kallikrein 32
Kaposi-Sarkom 63
Karzinom, lymphoepitheliales 114
Kasabach-Merritt-Syndrom 138
Katzenkratzkrankheit 55
Keimzentrumszellen (Lymphknoten) 2
Kernspintomographie 42
Ki-1-Lymphom 81, 86
Kiel-Systematik der NHL 70
Killerzellen, natürliche 24
Knochenmark 8, 45
–, Metastasen 130
Kofaktor VIIIa 33
Kollagenosen 61, 101
Komplementaktivierung 28
Komplikationen einer Tonsillitis 113
Kreuzprobe 46
Kryptentonsillitis 112
Kugelzellanämie 118
Kugelzellen 14, 17

Lakunenzellen 67
Langerhans-Zell-Histiozytose 87, 105
Langhans-Riesenzellen 58
LDH (Laktatdehydrogenase) 38
Leichtketten-Krankheit 129
Lennert-Lymphom, lymphoepitheloides 83
Leukämie, akute lymphatische 123
–, – myeloische 104, 114, 122

Leukämie, akute myelomonozytäre 122
–, chronische lymphatische 71, 82
–, –, myeloische 104, 124
Leukozyten 9
–, Differentialbild 40
–, mononukleäre 23
–, polymorphkernige 19
Leukozytopoese 9
LGL (Large Granular Lymphocytes) 14
L & H-Zellen (lymphozytäre und histiozytäre Zellen) 65, 67
Lipogranulomatosen 61
Lückenschädel 129
Lupus erythematodes 62, 100, 132
Lymphadenitis Kikuchi, eitrige 55
–, nekrotisierende 56
–, retikulozytär-abszedierende 55
–, unspezifische 52
Lymphangiographie 42, 60
Lymphknoten, Biopsie 43
–, Ektopien 50
–, Epitheloidzellreaktion 54
–, histozytäre Reaktionen 54
–, Infarkt 52
–, lipomatöse Atrophie 50
–, Metastasen 64
–, Regionen 3
–, Siderose 51
–, Sonographie 41
–, Tuberkulose 58
–, Tumoren 62
Lymphogranuloma inguinale 55
Lymphokine 24
Lymphosarkomleukämie 76
Lymphozyten 4, 10, 23
Lymphozytopoese 14
Lymphscheide, periarterioläre 5
Lymphsystem 38

Major-Test 46
Makroblast 9
Makrophagen 5, 23
–, antigenpräsentierende 23
Makrothrombosen, paraneoplastische 137
Makrozyten 13, 39
Makrozytose 14
Malakoplakie 60
Malaria 100
Malariapigment 51, 98
MALT (Mucosa Associated Lymphoid Tissue) 1, 7
MALT-Lymphom 70, 114
Mantelzone 4
Mantelzonenlymphom 76
Masern 111

Masern, Infektion 100
–, Lymphadenitis 57
Mastozytose, generalisierte 90, 128
May-Hegglin-Syndrom 131
MCH (Mean Corpuscular Hemoglobin) 15
MCHC (Mean Corpuscular Hemoglobin Concentration) 15
MCV (Mean Corpuscular Volumen) 14, 15
MDS (myelodysplastisches Syndrom) 120
Megakaryoblast 10, 14
Megakaryoblastenleukämie, akute 123
Megakaryozyt 10
Megaloblasten 13
Megalozyten 40
Melanin 51
Metamyelozyt 9
Metastasen 64
Michaelis-Gutmann-Körper 60
Mikrophagen 20
Mikrosphärozyten 39
Mikrozytose 14
Milz 5
–, Amyloidose 97
–, Anomalien 92, 110
–, Cholesterinembolie 95
–, Echinokokkose 100
–, Infarkt 94
–, kardiale Stauung 95
–, kavernöses Hämangiom 102
–, Kreislauf 5
–, Metastasen 105
–, Miliartuberkulose 99
–, Pulpa 5
–, Ruptur 96
–, Siderose 98
–, subkapsuläres Hamartom 96
–, Thorotrastose 98
–, Tumoren 102
–, Venenthrombose 96
–, Zyste 102
Monoblast 10
Mononukleose 57, 100, 111
Monozyten 10, 21
Monozytenangina 111
Monozytopoese 13f.
Morbus Banti 92
– Castleman 62
– Farqhuar 89
– haemolyticus neonatorum 101
– Kimura 62
– Werlhof 132
– Whipple 60
Myasthenia gravis 107
Mycosis fungoides 83

Myeloblast 9
Myelodysplasien 121
Myelozyt 9

Nézelof-Syndrom 106
NHL (Non-Hodgkin-Lymphom) 69, 104
–, B-immunoblastisches 80
–, großzellig-anaplastisches 86
–, hochmalignes 71
–, Ki-1- 86
–, lymphoplasmozytoides 74
–, malignes 65, 114
–, niedrigmalignes 71
–, plasmozytisches, 76
–, Sonographie 41
–, T-immunoblastisches 86
–, T-lymphoblastisches 87, 123
zentroblastisches 78
–, zentroblastisch-zentrozytisches 77
–, zentrozytisches 76
Niemann-Pick-Erkrankung 97
Non-Hodgkin-Lymphome: siehe NHL
Normoblast 9
Normozytose 14

OMS (Osteomyelosklerose) 91, 104, 126
OPSI (Overwhelming Postsplenectomy Infection) 94
Organe, hämolymphopoetische 1
Osteomyelosklerose 91, 104, 126
Ovalozyten 39
Ovalozytose, hereditäre 118

PAF (Platelet Activating Factor) 36
PALS (periarterioläre Lymphscheide) 5
Panmyelophthise 115
Paragranulom 67
Paraneoplasien, Begriffsbestimmung 136
–, Formen 137
–, hämatologische 136
–, Häufigkeit 136
–, Tumorlokalisation 136
–, zeitliche Beziehungen 136
Paratonsillarabszeß 113
Peliose 103
Perforine 22
Periode, medulläre 1
Perisplenitis 99
Pfeiffer-Drüsenfieber 111
Phagozyten, mononukleäre 22
Phagozytensystem, mononukleäres (MPS) 11
Pigment, Ablagerungen 51

Pigment, anthrakotisches 51f
Piringer-Kuchinka-Lymphadenitis 57
Plasmabestandteile 25
Plasmaproteine 26
–, Funktion 27
Plasmozytom 76, 129f.
Plattenepithelkarzinome 114
Plaut-Vincent-Angina 111
PMN (polymorphnukleäre Granulozyten) 10
PMN-Phagozyten 20
PMS (mononukleäres Phagozytensystem) 11
Pneumatosis cystoides intestini 61
POEMS-Syndrom 62
Poikilozyten 39
Polycythaemia vera rubra 127
Polyglobulie 119
–, paraneoplastische 137
Polyvinylpyrrolidon-Ablagerungen 61
Polyzythämie 119
Postsplenektomiesyndrom 94
Präalbumin 26
Präkallikrein 30, 32
Primärtumor, okkulter 64
Proerythroblast 9
Progenitorzellen 12
Prolymphozytenleukämie 73
–, vom T-Zell-Typ 83
Promyelozyt 9
Promyelozytenleukämie, akute 121
Protein, C-reaktives 29
Proteinaseinhibitoren 29
Pseudopolyglobulie 119
Pseudotumor, inflammatorischer 63
Pseudozyste 102
Pulpa, rote 5
–, weiße 6
Pulpahyperplasie 53
–, bunte 53
Purpura, idiopathisch-thrombozytopenische 102
PVC (Polyvinylchlorid) 61
PVC-Lymphadenopathie 61
PVP (Polyvinylpyrrolidon) 61

Quick-Wert 47

Reaktion, histochemische 44
–, leukämoide 125
–, paraneoplastische 137
RES (retikuloendotheliales System) 11
Retikulozyt 9

Retikulumzellen, dendritische 2,
    11
–, fibroblastische 11
–, histozytäre 11
–, interdigitierende 5, 7
Rh-Antikörper 19
Rhesusfaktoren-System 19
Rhesus-Inkompatibilität 119
RHS (retikulohistiozytäres System)
    11
Richter-Syndrom 72
Röntgendiagnostik 42
Rosai-Dorfman-Erkrankung 88
Rye-Klassifikation 65

Sagomilz 97
Salmonellose 56
SALT (Skin-Associated Lymphoid
    Tissue) 1
Sarkoidose 59
Sarkom, granulozytisches 125
Säure-Basen-Haushalt 27
Scharlach-Tonsillitis 110
Schaumann-Körperchen 59
Schießscheibenzellen 40
Schinkenmilz 97
SCID (Severe Combined Immuno-
    deficiency Syndrome) 49, 106
Sepsis, tonsillogene 113
Serum-Elektropherogramm 27
Sézary-Syndrom 83
Sichelzellen 40
Sichelzellenanämie 101, 117
Sideroblasten 118
Siegelringzellenlymphom 78
Silikon-Lymphadenopathie 60
Silikonpartikel 61
Sinusendothelien 11
Sinushistiozytose 53f.
–, Lymphadenopathie 88
–, unreife 54
Sinustransformation, vaskuläre
    52
Sinuswandzellen 2
Sonographie 41
Spectrin 16
Sphärozyt 14, 17, 118
Sphärozytose 101
–, hereditäre 118
Spiegelbildkerne 68
Splenektomie, Zustand nach 94
Splenom 102
Splenomegalie 92f.
Splenosis 96
Stammzellen, determinierte 12
Stauungsmilz 95
–, portale 96
Stechapfelzellen 17
Sternberg-Reed-Zelle 68
Sternhimmelzellen 79

Stoffwechselstörungen 51
Stomatozyt 17
Suppressorzellen 4, 24
Syndrom, infektassoziiertes
    hämophagozytisches 89
–, myelodysplastisches (MDS) 120
System, blutbildendes 38
–, retikuloendotheliales (RES) 11
–, retikulohistiozytäres (RHS) 11

Tardieu-Flecken 106
Teratom 109
Tertiärknötchen 53
Thalassaemia intermedia 116
Thalassämie 116
T-Helferzelle 23f.
Thrombelastogramm 46
Thrombin 33
Thrombinzeit 47
Thrombophlebitis saltans 138
Thromboplastinzeit, partielle 47
Thrombopoetin 14
Thrombozyten 10, 14
–, Aktivierung 34
–, Funktion 46
–, überschießende 134
–, Zählung 46
Thrombozythämie, essentielle
    127
Thrombozytopenie 131f.
–, familiär-amegakaryozytäre
    131
–, paraneoplastische 138
Thrombozytopoese 10, 14
Thymic Factor X 37
– Humoral Factor 37
Thymolipom 109
Thymom 107f.
Thymopoetin 37
Thymosin-Fraktion 5, 37
Thymostimulin 37
Thymulin 37
Thymus, Anatomie 6
–, Aplasie 49, 106
–, Blutungen 107
–, Epithelzelle 7
–, Hormone 36
–, Hyperplasie 107
–, Hypoplasie 106
–, Karzinoid 109
–, Lymphome 109
–, Tumoren 107
–, Zysten 107
T-Killerzellen 24
T-Lymphozyten 2, 6, 23
TNF (Tumornekrosefaktor) 36
Tonsillarabszeß 113
Tonsille 7
–, Karzinom 113
–, Tumoren 113

Tonsillitis 110
–, chronisch hyperplastische 112
–, lacunaris 110
–, superficialis 110
–, ulcerosa 110
Totalinfarkt (Milz) 94
Toxoplasmose 57
T-Precursor-Zellen 7
Tränenform (Erythrozyten) 40
TRAT (tartratresistente alkalische
    Phosphatase) 74
T-Suppressorzellen 24
Tuberkulose 58
Tumoren, mesenchymale (Tonsille)
    114
Tumorendokarditis 138
Tumorlokalisation bei Paraneopla-
    sien 136
Tumorsyndrom 136
Tumorsyntropie 136
Typisierung immunologische 46
T-Zell-Leukämie 85
T-Zell-Lymphom, angioimmuno-
    blastischer Typ 84
–, pleomorphes 84
T-Zonen-Lymphom 84

Übergangszellkarzinom 114
Untersuchung, nuklearmedizini-
    sche 42
–, zytochemische 45
–, zytogenetische 46
Untersuchungsmethoden, 38

Vegetationen, adenoide 110
Venolen, epitheloide 5
Verbrauchskoagulopathie, para-
    neoplastische 138
Verfahren, bioptische 43
Viskosität von Blut 16
Vitamin-B$_{12}$-Mangel 115

Wachstumsfaktoren 12
Waldeyer-Rachenring 7
Warthin-Finkeldey-Zellen 57
Werlhof-Erkrankung 101
WF (Working Formulation) 70
Willebrand-Faktor 30
Wiskott-Aldrich-Syndrom 49, 132

Yersinien-Lymphadenitis 56
Yersiniose 55

Zellen, myoide (Thymus) 7
Zentroblast 4
Zeroid 51
Zuckergußmilz 99